高等职业教育制药类专业规划教材

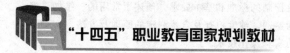

"十四五"职业教育国家规划教材

U0222087

药 物 分 析

第四版

王炳强　曾玉香　主编

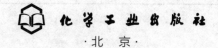

化学工业出版社

·北京·

内容简介

本书内容分为理论和实训两部分，理论部分根据《中华人民共和国药典》（2020）、国外一些国家药典及现行药品质量标准的内容，系统介绍了药品质量控制的标准和基本要求，阐述了常用的、结构已经明确的化学药物、天然药物、抗生素及其制剂的真伪鉴别、纯度检查及含量测定的原理及方法。实训部分以现代仪器分析方法为主，介绍了药物分析常用的实验操作技术。

本书在讲授专业知识的同时，有机融入了党的二十大报告中"推进健康中国建设"的课程思政元素，有利于提高学生的职业素养和道德素养。

本书有配套的微课、视频等资源，读者可扫描书中的二维码观看。本书配套的 PPT 资源，可登陆 www.cipedu.com.cn 免费下载。

本书可作为高职高专制药技术类、药学类、生化类专业或其他相近专业《药物分析》或《药物分析与检验技术》课程的教材，也可作为药物分析高级及中级分析工培训用书，还可作为药厂高级及中级分析技术人员的参考用书。

图书在版编目（CIP）数据

药物分析/王炳强，曾玉香主编. —4 版. —北京：化学工业出版社，2021.5 （2024.2重印）
"十二五"职业教育国家规划教材
ISBN 978-7-122-38703-5

Ⅰ.①药… Ⅱ.①王… ②曾… Ⅲ.①药物分析-职业教育-教材 Ⅳ.①R917

中国版本图书馆 CIP 数据核字（2021）第 043762 号

责任编辑：蔡洪伟　王　芳　　　　　　　　装帧设计：关　飞
责任校对：边　涛

出版发行：化学工业出版社（北京市东城区青年湖南街 13 号　邮政编码 100011）
印　　装：三河市延风印装有限公司
787mm×1092mm　1/16　印张 16¾　字数 433 千字　2024 年 2 月北京第 4 版第 5 次印刷

购书咨询：010-64518888　　　　　　　售后服务：010-64518899
网　　址：http://www.cip.com.cn
凡购买本书，如有缺损质量问题，本社销售中心负责调换。

定　　价：48.00 元

前　言

2021 年 2 月编者结合《中华人民共和国药典》(2020)[以下简称《中国药典》(2020)] 内容做了部分内容的再修订。新修订教材有以下几个特点。

1.符合药学专业和药品质量与安全专业的教学大纲要求，教材内容深广度适中，可适用多层次学生。内容编排既满足教学常规需要，又适当反映药品检测学科领域新的科技成果。

2.按照教学规律和特点顺序展开，具有较好的可教性和可学性。

3.以《中国药典》(2020) 为依据，体现教材的科学性、实用性，具有一定的特色。

4.力求文字叙述流畅、严谨，详略得当，前后照应，整体性强。整本教材内容贯彻新的国家标准和使用法定计量单位。

5.增加并充实了资源课程建设内容，同时融入信息化内容，部分资源可以扫描书中二维码直接观看资料和视频。

6.为方便教学，每章都有配套的教学 PPT（可登陆 www.cipedu.com.cn 免费下载），书中附有微课、视频、动画、PDF 文件、音频等学习资源（可扫描书中二维码学习）。

本书于 2023 年被立项为"十四五"职业教育国家规划教材，本书内容依据药品质量控制领域的新标准、新法规和新方法进行编写，体现了党的二十大报告中"加快建设法治社会""推进健康中国建设"的理念，有利于提高学生的道德素养、职业素养。

福建生物工程职业技术学院王炳强修订第一、四、五、七章，并对全书进行了统稿和整理；天津渤海职业技术学院曾玉香修订第二、十一章；山东威海食品药品检验检测中心张冬梅修订第三、十四章以及实验部分；河北化工医药职业技术学院卢海刚修订第六、十三章；徐州工业职业技术学院慕金超修订第八、十二章；山东药品食品职业学院邹小丽修订第九、十章。

教材在修订过程中参考了有关专著、教材、论文等资料，在此向有关专家、老师、作者致以衷心的感谢。由于时间和水平所限，书中不足在所难免，欢迎广大读者提出宝贵意见。

编　者

目　录

二维码资源目录

第一章 绪 论

【学习目标】

通过本章学习，了解药物分析学科的性质与任务，掌握《中华人民共和国药典》中有关药品检验的基本术语和概念，熟悉药品检验工作的基本程序以及全面控制药品质量及其科学原理的有关内容。

第一节 药物分析学科的性质与任务

一、药物分析课程的性质

药物分析是药学专业教学计划中的一门专业课程，是一门综合性的应用学科，是整个药学科学领域中一个重要的组成部分；是在有机化学、分析化学、药物化学等课程的基本理论和基本方法的基础上进行教学的。

药物分析主要是研究化学合成药物和化学结构已经明确的天然药物及其制剂的质量问题，同时亦涉及生化药物、中药制剂的质量控制。

药品不同于一般产品，是用于防病、治病、诊断疾病、增强机体抵抗力的特殊商品。为了保证用药的安全、合理和有效，在药品的研制、生产、供应以及临床使用过程中都应该执行严格的科学管理制度，并采用各种有效的分析方法，如物理学的、化学的、物理化学的、生物学的乃至微生物学的方法等，对药品进行严格的分析检验，从而在各个环节全面地保证、控制与研究提高药品的质量，实现药品的全面质量控制。因此，药品质量的全面控制不是某一个单位或部门的工作，所涉及的整个内容也不是一门课程可以单独完成的，而是一项涉及多方面、多学科的综合性工作。药物分析是药品质量控制的一个重要方面，它主要运用化学、物理化学或生物化学的方法和技术研究化学结构已经明确的合成药物或天然药物及其制剂的质量控制方法，也研究有代表性的中药制剂和生化药物及其制剂的质量控制方法。因此，药物分析是一门研究与发展药品质量控制的"方法学科"。

二、药物分析的任务

药物分析学，通常是指研究药物及其制剂的组成、理化性质，辨别药物的真伪，检查药物的纯度和测定药物的含量。随着科学的发展以及学科间的互相渗透，药物分析已由单纯的质量监督检验工作转向药物质量的全面控制，从而更好地保证药品质量。因此，它应与生产单位紧密配合，积极从事药物生产过程的质量控制，从而发现问题、促进生产、提高质量；也应与供应管理部门协作，注意药物贮存过程的质量考察，从而研究改进药物的稳定性，采取科学合理的管理条件与方法，以保证与提高药物的质量。应该强调的是，药物质量的优劣，使用时剂量、方式是否合理，使用后是否安全有效，这些还应以临床征象和实际疗效来决定。所以，配合医疗需要，开展临床药物分析，研究药物进入生物体内的吸收、分布、代谢、排泄等过程，研究药物的作用特性和机制等，从而达到合理用药，更好地发挥药效，这一工作已越来越值得重视。

综上所述，药物分析的基本任务是检验药品质量、药物生产过程的质量控制、药物贮存过程的质量考察及临床药物分析工作。这些都为更好合理用药，确保用药安全、合理、有效，研究发现新药等工作提供科学的依据。

第二节　药品质量标准

一、药品质量标准的类别

药品质量标准类别

药品是用于防病、治病、诊断疾病、改善体质、增强机体抵抗力的物质。因此药品质量的优劣直接影响预防和治疗的效果，密切关系到人民健康与生命安危，必须对药品质量进行全面的控制。为了保证药品质量，应该遵循国家规定的药品质量标准进行药品检验和质量控制工作。国家设有专门负责药品检验的法定机构，即各级药品检验所。药厂、医药公司以及医院药房等单位也设立药品质量检查部门。

我国对药品生产和质量管理的依据，有现行《中华人民共和国药典》《中华人民共和国药品监督管理局标准》，它们和其他法令一样具有约束力。凡属药品标准收载的药品，其质量不符合规定标准的均不得出厂、不得销售、不得使用。制造与供应不符合药品标准的药品是违法的行为。

1. 法定药品质量标准

（1）《中华人民共和国药典》简称《中国药典》　依据《中华人民共和国药品管理法》组织制定和颁布实施。《中国药典》一经颁布实施，其所载同品种或相关内容的上版药典标准或原国家药品标准即停止使用。它是我国用于药品生产和管理的法典，由国家药典委员会组织编写，经国家药品监督管理局会同国家卫生健康委员会审核批准颁布后施行。《中国药典》收载的品种为疗效确切、被广泛应用、能批量生产、质量水平高并有合理的质量控制手段的药品。新中国成立以来，《中国药典》已出版了十一部，分为 1953 年版、1963 年版、1977 年版、1985 年版、1990 年版、1995 年版、2000 年版、2010 年版、2015 年版和 2020 年版，其中 1953 年版、1963 年版各为一册，1977～2000 年版分成一部、二部两册，一部收载中药材、中成药、由天然产物提取的药物纯品和油脂；二部收载化学合成药、抗生素、生化药品、放射性药品以及药物制剂，同时也收载血清疫苗。2005 年版、2010 年版分成一部、二部、三部共 3 册。2015 年版调整为凡例、通则与方法、药用辅料等单独成卷，药品正文由一部、二部、三部组成，一部为中药（分上、下两卷），二部为化学药，三部为生物制品，每年编制一版增补本。一部、二部、三部包括标准正文和索引。2020 年版由一部、二部、三部、四部及其增补本组成。一部收载中药，二部收载化学药品，三部收载生物制品及相关通用技术要求，四部收载通用技术要求和药用辅料。

（2）《国家食品药品监督管理局国家药品标准》（简称局颁标准或局标准）　局标准也由国家食品药品监督管理局药典委员会编纂，国家食品药品监督管理局颁布执行。局标准通常是疗效较好、在国内广泛应用、准备今后过渡到药典品种的质量控制标准。有些品种虽不准备上升到药典，但因国内有多个厂家生产，有必要执行统一的质量标准，因而也被收入局标准。此外，局标准中还收载了少数上一版药典收载而新版药典未采用的品种。

2. 临床研究用药品质量标准

根据我国药品管理法的规定，已在研制的新药在进行临床试验或使用之前应先得到药品监督管理部门的批准。为了保证临床用药的安全和使临床的结论可靠，药品监督管理部门需要新药研制单位根据药品临床前的研究结果制定一个临时性的质量标准，该标准一旦获得药品监督管理部门的批准，即为临床研究用药品质量标准。临床研究用药品质量标准仅在临床试验期间有效，并且仅供研制单位与临床试验单位使用。

3. 试行药品质量标准

新药经临床试验或使用后，报试生产时所制定的药品质量标准称"暂行药品标准"。该标准执行两年后，如果药品质量稳定，则药品转为正式生产，此时药品标准称为"试行药品标准"。如该标准执行两年后，药品的质量仍很稳定，则"试行药品标准"将经国家食品药品监督管理总局批准上升为局标准。

4. 企业标准

由药品生产企业自己制定并用于控制相应药品质量的标准，称为企业标准或企业内部标准。企业标准仅在本厂或本系统的管理中有约束力，属于非法定标准。企业标准一般属于两种情况之一：它们或是所用检验方法虽不够成熟，但能达到某种程度的质量控制；或是高于法定标准的要求（主要是增加了检验项目或提高了限度要求）。企业标准在企业竞争、创优，特别是保护优质产品、严防假冒等方面均起到了十分重要的作用。国外较大的企业都有自己的企业标准，这些标准对外通常是保密的。

二、药品质量标准的主要内容

凡是有药品生产、销售、使用，就必须有质量标准的监测和保证。药品质量标准主要由如下项目组成。

1. 名称

包括中文名称、英文或拉丁名、化学名。其中中文名称一般与外文名相对应（即音对应、意对应）；英文名主要采用世界卫生组织编订的国际非专利药名（International Nonproprietary Names for Pharmaceutical Substances，INN）；化学名称则是根据中国化学会编写的、科学出版社出版的《化学命名原则》（1984 年），并参考国际纯粹和应用化学联合会（International Union of Pure and Applied Chemistry，IUPAC）公布的有机化学命名原则（Nomenclature of Organic Chemistry）命名。

2. 性状

药品的性状是药品质量的重要表征之一。性状项下记述了药品的外观，臭、味和一般的稳定性情况、溶解度以及物理常数等。其中，外观指药品存在状态、颜色；臭、味是药品本身固有的气、味，非指因混入残留有机溶剂而带入的异臭和异味；一般稳定性指药物是否具有引湿、风化、遇光变质等与贮藏有关的性质；溶解度、物理常数一定程度上反映了药品的纯度。

药品的物理常数指溶解度、熔点、比旋光度、晶型、吸收系数、馏程、折射率、黏度、相对密度、酸值、碘值、羟值、皂化值等，是采用临床用药品并严格按照有关的规定方法测定的，因此可用以评价药品质量。有关的规定方法通常收载于现行版《中国药典》或国外药典的凡例或附录中。

3. 鉴别

药物的鉴别试验是依据化学结构和理化性质进行某些化学反应，测定某些理化常数和光学特征，来证明已知药物的真伪，而不是对未知物作定性分析。所用鉴别方法应侧重具有一定的专属性、再现性和灵敏度，操作应简便、快速。由于性状项下的物理常数也能协助鉴别药物的真伪，因此用于鉴别试验的条目一般仅 2～4 条，以能证明供试品的真实性为度。常用的药品鉴别方法有呈色法、沉淀法、呈现荧光法、生成气体法、衍生物制备法、特异焰色法、薄层色谱法、纸色谱法、高效液相色谱法、紫外光谱法及红外光谱法等。放射性药物还可采用 γ 谱仪法。此外，国外药典收载的鉴别方法还有：核磁共振光谱法（NMR）、质谱法（MS）、原子吸收光谱法（AA）、X 射线衍射法、热分析法、氨基酸分析法等。生物检定法，如肝素生物检定法、胰岛素生物检定法、洋地黄生物检定法等，虽具有特殊性和局限性，在生物样本的鉴别中却必不可少。

4. 检查

药品的检查项包括了有效性、均一性、安全性与纯度要求四个方面。有效性是指检查与药物疗效有关但在鉴别、纯度检查和含量测定中不能控制的项目；均一性是指检查生产出来的同一个批号药品的质量，如含量均匀度、溶出度、重量差异等，是否均一；安全性是指对药物中存在的某些痕量的、对生物体产生特殊生理作用、严重影响用药安全的杂质的检查；纯度要求主要指对药物中杂质的控制，如酸碱度、溶液的澄清度与颜色、无机阴离子、有机杂质、干燥失重或水分、炽灼残渣、有害残留溶剂、金属离子或重金属、硒和砷盐的检查等。

5. 含量测定

含量测定是指对药品中有效成分的测定。药品的含量是评价药品质量、保证药品疗效的重要方面。含量测定必须在鉴别无误、杂质检查合格的基础上进行，否则没有意义。可用于药品含量测定的方法有许多种，选用原则详见本书各章节有关讨论。

6. 贮藏

药品的贮藏条件是药品能否有效用于临床的重要因素之一。药品是否需要低温贮藏，温度、湿度、光照等贮藏条件对药物存在形式有无影响等，通常通过药品稳定性试验来确定。药品的稳定性试验包括如下几方面：①影响因素试验；②加速试验；③长期试验。上述各项目应采用专属性强、准确、精密、灵敏的分析方法进行，并需对方法进行验证，以保证测试结果的可靠性。

三、药典

1.《中国药典》

《中国药典》的全称为《中华人民共和国药典》，其后以括号注明是哪一年版，如《中国药典》（2020）；如用英文表示则为 Chinese Pharmacopoeia（缩写为 ChP）。新中国成立以来，我国已经出版了十一版药典（1953 年版、1963 年版、1977 年版、1985 年版、1900 年版、1955 年版、2000 年版、2005 年版、2010 年版、2015 年版、2020 年版）。

《中国药典》主要由凡例、通用技术要求和品种正文构成。凡例是为正确使用《中国药典》，对品种正文、通用技术要求以及药品质量检验和检定中有关共性问题的统一规定和基本要求。通用技术要求包括《中国药典》收载的通则、指导原则以及生物制品通则和相关总论等。《中国药典》各品种项下收载的内容为品种正文，药品标准由品种正文及其引用的凡例、通用技术要求共同构成。

《中国药典》（2020）于 2020 年 12 月 30 日正式施行。本版药典由一部、二部、三部、四部及其增补本组成。一部收载中药，二部收载化学药品，三部收载生物制品及相关通用技术要求，四部收载通用技术要求和药用辅料。除特别注明版次外，《中国药典》均指现行版。一部中药收载 2711 种，其中新增 117 种、修订 452 种。二部化学药收载 2712 种，其中新增 117 种、修订 2387 种。三部生物制品收载 153 种，其中新增 20 种、修订 126 种，新增生物制品通则 2 个、总论 4 个。四部收载通用技术要求 361 个，其中制剂通则 38 个（修订 35 个）、检测方法及其他通则 281 个（新增 35 个、修订 51 个）、指导原则 42 个（新增 12 个、修订 12 个）；药用辅料收载 335 种，其中新增 65 种、修订 212 种。《中国药典》配套资料有

《中药彩色图集》《中药薄层色谱彩色图集》《临床用药须知》《中国药品通用名称》及《药品红外光谱集》等。

《中国药典》(2020)持续完善了以凡例为基本要求、通则为总体规定、指导原则为技术引导、品种正文为具体要求的药典架构,不断健全以《中国药典》为核心的国家药品标准体系。贯彻药品全生命周期的管理理念,强化药品研发、生产、流通、使用等全过程质量控制。紧跟国际先进标准发展的趋势,密切结合我国药品生产实际,不断提升保证药品安全性和有效性的检测技术要求,充分发挥药典对促进药品质量提升、指导药品研发和推动产业高质量发展的导向作用。

(1)凡例　凡例是为正确使用《中国药典》,对品种正文、通用技术要求以及药品质量检验和检定中有关共性问题的统一规定和基本要求。

为了便于查阅和使用,《中国药典》将"凡例"按内容分类,并冠以标题,它们是:总则,通用技术要求,品种正文,名称与编排,项目与要求,检验方法和限度,标准品与对照品,计量,精确度,试药、试液、指示剂,动物试验,说明书、包装与标签等,共计三十九条款。

① 关于密度单位、黏度单位、溶解度、水浴温度等的定义。《中国药典》凡例规定:密度单位为 kg/m^3、g/cm^3;黏度的单位有 $Pa \cdot s$(动力黏度)和 m^2/s(运动黏度)。

药品的溶解度定义为:当 1g 或 1mL 溶质在不到 1mL 溶剂中溶解时,为极易溶解;当 1g 或 1mL 溶质在 100~1000mL 溶剂中溶解时,为微溶。

通常试样所用的"水浴温度"是指 98~100℃;"室温"是指 10~30℃;"冷水"是指 2~10℃;"冰浴"是指 0℃等。

"溶液的滴"是指 20℃时,1.0mL 的水相当于 20 滴。溶液后记示"1→10"的含义是:"固体溶质 1.0g 或液体溶质 1.0mL 加溶剂,使成 10mL 的溶液"。

② 关于标准品、对照品与试药。标准品、对照品与试药是药典中具有不同含义的三个名词。

标准品是指用于生物鉴定、生化药品或抗生素效价测定的标准物质,以国际标准品进行标定,用效价单位或微克计。

对照品除另有规定外,均按干燥品(或无水物)进行计算后使用的标准物质。对照品含量以绝对值(微克)表示,用化学方法标定或与其他的对照品比较确定。对照品可用于药物的含量测定、纯度检查和鉴别试验。药典所用的标准品和对照品均由国家食品药品监督管理部门指定的单位制备、标定和供应,并附有使用说明、质量要求、使用期效和装量等。

试药则是指符合国家标准或国家有关规定标准的不同等级的化学试剂。

实验中,除"效价测定"采用标准品,某些"检查"或"含量测定"采用对照品外,要尽可能不用标准物质,以减少其对测定的限制。

③ 关于取样量的精密度。药典规定:试验中的供试品与试液等"称重"或"量取"的量,均以阿拉伯数字表示,其精密度可根据数值的有效数字来确定。如"精密称定"是指称取质量应准确至所取质量的千分之一;"称定"是指称取质量应准确至所取量的百分之一;"精密量取"是指量取的体积的准确度应符合国家标准中对该体积移液管的精密度要求。

④ 关于恒重、按干燥品(或无水物,或无溶剂)计算以及空白试验。药典方法中,为保证试验的精密度,常涉及"恒重""按干燥品(或无水物,或无溶剂)计算"以及"空白试验"等规定。

除另有规定外,"恒重"是指供试品经连续两次干燥或炽灼后的重量差异在 0.3mg 以下的状态。

"按干燥品（或无水物，或无溶剂）计算"，除另有规定外，是指取未经干燥（未去水或未去溶剂）的供试品进行试验，测得干燥失重（水分或溶剂），再在计算时从取用量中扣除。

"空白试验"是指试验中不加供试品，或以等量的溶剂替代供试品溶液，或试验中不加有关试剂，按供试品溶液同样方法和步骤操作。

《中国药典》的标准中规定了各种纯度和限度数值以及制剂的重（装）量差异，它们用上限、下限或中间数值表示。这些数值不论是百分数还是绝对数字，其最后一位数字都是有效位。

⑤ 关于含量表示。原料药的含量（％），除另有注明外，均按质量计。如规定的上限在100％以上时，是指采用该药典规定的分析方法测定时可能达到的数值。该数值为药典规定的限度或允许偏差，并不是真实含有量；若无具体的上限值，则表示上限不超过101.0％。制剂的含量限度范围，是根据主药含量的多少、测定方法、生产过程和贮存期间可能产生的偏差或变化而制定的。

（2）正文　药典正文部分收载的具体药物或制剂的质量标准，又称各论。根据品种和剂型的不同，《中国药典》每一品种项下按顺序可分别列有：品名（包括中文名、汉语拼音名、英文名或拉丁名）；有机药物的结构式、分子式与分子量、来源或有机药物的化学名称、含量或效价规定、制法、性状、鉴别、检查、含量测定或效价测定、类别、规格、贮藏、制剂等。

药物制剂的质量标准编排在相应药物质量标准之后，所含项目与原料药质量标准相近，但不列出有效成分的分子式和分子量，同时在检查项下增加制剂的检查项目。

应指出的是，药典质量标准所涉及的分析方法并不一定采用同一时期药品质量控制的最新技术和仪器，其质量要求也不是最完备的，而是根据所在国的生产工艺、检验条件和水平以及综合国力等多方面的因素来选择和建立。

（3）通用技术要求　通用技术要求包括《中国药典》收载的通则、指导原则以及生物制品通则和相关总论等。

通则主要包括制剂通则、其他通则、通用检测方法。制剂通则系为按照药物剂型分类，针对剂型特点所规定的基本技术要求。通用检测方法系为各品种进行相同项目检验时所应采用的统一规定的设备、程序、方法及限度等。

指导原则系为规范药典执行，指导药品标准制定和修订，提高药品质量控制水平所规定的非强制性、推荐性技术要求。

生物制品通则是对生物制品生产和质量控制的基本要求，总论是对某一类生物制品生产和质量控制的相关技术要求。

（4）索引　《中国药典》（2020）采用汉语拼音索引和英文名称索引。这两个索引与药典正文前的"品名目次"相配合，可快速查询有关药物品种的质量标准。

2. 常用的国外药典

目前世界上已有数十个国家编订了国家药典。另外尚有区域性药典（如北欧药典、欧洲药典和亚洲药典）及世界卫生组织（WHO）编订的《国际药典》。在药物分析工作中可供参考的国外药典主要有以下几种。

《美国药典》（The United States Pharmacopoeia，缩写为 USP），最新为 2019 年 9 月出版的43 版，2020 年 5 月 1 日生效。《美国国家处方集》（The National Formulary，缩写为 NF），2020 年为 38 版。USP（43）与 NF（38）合并为一册出版，缩写为 USP（43）-NF（38）。

《英国药典》（British Pharmacopoeia，缩写为 BP），目前版本为 2021 年版，2020 年 10 月出版，2021 年 1 月生效，全书共 6 卷。本书以 BP（2021）表示。

《日本药局方》，目前为第十七改正日本药局方，2016 年 4 月 1 日出版。本书缩写为 JP（17）。

《欧洲药典》（European Pharmacopoeia，缩写为 Ph. Eup）目前版本为第 10 版，2019 年 7 月出版，2020 年 1 月生效。

《国际药典》（The International Pharmacopoeia，缩写为 Ph. Int）目前为第 5 版，2006 年出版，2008 年对其进行第一次增补，2011 年又对其进行了第二次增补。分为三卷：第一卷（1977）为一般分析方法，第二卷（1981）和第三卷（1988）均为质量标准规格。

为了方便起见，本书在引用各国药典收载内容时，即在文中以该国药典的缩写注出，不再于章末引作文献。

对于药物分析工作者来说，不仅应正确地使用药典与药品质量标准，熟练地掌握药物分析方法的原理与操作技能，还应熟悉药品质量标准制定的原则与基本过程。一个能充分反映药品质量内在规律、有科学依据的药品质量标准是经反复生产实践和科学研究工作后制定的。

常用国外药典

第三节　药品检验工作的基本程序

药品检验工作是药品质量控制的重要组成部分，其检验程序一般分为取样、性状观测、鉴别、检查、含量测定，并写出检验结果和检验报告书。

一、取样

分析任何药品首先要取样。要从大量的样品中取出能代表样本整体质量的少量样品进行分析。要考虑到取样的科学性、真实性和代表性，否则就失去了分析的意义。

二、性状观测

药物的性状是药品质量的重要表征之一。它包括这些药品应具有的外观（例如色泽、臭味、溶解度、黏稠度等）以及各项物理常数（例如熔点、沸点、密度、折射率、比旋光度、吸收系数等），也就是该药品应有的物理性质。因此，测定药品的物理性质，不仅具有鉴别意义，也在一定程度上反映药品的纯度及疗效。

三、鉴别

药物的鉴别是利用其分子结构所表现的特殊化学行为或光谱、色谱特征，来判断药品的真伪。当进行药物分析时，首先应对供试品进行鉴别，必须在鉴别无误后，再进行检查、含量测定等分析，否则是没有意义的。选用鉴别方法的原则是：必须准确、灵敏、简便、快速，能准确无误地作出结论。在鉴别时，对某一药品不能以一个鉴别试验作为判断的唯一根据，同时须考虑其他有关项目的试验结果，全面考察，才能得出结论。

四、检查

药物的性状和鉴别结果符合规定后，按照药品质量标准规定的检查项目逐一进行试验。《中国药典》检查项下包括药物的有效性、均一性、纯度要求和安全性四个方面。本教材中所述检查是指纯度要求，即药物的杂质检查。通过试验判断药物所含的杂质是否符合限量规定要求，故亦称纯度检查。

药品中杂质的检查是利用药品与杂质间物理性质、化学性质的不同，选择适当有效的方法进行测定。药典中规定的杂质检查均为限度检查。杂质限量是指药物中所含杂质的最大允许量，通常不测定其准确含量。只要药物中含有的杂质在一定限度内，不致对人体有害，不影响疗效和稳定性，就可供医疗保健使用。

药品中存在的杂质分为一般杂质与特殊杂质。一般杂质的检验方法收载于药典附录中，特殊杂质列入该药物的检查项下。

五、含量测定

药物在通过鉴别无误、检查项合格的基础上，进行含量测定。它是控制药物中有效成分的含量、保证疗效的重要手段。

药物含量测定的方法应以药典、局颁标准为依据。如药厂自定的质量标准，须有比较实验数据，并要在允许的相对偏差内，方可应用。仲裁时仍以药典、局颁标准为准。在含量测定时所用的化学试剂、供试品量、计量单位等，均应按药典凡例中规定进行。本课程只涉及药物含量的化学测定法和仪器分析测定法，关于生物检定法、放射性药品检定法等将在有关课程中讲授。

综上所述，判断一个药物的质量是否符合要求，必须全面考虑药品的鉴别、检查和含量测定的各项检验结果都应符合规定，才能为合格药品。若有任何一项与规定不符合，则该药品为不合格品。

六、检验记录与报告

（1）药品检验记录必须真实、完整、科学　记录内容应包括供试品名称、批号、数量、来源（送检或抽检单位）、取样方法、包装情况、外观性状、检验目的、检验依据、收到日期、报告日期等，并逐一写清楚。在检验过程中应将观察到的现象、检验数据、结果、结论、处理意见等完整书写，一般不得涂改。如果记录时写错，应将错处画出（用钢笔画线），并在其旁边改正。记录本应妥善保存规定时间，以供备查。

（2）检验报告　检验报告应完整、无破损缺页，字迹清楚，文字简洁，意思全面。报告内容应包括所有记录内容及检验结果和结论；对不符合规定的药品，除以上涉及的内容外，还应提出处理意见，供有关部门参考。例如，葡萄糖按药典要求全面检验后，其中"乙醇溶液的澄清液"不符合规定，其余各项检验均符合《中国药典》（2020）的规定。这样的情况，可做进一步调查，慎重考虑，提出检验部门的处理意见。该批葡萄糖经检验后结论为：本品为葡萄糖，经按《中国药典》（2020年版二部）检验，"乙醇溶液的澄清液"不符合规定，其他各项均符合规定。通过调查，认为可改作"口服葡萄糖"用，不得供制备注射液用。

最后，检验报告应由检验人员、复核人员及有关负责人签名或盖章。

第四节　药物分析课程的主要内容与要求

一、药物分析课程的主要内容

在高职高专药学专业教学计划中规定设置药物分析课程是十分必要的，目的是培养学生具备强烈的药物质量观念。学生学习药物分析的过程，应该围绕药物质量问题，通过对药物的鉴别、检查和含量测定，全面地控制药物的真伪优劣；同时也应对制造药物的原料、中间体、成品和制剂以及药物的研究、生产、供应和使用全程地控制。中心问题是如何运用必要的技术与方法来进行药物质量分析，研究探讨药物的化学结构、理化特性与分析方法选择之间的关系。本教材的主要内容集中在以下五个方面。

① 以八类典型药物的分析为例，围绕药品质量的全面控制，讨论如何运用化学的、物理化学的以及其他必要的手段与方法进行药品质量分析的基本规律与基本方法。

② 药物杂质检查的基本规律与基本方法。

③ 制剂分析、中药制剂分析及生化药物分析的特点与基本方法。

④ 体内药物分析的基本概念与方法。

⑤ 药品质量标准制定的基本原则、内容与方法。

以上五个方面的内容是其他学科所未涉及的。学习过程中如何找出有关内容的联系，融会贯通是很重要的。

二、药物分析课程的学习要求

在药物分析课程的学习过程中，要求学生掌握《中国药典》中常用药物的分析原理（鉴别、检查和含量测定）、操作方法以及操作技能，应能正确理解、准确执行药典，具备独立完成药品全检的实际工作能力；熟悉药物结构、性质、分析方法之间的关系；了解现代分析技术在药物分析中的应用；了解常用的国外药典。

本 章 小 结

本章详细介绍了药品质量标准的概念；药品检验的法定机构；我国现行药品质量标准；三级质量标准及其关系；《中国药典》的结构及其凡例有关规定［恒重、称量"约"若干，精密称定、精密量取；水浴、冷水、室温、冰浴的温度；溶液浓度表示方法；液体的"滴"的概念；空白试验；试验用水；"按干燥品（或无水物）计算"，检查项的内容；溶解度分级；含量的限度规定类型等］；常用的国外药品质量标准。

习 题

一、最佳选择题

1.《中国药典》规定，室温是指（　　）。

A. 20℃　　　　　B. 25℃　　　　　C. 10～30℃　　　　　D. 15℃　　　　　E. 5～30℃

2. 原料药含量百分数如未规定上限，系指不超过（　　）。

A. 100.1%　　　B. 101.0%　　　C. 100.0%　　　　D. 100%　　　　E. 110.0%

3. 药品质量标准的基本内容包括（　　）。

A. 凡例、注释、附录、用法与用途　　　　　　　B. 正文、索引、附录

C. 取样、鉴别、检查、含量测定　　　　　　　D. 凡例、正文、附录

E. 性状、鉴别、检查、含量测定、贮藏

二、配伍选择题

A. 日本药局方　　B. 英国药典　　C. 美国药典　　D. 国际药典　　E. 美国国家处方集

1. BP　　　　　2. NF　　　　　3. USP　　　　　4. JP　　　　　5. Ph. Int

三、比较选择题

A. 限度试验　　　　B. 含量测定　　　　C. 两者均是　　　　D. 两者均不是

1. 要求知道确切的量（　　）。

2. 只用于杂质检查（　　）。

3. 对定量限有要求（　　）。

4. 要求一定的准确度（　　）。

5. 判断药品的质量优劣（　　）。

四、多项选择题

1. 区别晶形的方法有（　　）。

A. 紫外光谱法　　　　　　B. 红外光谱法　　　　　　C. 熔点测定法

D. X 射线衍射法　　　　　E. 手性色谱法

2. 被国家药典收载的药品必须是（　　）。

A. 价格合理　　　　　　　B. 疗效确切　　　　　　　C. 生产稳定

D. 有合理的质量标准　　　E. 服用方便

3. 药品质量标准的制定要充分体现下列哪些方针？（　　）

A. 不断完善　　　　　　　B. 便于实施　　　　　　　C. 安全有效

D. 技术先进　　　　　　　E. 经济合理

4. 《中国药典》附录内容包括（　　）。

A. 红外光谱图　　　　　　B. 制剂通则　　　　　　　C. 对照品（标准品）色谱图

D. 标准溶液的配制与标定　E. 物理常数测定法

5. 评价一个药物的质量的主要方面有（　　）。

A. 鉴别　　　　　　　　　B. 含量测定　　　　　　　C. 外观

D. 检查　　　　　　　　　E. 稳定性

6. 药物的稳定性考察包括（　　）。

A. 强光照射试验　　　　　D. 高温试验　　　　　　　C. 高压试验

D. 高湿度试验　　　　　　E. 长期留样考察

第二章　药物分析中常用仪器分析技术

【学习目标】

通过本章学习，初步掌握药物分析及检验技术中经常使用的仪器和设备。初步了解气相色谱法、高效液相色谱法、紫外-可见分光光度法、红外吸收光谱法的基本原理及在药物分析中的重要作用。

随着科学技术的日新月异，一些先进的分析技术被广泛应用于药物分析中，其中以紫外-可见分光光度法、红外吸收光谱法、气相色谱法和高效液相色谱法的应用最为常见。本章重点介绍气相色谱法和高效液相色谱法在药物分析中的应用。

第一节　折射率与比旋光度

折射率测定法

一、折射率

1. 定义、原理

折射率是有机化合物的重要物理常数之一，折射率的数值可作为液体纯度的标志。

光线从一种透明介质（空气）进入另一种透明介质（水）时，它的传播方向发生改变的现象，叫做光的折射。这种现象的产生是由于光线在各处不同的介质中传播速度不同所造成的。所谓折射率是指光线在空气中（严格地讲应在真空中）传播的速度与在其他介质中传播速度之比值。由于光线在空气中传播的速度最快，因而任何介质的折射率都大于 1。折射率通常用 n 表示，其随测量温度及入射光波长的不同而有所变化。通常在字母 n 的右上角注出的数字表示测量时的温度，右下角字母代表放射光的波长。例如水的折射率 $n_D^{20} = 1.3330$，表示在 20℃用钠光灯照射下（钠光谱中 D 线波长为 589.3nm）测得的数值。

通常用阿贝折光仪来测量液体的折射率，这种折光仪仅需几滴液样，测量速度快，准确度高（能测出 5 位有效数字）。因此测量液体的折射率比测量液体的沸点更为可靠。所以折射率的测定在中间产品的质量控制和成品的质量分析中有重要的作用。

2. 测定仪器

阿贝折光仪，其结构和光学系统如图 2-1 所示。

（1）仪器的校正　将折光仪置于光线充足的地方，与恒温水浴连接，使折光仪棱镜的温度为 20℃，然后将下棱镜（反光镜 18）打开，向后扭转约 180°。把上棱镜（折射棱镜）和校正用的标准玻璃用丙酮洗净烘干。将一滴 1-溴代苯滴在标准玻璃的光滑面上，然后贴在上棱镜面上，用手指轻压标准玻璃的四角，使棱镜与标准玻璃之间铺有一层均匀的溴苯。转动反光镜，使光射在标准玻璃的光面上，调节棱镜转动手轮 2，使目镜望远镜视野分为明、暗两部分，再转动阿米西棱镜手轮 10，消除虹彩并使明、暗分界清晰，使明暗分界线对准在十字线上，若有偏差，可调节示值调节螺钉 9，使明暗分界线恰处在十字线上，此时由读数视野读出折射率，在与标准玻璃上所刻数值比较，二者相差不大于 0.0001，校正就结束。

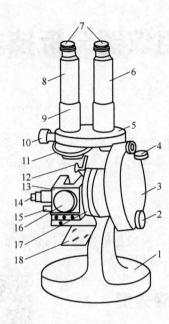

(a) 结构

1—底座；　2—棱镜转动手轮；　3—圆盘组 (内有刻度板)；
4—小反光镜；　5—支架；　6—读数镜筒；　7—目镜；
8—望远镜筒；　9—示值调节螺钉；　10—阿米西
棱镜手轮；　11—色散值刻度盘；　12—棱镜锁紧
手柄；　13—棱镜组；　14—温度计座；
15—恒温水浴接头；　16—保护罩；
17—主轴；　18—反光镜

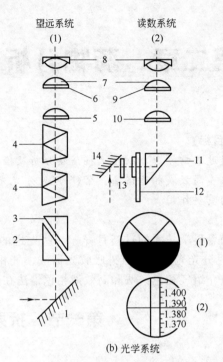

(b) 光学系统

1—反光镜；　2—进光棱镜；　3—折射棱镜；
4—阿米西棱镜；　5，10—物镜；　6，9—划板；
7—目镜；　8—放大镜；　11—转向棱镜；
12—照明度盘；　13—毛玻璃；
14—小反光镜

图 2-1　阿贝折光仪结构和光学系统

也可用纯水校正。

（2）测定　将进光棱镜和折射棱镜用丙酮或乙醚洗净，用擦镜纸擦干或吹干，注入数滴样品，立即闭合棱镜，使样品与棱镜于20℃保持数分钟，然后按前述方法调节，记录读数，读数应准确至小数点后第四位（最后一位为估计数字）。轮流从一边再从另一边将分界线对准在十字线上，重复观察记录读数 3 次，读数间差数不大于±0.0003。所得读数平均值即为样品的折射率。

测定完毕后，打开棱镜纸轻轻擦干。不论在任何情况下，不允许用擦镜纸以外的任何东西接触到棱镜，以免损坏它的光学平面。

二、比旋光度

1. 定义、原理

旋光度测定法

当有机化合物分子中含有不对称碳原子时，就表现出具有旋光性。例如蔗糖、葡萄糖、薄荷脑等多种物质都具有旋光性，可叫作旋光性物质。

旋光性物质的旋光特性可通过比旋光度来测定。比旋光度和物质的熔点、沸点等物理常数一样，可作为旋光性物质的一个特性常数。因此，通过比旋光度的测定，可以鉴别旋光性物质的纯度。

通常，自然光是在垂直于光线进行方向的平面内，沿各个方向振动，如图 2-2 所示。

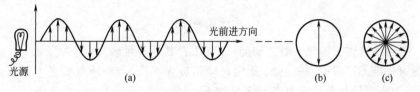

图 2-2　光传播示意

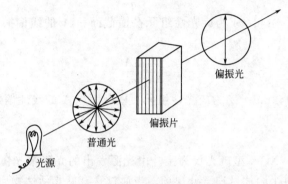

图 2-3　自然光通过偏振片变为偏振光

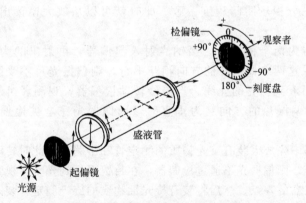

图 2-4　偏振光经过样液发生偏转

比旋光度-偏振光
的形成

比旋光度-旋光度
产生

当自然光射入某种晶体（如冰晶石）制成的偏振片或人造偏振片（聚碘乙烯醇薄膜）时，透出的光线只有一个振动方向，称为偏振光，如图 2-3 所示。当偏振光经过旋光性物质时，其偏振光平面可被旋转，产生旋光现象，如图 2-4 所示。此时偏振光平面旋转的角度称为旋光度。在一定温度（通常用 t 表示，可为 20℃ 或 25℃）、一定波长光线（黄色钠光，可用 D 表示，波长为 589.3nm）下，偏振光透过的每毫升含 1g 旋光物质，其厚度为 1dm（10cm）溶液时的旋光度，叫作比旋光度（或称旋光率、旋光系数），可按下式计算。

$$[D]_D^t = \frac{100\alpha}{lc}$$

式中，$[D]_D^t$ 为温度 t 时，在黄色钠光波长下测定的比旋光度，为在旋光仪上测得的旋光度，旋光方向可用＋或 R 表示右旋（顺时针方向旋转），用－或 L 表示左旋（逆时针方向旋转）；c 为溶液的浓度，g/100mL；l 表示偏振光所经过的液层厚度，dm。

应当指出，旋光性物质在不同溶剂中制成的溶液，其旋光度和旋光方向是不同的。

对于纯液体的比旋度，可用下式计算。

$$[D]_D^t = \frac{\alpha}{ld}$$

式中，d 为纯液体在温度 t 时的密度，g/mL；其他符号含义同上式。

根据国家标准 GB 3102.8—1993 规定，摩尔旋光本领 α_n 和质量旋光本领（或称比旋光本领）α_m 作为法定计量单位，其各自定义如下。

$$\alpha_n = \frac{\alpha A}{n}$$

式中，α 为旋光角，rad；n 为旋光性组元在横截面积 A 的线偏振光束途径中之物质的量，rad·m^2/mol。

$$\alpha_m = \frac{\alpha A}{m}$$

式中，α 为旋光角，rad；m 为旋光性组元在横截面积 A 的线性偏振光束途径中之质量，rad·m^2/kg。

2. 测定仪器

常用仪器以国产 WXG-4 型旋光仪为主。由光源发出的光经聚光镜、滤色镜、起偏器变为平面偏振光，再经过半荫片呈现三分视场。当通过含有旋光活性物质的旋光测定管时，偏振面发生旋转，光线经检偏器、物镜，通过调焦手轮调焦可清晰地看到三分视场，再通过转动测量手轮调节使三分视场明暗程度一致。此时就可以从放大镜读出读数盘游标上的旋转——旋光度。

起偏器和检偏器为两个偏振片。当钠光射入起偏器，再射出的为偏振光，此偏振光又射入检偏器。如果这两个偏振片的方向相互平行，则偏振光可不受阻碍地通过检偏器。观测者在检偏器后可看到明亮的光线。当慢慢转动检偏器，观测者可看到光线逐渐变暗，当旋至 90°，即两个偏振片的方向互为垂直时，则偏振光完全被检偏器阻挡，视野呈现全黑。

如果在测量光路中先放入装有旋光物质的测定管和半荫片，此时转动检偏器使其与起偏器振动方向互相垂直，则偏振光不通过检偏器，在目镜看不到光亮，视野全黑。此时读数度应指示为零，即为仪器的零点。然后将装有旋光性物质的旋光测定管装入光路中，由于偏振光被旋光性物质旋转了一个角度，使光线部分地通过检偏器，目镜又呈现光亮。此时再旋转检偏器，使检偏器的振动方向与透过旋光物质以后的偏振光方向相互垂直，则目镜视野再次呈现全黑。此时检偏器在读数度盘上旋转过的角度，即为旋光性物质对偏振光的旋光度，可由读数度盘直接读出。

精密称取适量样品，用适当溶剂溶解样品，放置、稀释至一定体积，混匀。测定时，待光源稳定，先将旋光测定管放入溶解样品的溶剂，旋转检偏器，直到三分视场中间、左、右三部分明暗程度相同，记录刻度盘读数，若仪器正常，此读数即为零点。然后将配好的样品溶液放入已知厚度的旋光测定管中，此时三分视场的左、中、右的亮度出现差异，再旋转检偏器，使三分视场的明暗程度均匀一致，记录刻度盘读数，准至 0.01°。前后两次读数之差即为被测样品的旋光度。可重复测定三次，记录平均值。应注意刻度盘的转动方向，顺时针为右旋，逆时针为左旋。将测得旋光度数值代入前述公式就可求出比旋光度。

第二节　紫外-可见分光光度法

一、基本原理

光是一种电磁波，具有波动性和粒子性。它具有能量（E）。

$$E = h\nu = \frac{hc}{\lambda}$$

式中，E 为光子的能量，eV；h 为普朗克常数，6.626×10^{-34} J·s；ν 为频率，Hz；c 为光速，真空中约为 3×10^{10} cm/s；λ 为波长，nm。

光分为单色光和复色光，白光都是复色光。如果把适当颜色的两种光按一定强度比例混合，也可成为白光，这两种颜色的光称为互补色光。

1. 物质对光选择性吸收

物质的颜色是基于物质对光有选择性吸收的结果，物质呈现的颜色则是被物质吸收光的互补色光。由于各种分子运动所处的能级和产生能级跃迁时都是量子化的，因此在分子运动产生能级跃迁时，只能吸收分子运动相对应的特定频率（或波长）的光能。而不同物质分子内部结构不同，分子的能级也是千差万别，各种能级之间的间隔也互不相同，因此决定了物质对不同波长光的选择性吸收。

2. 光的吸收定律

（1）朗伯-比尔定律　　当一束平行的单色光垂直照射到一定浓度的均匀透明溶液时，入射光被溶液吸收的程度与溶液厚度的关系如下所示。

$$\lg \frac{I_0}{I_t} = kbc$$

式中，$\lg \dfrac{I_0}{I_t}$ 为光线通过溶液时被吸收的程度，通常用 A 表示，称吸光度；b 为溶液层厚度，或称光程长度；k 为比例常数，它与入射光波长和物质性质有关，而与光强度、溶液浓度及溶液厚度无关，其物理意义是单位浓度的溶液液层线厚度为 1cm 时，在一定波长下测得的吸光度；c 为溶液浓度。按吸光度定义，上式也可写为：

$$A = kbc$$

光的吸收定律也称为朗伯-比尔定律。朗伯（S. H. Lambert）定律说明光的吸收与吸收层厚度成正比。比尔定律说明光的吸收与溶液浓度成正比。如果同时考虑吸收层厚度和溶液的浓度对单色光吸收率的影响，则得朗伯-比尔定律。它是吸光度分析的理论基础。

透过光强度 I_t 与入射光强度 I_0 之比称为透射比（亦称透光率或透光度），用 T 表示。

$$T = \frac{I_t}{I_0}$$

透射比的倒数的对数为吸光度，即

$$A = \lg \frac{I_0}{I_t} = \lg \frac{1}{T}$$

朗伯-比尔定律应用的条件：一是必须使用单色光；二是吸收发生在均匀的介质中；三

是吸收过程中，吸收物质相互不发生作用。

（2）吸光度的加和性　在多组分的体系中，在某一波长下，如果各种对光有吸收的物质之间没有相互作用，测体系在该波长的总吸光度等于各组分吸光度的和，即吸光度具有加和性，称为吸光度加和性原理，可表示如下：

$$A_{总}=A_1+A_2+\cdots+A_n=\sum A_n$$

式中，各吸光度的下标表示组分 1、2、…、n。吸光度的加和性对多组分同时定时测定、校正干扰等都极为有用。

二、紫外-可见分光光度计

紫外-可见分光
光度计之光源

紫外-可见分光
光度计之单色器

在紫外及可见光区用于测定溶液吸光度的分析仪器称为紫外-可见分光光度计（简称分光光度计），目前，紫外-可见分光光度计的型号较多，但它们的基本构造相似，都由光源、单色器、样品吸收池、检测器和测量系统五大部件组成，框图见图 2-5。

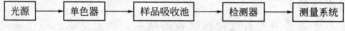

图 2-5　分光光度计组成部件框图

由光源发出的光，经单色器获得一定波长的单色光照射到样品溶液，被吸收后，经检测器将光强度变化转变为电信号变化，并经信号指示系统调制放大后，显示或打印出吸光度 A（或透射比 T），完成测定。

紫外-可见分光光度计按使用波长范围可分为：可见分光光度计和紫外-可见分光光度计两类。前者的使用波长范围是 $400\sim780\text{nm}$；后者的使用波长范围为 $200\sim1000\text{nm}$。可见分光光度计只能用于测量有色溶液的吸光度，而紫外-可见分光光度计可测量在紫外光、可见光及近红外有吸收的物质的吸光度。

紫外-可见分光光度计按光路可分为单光束式及双光束式两类；按测量时提供的波长数又可分为单波长分光光度计和双波长分光光度计两类。

三、紫外-可见分光光度法的应用

1. 可见分光光度法

可见分光光度法是利用测量有色物质对某一单色光吸收程度来进行测定的。分光光度分析有两种，一种是利用物质本身对紫外光、可见光的吸收进行测定，另一种是生成有色化合物即"显色"以后测定。将待测组分转变成有色化合物的反应称为显色反应；与待测组分形成有色化合物的试剂称为显色剂。在可见分光光度法实验中，选择合适的显色反应，并严格控制反应条件是十分重要的实验技术。

分光光度法主要用于微量组分定量测定，也能用于常量组分的测定（利用差示法）；可测单组分，也可测多组分；还可用于测定配合物组成及稳定常数；确定滴定终点等。

2. 紫外分光光度法

紫外分光光度法是基于物质对紫外光的选择性吸收来进行分析测定的方法。紫外光区的波长范围是 $10\sim400\text{nm}$，紫外分光光度法主要是利用 $200\sim400\text{nm}$ 的近紫外光区的辐射（200nm 以下远紫外光辐射会被空气强烈吸收）进行测定。

紫外吸收光谱与可见吸收光谱一样，常用吸收曲线来描述。即用一束具有连续波长的紫外光照射一定浓度的样品溶液，分别测量不同波长下溶液的吸光度，以吸光度对波长作图得到该化合物的紫外吸收光谱。

紫外吸收光谱与可见吸收光谱相比，具有一些突出的特点。它可用来对在紫外光区内有吸收峰的物质进行鉴定和结构分析，但由于紫外吸收光谱较简单，特征性不强，必须与其他方法（如红外光谱、核磁共振波谱和质谱等）配合使用，才能得出可靠的结论。它还能提供分子中具有助色团、生色团和共轭程度的一些信息，对于有机化合物的结构推断非常重要。紫外分光光度法还可以测定在近紫外光区有吸收的无色透明的化合物，而不像可见光光度法需要加显色剂显色后再测定，因此它的测定方法简便且快速。同时由于具有π电子和共轭双键的化合物，在紫外光区会产生强烈的吸收，其摩尔吸光系数可达$10^4 \sim 10^5$，因此紫外分光光度法的定量分析具有很高的灵敏度，可测至$10^{-4} \sim 10^{-7}$ g/mL，相对误差可达1%以下。因此它在定量分析领域有广泛的应用。

紫外分光光度法可以用于定性分析和定量分析，也可以用于配合物的组成和平衡常数的测定，研究有机化合物的异构体等。

紫外-可见分光光度法含量计算

3. 目视比色法

用眼睛观察比较溶液颜色深浅，来确定物质含量的分析方法称为目视比色法，虽然目视比色法测定的准确度较差（相对误差为5%～20%），但由于它所需要的仪器简单、操作简便，仍然广泛应用于准确度要求不高的一些中间控制分析中，更主要的是应用在限界分析中。限界分析是指要求确定样品中待测杂质含量是否在规定的最高含量限界以下。

目视比色法原理是：将有色的标准溶液和被测溶液在相同条件下对颜色进行比较，当溶液液层厚度相同、颜色深度一样时，两者的浓度相等。

4. 紫外-可见分光光度法应用

（1）定性鉴定　不同的有机化合物具有不同的吸收光谱，因此根据化合物的紫外吸收光谱中特征吸收峰的波长和强度可以进行物质的鉴定和纯度的检查。

① 未知试样的定性鉴定。紫外吸收光谱定性分析一般采用比较光谱法。即将经提纯的样品和标准物用相同溶剂配成溶液，并在相同条件下绘制吸收光谱曲线，比较其吸收光谱是否一致。若紫外光谱曲线完全相同（包括曲线形状、λ_{max}、λ_{min}、吸收峰数目、拐点及ε_{max}等），可初步认为是同一种化合物，为进一步确认，可更换一种溶剂重新测定后再作比较。

② 推测化合物的分子结构。紫外吸收光谱在研究化合物结构中的主要作用是推测官能团、结构中的共轭关系和共轭体系中取代基的位置、种类和数目。

③ 化合物纯度的检测。紫外吸收光谱能检查化合物中是否含具有紫外吸收的杂质，若化合物在紫外光区没有明显的吸收峰，而所含的杂质在紫外光区有较强的吸收峰，则可检测出该化合物所含的杂质。

（2）定量分析　紫外分光光度定量分析与可见分光光度定量分析的定量依据和定量方法相同。但在进行紫外定量分析时应选择好测定波长和溶剂，一般选择λ_{max}作测定波长，若在λ_{max}处共存的其他物质也有吸收，则应另选吸光度较大，且共存物质没有吸收的波长作测定波长；选择溶剂时须注意所用溶剂在测定波长处应没有明显的吸收，且对被测物溶解性要好，不和被测物发生作用，不含干扰测定的物质。定量方法有对照品比较法、吸收系数法、计算分光光度法和标准曲线法等方法。

① 对照品比较法。按各品种项下的方法，分别配制供试品溶液和对照品溶液，对照品溶液中所含被测成分的量应为供试品溶液中被测成分规定量的100%±10%，所用溶剂也应完全一致，在规定的波长处测定供试品溶液和对照品溶液的吸光度后，按下式计算供试品中被测溶液的浓度：

$$c_x = (A_x/A_R)c_R$$

式中　c_x——供试品溶液的浓度；

　　　A_x——供试品溶液的吸光度；

　　c_R——对照品溶液的浓度；

　　A_R——对照品溶液的吸光度。

　　② 吸收系数法。按各品种项下的方法配制供试品溶液，在规定的波长处测定其吸光度，再以该品种在规定条件下的吸收系数计算含量。用本法测定时，吸收系数通常应大于100，并注意仪器的校正和检定。

　　③ 计算分光光度法。计算分光光度法有多种，使用时应按各品种项下规定的方法进行。当吸光度处在吸收曲线的陡然上升或下降的部位测定时，波长的微小变化可能对测定结果造成显著影响，故对照品和供试品的测试条件应尽可能一致。计算分光光度法一般不宜用作含量测定。

　　④ 标准曲线法。当吸光度和浓度关系不呈良好线性时，应取数份梯度量的对照品溶液，测定各份溶液的吸光度，然后以吸光度与相应的浓度绘制标准曲线，再根据供试品的吸光度在标准曲线上查得其相应的浓度，并求出其含量。

第三节　红外吸收光谱法

一、基本原理

1. 概述

1800 年英国天文学家赫谢尔（F. W. Herschel）用温度计测量太阳光可见光区内、外温度时，发现红色以外"黑暗"部分的温度比可见光部分的高，从而意识到在红色光之外还存在一种肉眼看不见的"光"，因此把它称为红外光，而对应的这段光区便称之为红外光区。同时他通过实验发现同一种溶液对不同的红外光具有不同程度的吸收，也就是说对某些波长的红外光吸收得多，而对某些波长的红外光却几乎不吸收，所以说，物质对红外光具有选择性吸收。

　　如用一种仪器把物质对红外光的吸收情况记录下来，就得到该物质的红外吸收光谱图。由于物质对红外光具有选择性的吸收，因此，不同的物质便有不同的红外吸收光谱图，因此，我们可以从未知物质的红外吸收光谱图来求证该物质是何种物质。这就是红外光谱定性的依据。

　　红外光谱在可见光区和微波区之间，其波长范围为 $0.75\sim1000\mu m$。根据实验技术和应用的不同，通常将红外光谱划分为三个区域，如表 2-1 所示。

表 2-1　红外光区的划分

区域	波长 $\lambda/\mu m$	波数 ν/cm^{-1}	能级跃迁类型
近红外光区	$0.75\sim2.5$	$13300\sim4000$	分子化学键振动的倍频和组合频
中红外光区	$2.5\sim25$	$4000\sim400$	化学键振动的基频
远红外光区	$25\sim1000$	$400\sim10$	骨架振动、转动

　　其中，远红外光谱是由分子转动能级跃迁产生的转动光谱；中红外和近红外光谱是由分子振动能级跃迁产生的振动光谱。由于只有简单的气体或气态分子才能产生纯转动光谱，而对于大量复杂的气、液、固态物质分子主要产生振动光谱。所以目前广泛用于化合物定性、定量和结构分析以及其他化学过程研究的红外吸收光谱，主要是指波长处于中红外光区的振动光谱。

2. 红外吸收光谱与分子结构的关系

（1）红外吸收峰的类型

① 基频峰。当分子吸收一定频率的红外光，振动能级由基态（$n=0$）跃迁到第一振动激发态（$n=1$）时所产生的吸收峰称为基频峰。基频峰是红外吸收光谱中最主要的一类吸收峰。

② 泛频峰。如果动能级由基态（$n=0$）跃迁到第二激发态（$n=2$）、第三激发态（$n=3$）……第 n 激发态时，所产生的吸收峰称为倍频峰。

通常基频峰强度大于倍频峰，倍频峰的波数不是基频峰波数的倍数，而是稍低一些。

在红外吸收光谱中还可以观察到合频吸收带，这是由于多原子分子中各振动形式能量之间存在可能的相互作用。此时，若吸收的红外辐射能量为两个相互作用基频之和，就会产生合频峰。若吸收的红外辐射能量为两个相互作用基频之差，则产生差频峰。倍频峰、合频峰及差频峰统称为泛频峰。合频峰和差频峰的强度多数为弱峰，且比倍频峰更弱，一般在图谱上不易辨认。

③ 特征峰和相关峰。红外吸收光谱具有明显的特征性，这是对有机化合物进行结构分析的重要依据。有含多种不同原子的官能团构成的复杂分子，在其各官能团吸收红外辐射被激发后，都会产生特征的振动。分子的振动实质上是化学键的振动，因此红外吸收光谱的特征性都与化学键的振动特性相关。通过对比了大量的红外谱的研究、观测后，发现具有相同官能团（或化学键）的一系列化合物有近似相同的吸收频率，还证明官能团（或化学键）的存在与谱图上吸收峰的出现是对应的，所以用一些易辨认的、有代表性的吸收峰来确定官能团的存在。因此能用于鉴定官能团存在的并具有较高强度的吸收峰，称为特征峰。如—C≡N 的特征吸收峰在 $2247cm^{-1}$ 处。特征峰的频率叫特征频率。一个官能团除了有特征峰外，还有很多其他的振动形式吸收峰，通常把这些相互依存而又可相互佐证的吸收峰，称为相关峰。用以说明这些特征吸收峰具有依存关系，并区别于非依存关系的其他特征峰，如—C≡N 基只有一个振动形式吸收峰 $\nu_{C≡N}$，而无其他相关峰。

利用一组相关峰的存在与否作为鉴别官能团的依据是红外吸收光谱解析有机物分子结构的一个重要原则。

（2）红外吸收光谱的分区　通常把红外吸收光谱中波数 $4000\sim1330cm^{-1}$ 范围叫特征频率区或特征区。在特征区内吸收峰数目较少，易于区分。各类有机物中共有的官能团的特征频率峰皆位于该区，原则上每个吸收峰都可找到它的归属。特征区可作为官能团定性分辨的主要依据。

决定官能团特征频率的主要因素有四个方面：分子中原子的质量、原子间化学键力常数、分子的对称性、振动的相互作用。这些因素在一系列化合物中保持稳定时，才呈现特征频率。

红外吸收光谱中波数在 $1330\sim670cm^{-1}$ 范围内称为指纹区。在此区域内各官能团吸收峰的波数不具有明显的特征性，由于吸收峰密集，如人的指纹，故称指纹区。有机物分子结构上的微小变化都会引起指纹区吸收峰的明显改变。将未知物红外光谱的指纹区与标准红外光谱图比较，可得出未知物与已知物是否相同的结论。因此指纹区在分辨有机物的结构时，也有很大的价值。

利用红外吸收光谱鉴定有机化合物结构，须熟悉重要的红外区域与结构（基团）的关系。通常中红外光区分为四个吸收区域，如表 2-2 所示。熟记各区域包含哪些基团的哪些振动，可帮助我们对化合物的结构作出判断。

表 2-2　中红外光区四个区域的划分

区域	基团	吸收频率 /cm^{-1}	振动形式	吸收强度	说明
第一区域	—OH（游离）	3650～3580	伸缩	m,sh	判断有无醇类、酚类和有机酸的重要依据
	—OH（缔合）	3400～3200	伸缩	s,b	
	—NH$_2$，—NH（游离）	3500～3300	伸缩	m	
	—NH$_2$，—NH（缔合）	3400～3100	伸缩	s,b	
	—SH	2600～2500	伸缩	s,b	
	C—H 伸缩振动				
	不饱和 C—H				不饱和 C—H 伸缩振动出现在 3000cm^{-1} 以上
	≡C—H（叁键）	3300 附近	伸缩	s	
	—C—H（双键）	3040～3010	伸缩	s	末端—C—H 出现在 3085cm^{-1} 附近
	苯环中 C—H	3030 附近	伸缩	s	强度上比饱和 C—H 稍弱，但谱带较尖锐
	饱和 C—H				饱和 C—H 伸缩振动出现 3000cm^{-1} 以下（3000～2800cm^{-1}），取代基影响较小
	—CH$_3$	2960±5	反对称伸缩对称伸缩	s	
	—CH$_3$	870±10	反对称伸缩		
	—CH$_2$	2930±5	对称伸缩	s	三元环中的—CH$_2$ 出现在 3050cm^{-1}
	—CH$_2$	2850±10	对称伸缩	s	C—H 出现在 2890cm^{-1}，很弱
第二区域	—C≡N	2260～2220	伸缩	s针状	干扰少
	—N≡N	2310～2135	伸缩	m	
	—C≡C—	2260～2100	伸缩	v	R—C≡C—H，2140～2100cm^{-1}；R—C≡C—R′，2260～2190cm^{-1}；若 R—R′对称分子无红外谱带
	—C=C=C—	1950 附近	伸缩	v	
第三区域	C=C	1680～1620	伸缩	m,w	
	芳环中 C=C	1600～1580 1500,1450	伸缩	v	苯环的骨架振动
	—C=O	1850～1600	伸缩	s	其他吸收带干扰少，是判断羰基（酮类、酸类、酯类、酸酐类等）的特征频率，位置变动大
	—NO$_2$	1600～1500	伸缩反对称伸缩	s	
	—NO$_2$	1300～1250	对称伸缩	s	
	S=O	1220～1040	伸缩	s	
第四区域	C—O	1300～1000	伸缩	s	C—O 键（酯、醚、醇类）的极性很强，故强度强，常成为谱图中最强的吸收
	C—O—C	1150～900	伸缩	s	醚类中 C—O—C 的 ν=1100cm^{-1}±50cm^{-1} 是最强的吸收，C—O—C 对称伸缩在 1000～900cm^{-1}，较弱
	—CH$_3$，—CH$_2$	1460±10	—CH$_3$ 反对称变形，—CH$_2$ 变形对称伸缩	m	大部分有机物都含有—CH$_3$、—CH$_2$，因此，此峰经常出现
	—CH$_3$	1380～1370	伸缩	s	
	—NH$_2$	1650～1560	伸缩	m,s	
	C—F	1400～1000	伸缩	s	
	C—Cl	800～600	伸缩	s	
	C—Br	600～500	伸缩	s	
	C—I	500～200	面外摇摆	s	
	=CH$_2$	910～890	面内摇摆	s	
	—(CH$_2$)$_n$—，$n>4$	720		v	

注：s—强吸收；b—宽吸收带；m—中强度吸收；w—弱吸收；sh—尖锐吸收峰；v—吸收强度可变。

3. 常见官能团的特征吸收频率

用红外光谱来确定化合物中某种基团是否存在时，应熟悉基团频率。首先在基团频率区观察它的特征峰是否存在，然后找到它们的相关峰作为旁证。表 2-3 列举了一些有机化合物的主要官能团的红外吸收带的位置。

表 2-3　主要官能团的红外吸收带的位置

官能团	波数范围/cm^{-1}	官能团	波数范围/cm^{-1}
乙炔	3300～3250(m 或 s) 2250～2100(w)	羧酸	1760(s)(稀溶液) 1710～1680(s)(纯) 1440～1400(m) 960～910(s)
乙醇(纯)	3350～3250(s) 1440～1320(m 或 s) 680～620(m 或 s)	氯代基	850～650(m)
		腈基	2190～2130(m)
乙醛	2830～2810(m) 2720～2470(m) 1725～1695(s) 1440～1320(s)	酯	1765～1720(s) 1290～1180(s)
		醚	1285～1170(s) 1140～1020(s)
烷基	2980～2850(m) 1470～1450(m) 1400～1360(m)	氟烷基	1400～1000(s)
酰胺(CONH$_2$)	3540～3520(m) 3400～3380(m) 1680～1660(s) 1650～1610(m)	甲基	2970～2780(s) 1475～1450(m) 1400～1365(m)
酰胺(CONHR)	3420～3400(m) 1680～1640(s) 1560～1530(s) 1310～1290(m) 710～690(m)	亚甲基(CH$_2$,烷烃)	2940～2920(m) 2860～2850(m) 1470～1450(m)
		亚甲基(烯烃)	3090～3070(m) 3020～2980(m)
酰胺(CONR$_2$)	1670～1640(s)	腈	2240～2220(m)
伯胺	3460～3280(m) 2830～2810(m) 1650～1590(s)	硝基(NO$_2$,烷烃)	1570～1550(s) 1380～1320(s) 920～830(m)
仲胺	1190～1130(m) 740～700(m)	硝基(芳香烃)	1480～1460(s)
氨	3200(s) 1430～1390(s)	吡啶基(C$_5$H$_4$N)	3080～3020(m) 1620～1580(s) 1590～1560(s) 840～720(s)
芳香烃	3100～3000(m) 1630～1590(m) 1520～1480(m) 900～650(s)	磺酸酯(ROSO$_3$R′)	1440～1350(s) 1230～1150(s)
溴代基	700～550(m)	磺酸酯(ROSO$_3$M)	1260～1210(s) 810～770(s)
特丁基	2950～2850(m) 1400～1390(m) 1380～1360(s)	磺酸(RSO$_3$H)	1250～1150(s,宽)
		SCN	2175～2160(m)
羧基	1870～1650(s,宽)	硫代基	2590～2560(w) 700～550(w)
羧酸	3550(m)(稀溶液) 3000～2440(s,宽)	乙烯基(CH$_2$=CH$^-$)	3095～3080(m) 1645～1605(m 或 s) 1000～900(s)

注：1. 括号内给出峰的强度：s—强吸收；m—中强度吸收；w—弱吸收。
2. M 代表金属。

二、红外光谱仪及应用

目前生产和使用的红外光谱仪主要有色散型和干涉型两大类。

1. 红外光谱仪的结构

色散型红外光谱仪，又称经典红外光谱仪，其构造系统基本上和紫外-可见分光光度计类似。它主要由光源、吸收池、单色器、检测器、放大器及记录机械装置六个部分组成。图 2-6 为双光束红外分光光度计。

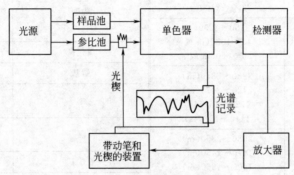

图 2-6　双光束红外分光光度计

2. 分析试样的处理

制备样品的要求：①试样应该是单一组分的纯物质，纯度应大于 98％或符合商业标准。多组分样品应在测定前用分馏、萃取、重结晶、离子交换或其他方法进行分离提纯，否则各组分的红外光谱会相互重叠，难以辨析。②试样中应不含游离水。因水本身有红外吸收，会严重干扰样品谱图，还会侵蚀吸收池的盐窗。③试样的浓度和测试厚度应选择适当，以使光谱图中大多数峰的透射比在 10％～80％。

（1）固体试样　对可塑样品，可在平滑的金属表面滚压成薄膜，也可将样品溶于挥发性溶剂中，再将溶液倾注于平滑玻璃上，待溶剂挥发后，将膜剥下，膜厚为 0.1～1.0mm，再置于两盐片之间进行测定。也可用糊状法将 2～3mg 样品置于玛瑙研钵内，滴入一滴氟化煤油充分研细，再用刮刀将糊状样品刮至 NaCl 或 KBr 盐片上，放在可拆式液槽上进行测定。还可用压片法，即将 1～2mg 样品放在 200mg 干燥的 KBr 粉末（200～300 目）中，放在研钵中研细，混合均匀后，再转移至压片模具中，在真空中用 10^5 N/m^2 左右的压力，经 10min，可压成透明的薄片，厚 1～2mm。用于压片的高纯 KBr 应在 4000～400cm^{-1} 无吸收峰。压好的透明薄片可置于样品槽中用于绘制红外吸收光谱图。

（2）液体试样　分析液态样品可以使用可拆式、固定式或可变厚度的液体槽。在两片透明盐窗（NaCl、KBr）之间，注入液体样品，形成厚度为 0.001～0.05mm 的液膜，即可用于绘制红外吸收光谱图。若需进行定量分析，最好使用固定式液槽，以获得重复的吸收强度数据。

（3）气体试样　由于气态样品中分子密度稀疏，所以其样品槽的光路要长，通常首先使用真空系统抽掉槽中空气，再充入一定压力的气态样品。气体样品槽两端装有单晶（如 NaCl、KCl、LiF、AgCl 等）制成的盐窗，槽长 5～10cm，容积 50～150mL。当进行低浓度气体、弱吸收气体或空气污染物的痕量分析时，往往使用槽内装有多次反射镜的长光程气体槽。这种气体槽可使光程长度提高到 10m 以上。

3. 样品分析

（1）定性分析　利用红外吸收光谱进行有机物的定性分析，可分为两方面：一是官能团定性分析，主要依据红外吸收光谱的特征频率来鉴别含有哪些官能团，以确定未知化合物的类别；二是结构分析，即利用红外吸收光谱提供的信息，结合未知化合物的各种性质和其他结构分析手段（如紫外吸收光谱、核磁共振波谱、质谱）提供的信息，来确定未知物的化学结构或立体结构。

（2）红外光谱定量分析基本原理　与紫外吸收光谱一样，红外吸收光谱的定量分析也基于朗伯-比尔定律，即在某一波长的单色光，吸光度与物质的浓度呈线性关系。根据测定吸收峰峰尖处的吸光度 A 来进行定量分析。吸光度 A 的测定有以下两种方法。

① 峰高法。将测量波长固定在被测组分有明显的最大吸收而溶剂只有很小或没有吸收的波数处，使用同一吸收池，分别测定样品及溶剂的透光率，则样品的透光率等于两者之差，并由此求出吸光度。

② 基线法。用直线来表示分析峰不存在时的背景吸收线，并用它来代替记录纸上的 100%（透过坐标）。

当分析峰不受其他峰的干扰且分析峰对称时，可按图 2-7 的方法画基线。

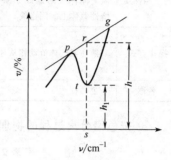

图 2-7　基线画法示意

在吸收峰两侧选 p、g 两点，两点间的连线为基线，通过吸收峰顶点 t 作垂直于横坐标的垂线 rs，由 rs 和 ts 的长度可求出样品在此波长下的吸光度值 A。

$$A = \lg\frac{I_0}{I_1} = \lg\frac{rs}{ts}$$

第四节　气相色谱法

色谱法认知　　气相色谱法

一、基本原理

1. 概述

气相色谱法是 1906 年由俄国植物学家茨维特（M. S. Tswett）首先提出的，至今已有一百多年的历史。它是利用物质的物理性质及物理化学性质的差异，将多组分混合物进行分离和测定的方法。随着科技的发展，色谱法已从早期的柱色谱、纸色谱、薄层色谱发展到现在获广泛应用的气相色谱、高效液相色谱、超临界流体色谱，以及近年迅速发展的毛细管电泳和场流分析技术。色谱法是现代仪器分析法的一个重要分支，它作为分析技术不仅能高效、快速、灵敏、准确地测定物质的含量，还可作为分离手段来进行物质的纯化制备。目前，它已在石油炼制、石油化工、化学工业、制药工业、生物化工、环境监测等领域获得广泛的应用。色谱法有多种类型，从不同的角度可以有不同的分类方法。通常是按照下述三种方法进行分类的。

① 按固定相和流动相所处的状态分类，见表 2-4。

表 2-4　按固定相和流动相所处的状态分类

流动相	总称	固定相	色谱名称
气体	气相色谱（GC）	固体	气-固色谱（GSC）
		液体	气-液色谱（GLC）
液体	液相色谱（LC）	固体	液-固色谱（LSC）
		液体	液-液色谱（LLC）

② 按固定相性质和操作方式分类，见表 2-5。

表 2-5　按固定相性质和操作方式分类

固定相形式	柱		纸	薄层板
	填充柱	开管柱		
固定相性质	在玻璃或不锈钢柱管内填充固体吸附剂或涂渍在惰性载体上的固定液	在玻璃、石英或不锈钢毛细管内壁附有吸附剂薄层或涂渍固定液薄膜	具有多孔和强渗能力的滤纸或纤维素薄膜	在玻璃板上涂有硅胶 G 薄层
操作方式	液体或气体流动相从柱头向柱尾连续不断地冲洗		液体流动相从圆形滤纸中央向四周扩散	液体流动相从薄层板一端向另一端扩散
名称	色谱柱		纸色谱	薄层色谱

③ 按色谱分离过程的物理化学原理分类，见表 2-6。

表 2-6　按色谱分离过程的物理化学原理分类

名称	吸附色谱	分配色谱	离子交换色谱	凝胶色谱
原理	利用吸附剂对不同组分吸附性能的差别	利用固定液对不同组分分配性能差别	利用离子交换剂对不同离子亲和能力的差别	利用凝胶对不同组分分子的阻滞作用的差别
平衡常数	吸附系数 K	分配系数 K_p	选择性系数 K_s	渗透系数 K
流动相为液体	液固吸附色谱	液液分配色谱	液相离子交换色谱	液相凝胶色谱
流动相为气体	气固吸附色谱	气液分配色谱		

以气体为流动相的色谱法，称为气相色谱法（gas chromatography，GC）。其分析流程如图 2-8 所示。

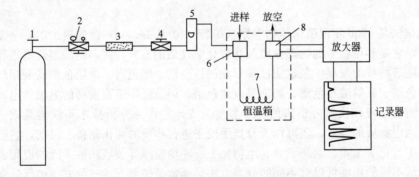

图 2-8　单柱单气路气相色谱法流程示意

1—载气钢瓶；2—减压阀；3—净化器；4—稳压阀；5—转子流量计；6—气化室；7—色谱柱；8—检测器

2. 色谱流出曲线常用术语

色谱理论主要可分为热力学理论和动力学理论两大类。热力学理论是从相平衡的观点去研究色谱过程的，以塔板理论为代表。动力学理论是从动力学观点，去研究色谱过程中各种动力学因素对色谱扩展的影响，以范弟姆特（Van Deemter）方程式为代表。这些理论都是用于说明色谱流出曲线的形状及其影响因素，而色谱流出曲线则用色谱参数具体描述。

（1）色谱参数　色谱法中常用的参数包括定性参数、定量参数、柱效参数、分离参数及相平衡参数等。由于色谱参数与流出曲线之间关系密切，故先进行介绍。

色谱流出曲线即色谱图，是样品被流动相冲洗，通过色谱柱，流经检测器，所形成的浓度信号随时间变化而形成的曲线，称为色谱流出曲线（简称流出曲线），即浓度-时间曲线，如图 2-9 所示。色谱流出曲线是以组分流出色谱柱的时间（t）或载气流出体积（V）为横坐标，以检测器对各组分的电信号响应值（mV）为纵坐标的一条曲线。由图 2-9 可以看到，色谱图上有一组色谱峰，每个峰代表样品中的一个组分。

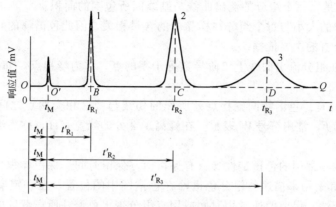

图 2-9 色谱流出曲线

① 基线。当没有组分进入检测器时，色谱流出曲线是一条只反映仪器噪声随时间变化的曲线（即在正常操作下，仅有载气通过检测器系统所产生的响应信号曲线），称为基线。在操作条件变化不大时，常可得到如同一条直线的稳定基线。图 2-9 中 OQ 即为流出曲线的基线，它反映了仪器及操作条件的恒定程度。基线的高低反映检测器的本底高低，主要受流动相中杂质等因素的影响，会出现基线噪声和基线漂移。基线噪声是指由各种因素引起的基线起伏。基线漂移是指基线随时间定向的缓慢变化。

② 色谱峰。当有组分进入检测器时，色谱流出曲线就会偏离基线，这时检测器输出的信号随检测器中的组分的浓度而改变，直至组分全部离开检测器，此时绘出的曲线（即色谱柱流出组分通过检测系统时所产生的响应信号的微分曲线）称为色谱峰，如图 2-10 所示。理论上讲色谱峰应该是对称的，符合高斯正态分布，实际上一般情况下的色谱峰都是非对称的色谱峰，主要有以下几种情况，见图 2-11 所示。

前伸峰：前沿平缓、后部陡起的不对称色谱峰，见图 2-11（d）。

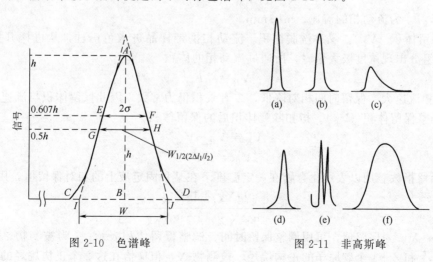

图 2-10 色谱峰　　　　　　图 2-11 非高斯峰

拖尾峰：前沿陡起后部平缓的不对称色谱峰，见图 2-11（c）。

分叉峰：两种组分没有完全分开而重叠在一起的色谱峰，见图 2-11（e）。

"馒头"峰：峰形比较矮而胖的色谱峰，见图 2-11（f）。

③ 峰高和峰面积。

峰高（h）是指峰顶到基线的距离，如图 2-10 中的 AB，以 h 表示。

峰面积（A）是指每个组分的流出曲线与基线间所包围的面积。

峰高或峰面积的大小与每个组分在样品中的含量相关，因此色谱峰的峰高或峰面积是气相色谱进行定量分析的主要依据。

④ 峰拐点。在组分流出曲线上二阶导数等于零的点，称为峰拐点，如图 2-10 中的 E 点与 F 点。

⑤ 峰宽与半峰宽。色谱峰两侧拐点处所作的切线与峰底相交两点之间的距离，称为峰宽，如图 2-10 的 IJ，常用符号 W 表示。在峰高 1/2 处的峰宽 GH，称为半峰宽，常用符号 $W_{1/2}$ 表示。

（2）定性参数　常用的色谱定性参数有保留值（保留时间、保留体积）、保留指数等。

① 保留值。其是用来描述各组分色谱峰在色谱图中的位置，在一定实验条件下，组分的保留值具有特征性。保留值通常用时间或用将组分带出色谱柱所需载气的体积来表示。

② 死时间（t_M）。指从进样开始到惰性组分（指不被固定相吸附或溶解的空气或甲烷从柱中流出，呈现浓度极大值时所需要的时间如图 2-9 中 OO' 所示的距离），t_M 反映了色谱柱中未被固定相填充的柱内死体积和检测器死体积的大小，与被测组分的性质无关。

③ 保留时间（t_R）。从进样开始至每个组分流出曲线达极大值（峰顶）需要的时间如图 2-9 中 OB 所示的距离，以 t_R 表示。t_R 可作为色谱峰位置的标志。

④ 调整保留时间（t_R'）。扣除死时间后的保留时间如图 2-9 中 $O'B$ 所示的距离，以 t_R' 表示。即

$$t_R' = t_R - t_M$$

t_R' 反映了被分析的组分与色谱柱中固定相发生相互作用而在色谱柱中滞留的时间，它更确切地表达了被分析组分的保留特性，是气相色谱定性分析的基本参数。

⑤ 死体积（V_M）。指色谱柱在填充后柱管内固定相颗粒间所剩余的空间、色谱仪中管路和连接头间的空间以及检测器的空间的总和。

$$V_M = t_M F_c$$

式中，F_c 为流动相的流速，mL/min。

⑥ 保留体积（V_R）。又称洗脱体积。流动相携带样品进入色谱柱，从进样开始到柱后某个样品组分出现浓度极大值时，所通过流动相的体积。

$$V_R = t_R F_c$$

流动相流速大，保留时间相对降低，二者乘积仍为常数，因此保留体积与流速无关。

⑦ 调整保留体积（V_R'）。指扣除死体积后的保留体积。

$$V_R' = V_R - V_M$$

或
$$V_R' = t_R' F_c$$

⑧ 保留指数。用以表示化合物在一定温度下某种固定液上的相对保留值，用 I 表示。

$$I = 100 \left[\frac{\lg X_{Ni} - \lg X_{NZ}}{\lg X_{N(Z+1)} - \lg X_{NZ}} + Z \right]$$

式中，X_N 为保留值，可用调整保留时间、调整保留体积表示；i 为被测物；Z、$Z+1$ 为具有 Z 个和 $Z+1$ 个碳原子的正构烷烃，被测物 X_N 值应恰在这 2 个正构烷烃的 X_N 值之

间，即 $X_N < X_{Ni} < X_{N(Z+1)}$　正构烷烃的保留指数则人为地定为它的碳数乘 100。

现以乙酸正丁酯在阿皮松 L 柱上、柱温为 100℃时的保留指数为例加以说明。选正庚烷、正辛烷 2 个正构烷烃，乙酸正丁酯的峰在此 2 个正构烷烃峰的中间，如图 2-12 所示。

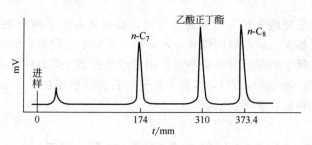

图 2-12　保留指数测定示意

设相当于调整保留时间的记录纸距离为：

正庚烷（$n\text{-}C_7$）　　　　$X_{NZ} = 174.0$mm　　　　　　lg174.0 = 2.2406

乙酸正丁酯　　　　　　$X_{Ni} = 310.1$mm　　　　　　lg310.0 = 2.4914

正辛烷（$n\text{-}C_8$）　　　　$X_{N(Z+1)} = 373.4$mm　　　lg373.4 = 2.5722

$Z = 7$，将上述数据代入上式中便可求得 I。

同一物质在同一柱上，其 I 值与柱温呈直线关系，这就便于用内插法或外推法求出不同柱温下的 I 值，其准确度和重现性都很好，误差小于 1%，所以只要柱温和固定液相同，就可以用文献上发表的保留指数进行定性鉴定，而不必用纯物质。

（3）柱效参数　色谱柱的柱效（或板效）通常是用理论塔板数或有效理论塔板数来衡量，而它们的大小又与区域宽度有直接关系。区域宽度是色谱流出曲线中的一个重要参数，它的大小反映色谱柱或所选色谱条件的好坏。从色谱分离的角度着眼，希望区域宽度越窄越好。通常度量色谱峰区域宽度有 3 种方法：标准偏差、半峰宽、峰宽。

① 标准偏差（σ）。在数理统计中，讨论正态分布曲线时，将（拐点）的峰宽之半称为标准偏差。它与半峰宽、峰宽之间关系如下。

$$W_{1/2} = 2\sigma\sqrt{2\ln2} = 2.355\sigma$$
$$W = 4\sigma$$
$$W = 1.699W_{1/2}$$

标准偏差的大小说明组分在流出色谱柱过程中物质的分散程度。σ 小，分散程度小，极点浓度大，峰形窄柱效高；反之，σ 大，峰形宽，柱效低。

② 理论塔板数与理论塔板高度。色谱柱的柱效可以用理论塔板数（n）表示，也可以用理论塔板高度（H）表示。理论塔板数取决于固定相种类、性质（粒度、粒度分布等）、填充或涂渍情况、柱长、流动相的流速及测定柱效所用物质的性质。在液相色谱法中还与流动相的性质有关。其中：

$$n = (t_R/\sigma)^2 = 5.54(t_R/W_{1/2})^2$$

为了消除色谱柱中死体积对柱效的影响，人们常用有效理论塔板数表征色谱柱的实际柱效，即应用调整保留时间 t'_R 计算理论塔板数，所得值称为有效理论塔板数（$n_{有效}$ 或 n_{eff}）。

$$n_{有效} = \left(\frac{t'_R}{\sigma}\right)^2 = 5.54\left(\frac{t'_R}{W_{1/2}}\right)^2 = 16\left(\frac{t'_R}{W}\right)^2$$

上述各式用于 GC 及 PHLC 的色谱柱理论塔板数或有效理论塔板数的计算。

　　理论塔板高度（height equivalent to a theoretical plate，HETP 或 H）为：

$$H = \frac{L}{n} \text{ 或 } H_{有效} = \frac{L}{n_{有效}}$$

式中，L 为柱长。

　　（4）分离参数　能使两个组分达到完全分离，必须具备以下两个条件：① 两组分色谱峰之间的距离必须足够大。若两峰间仅有一定距离，而每个峰很宽，致使彼此重叠则两组分也无法完全分离。②峰必须窄。分离参数正是用于衡量色谱分离条件优劣的尺度。最常用的分离参数为分离度（resolution，R），又称分辨率，它表示色谱柱在一定的色谱条件下对混合物综合分离能力的指标，见图 2-13。

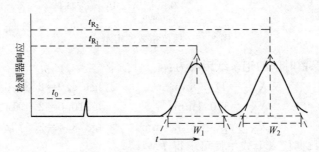

图 2-13　分离度的求算

　　定义式：

$$R = \frac{2(t_{R_2} - t_{R_1})}{W_1 + W_2}$$

　　对于两等面积峰，当 $R=1$ 时，两峰的面积有 5% 的重叠，即两峰分开的程度为 95%。当 $R=1.5$ 时，分离程度可达到 99.7%，可视为达到基本分离。因此可用 $R=1.5$ 来作为相邻两峰已完全分开的标志。影响分离度的因素很多，可用基本分离方程式表示。

$$R = \frac{\sqrt{n}}{4} \times \left(\frac{\alpha-1}{\alpha}\right) \times \left(\frac{k_2}{1+k_2}\right)$$
$$\text{(a)} \qquad \text{(b)} \qquad \text{(c)}$$

　　式中，n 为理论塔板数；α 为分配系数比（k_2/k_1）；k_2 为相邻二组分中保留时间长的组分的容量因子；（a）、（b）、（c）分别称为柱效项、柱选择性项、柱容量项。（a）项决定于柱效，柱效高，该项大。在 GC 中，（b）项取决于色谱柱的性质，（c）项主要受柱温的影响。在 HPLC 中，（b）项主要受流动相极性的影响，在选定流动相种类后，调整其比例可改变（c）项。

　　n、α、k_2 三个参数对 R 的影响不同，n 影响峰的宽窄，α 影响峰间距，k_2 影响峰位，可用图 2-14 直观表示。

　　（5）相平衡参数　相平衡参数是用来描述色谱过程中，样品组分在相对运动的两相中的分配情况，可用分配系数及容量因子来描述。相平衡参数是色谱法的重要参数，下面介绍分配系数和容量因子。

　　① 分配系数。分配系数是在一定的温度、压力下，组分在固定相和流动相中平衡浓度的比值，其定义式如下。

$$K = \frac{C_s}{C_m}$$

式中，K 为分配系数；C_s 为组分在固定相中的浓度；C_m 为组分在流动相中的浓度。

　　条件一定（流动相、固定相、温度等），浓度很稀（C_s/C_m 很小）时，分配系数只取决

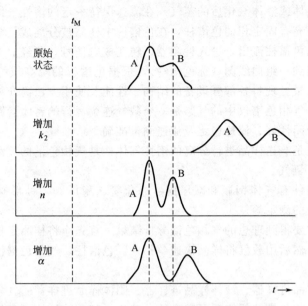

图 2-14　n、α、k_2 三个参数对 R 的影响

于物质的性质，而与浓度无关。

分配系数具有热力学意义：在 GC 中，K 取决于组分及固定相的热力学性质并随柱温、柱压而改变。在同一条件下，如果两组分的 K 值相同，则色谱峰重合；K 值差别越大，色谱峰分离越远。

② 容量因子（也称分配容量，κ）。其定义是在相平衡状态下组分在固定相与流动相中的质量比，其定义式如下。

$$\kappa = \frac{KV_s}{V_m}$$

式中，V_s 为色谱柱内固定相的体积；V_m 为色谱柱内流动相的体积。

将分配系数 $K = \dfrac{C_s}{C_m}$ 代入上式，得

$$\kappa = \frac{C_s V_s}{C_m V_m} = \frac{W_s}{W_m}$$

由上式可以了解容量因子的物理意义。容量因子是在达到平衡后，组分在固定相中的量（W_s）与流动相中的量（W_m）之比。因此，容量因子也称质量分配系数。在色谱法中 V_s 及 V_m 较难测定，因而容量因子比分配系数的应用更广泛。

由上式可知，κ 具有热力学性质，且与两相体积有关。上式可改写为

$$\kappa = \frac{\kappa V_m}{V_s} = \kappa\beta$$

式中，β 为相比率，是柱中流动相和固定相的体积比。

对于涂壁空心柱，相比率正比于柱内径 r，反比于固定相膜厚度 d_f，即

$$\beta = \frac{r}{d_f}$$

3. 气相色谱仪

气相色谱仪的型号种类繁多，但它们的基本结构是一致的。它们都由气路系统、进样系统、分离系统、检测系统、数据处理系统和温度控制系统等六大部分组成。其简单测定过

程：被分析样品（气体或液体汽化后的蒸气）在流速保持一定的惰性气体（称为载气或流动相）的带动下进入填充有固定相的色谱柱，在色谱柱中样品被分离成一个个的单一组分，并以一定的先后次序从色谱柱流出，进入检测器，转变成电信号，再经放大后，由记录器记录下来，在记录纸上得到一组曲线图（称色谱峰），根据色谱峰的峰高或峰面积就可定量测定样品中各个组分的含量。现将各部分设备的结构、性能及使用方法简介如下。

（1）气路系统　气相色谱仪中的气路是一个载气连续运行的密闭管路系统。整个气路系统要求载气纯净、密闭性好、流速稳定及流速测量准确。

气相色谱的载气是载送样品进行分离的惰性气体，是气相色谱的流动相。常用的载气为氮气、氢气、氦气、氩气。

气路系统主要部件有气体钢瓶和减压阀、净化管、稳压阀、针形阀、稳流阀、管路连接、检漏、载气流量的测定等。

（2）进样系统　要得到理想的气相色谱分析结果，首先应将样品定量引入色谱系统，并使样品有效地汽化，然后用载气将样品快速"扫入"色谱柱。气相色谱仪的进样系统包括进样器和气化室。

进样器有气体样品进样器、液体样品进样器、固体样品进样器。气相色谱仪还配置了自动进样器，它使得气相色谱分析实现了完全的自动化，其具体结构可参阅相关专著。

气化室：其作用是将液体样品瞬间汽化为蒸气。

（3）分离系统　分离系统主要由柱箱和色谱柱组成，色谱柱是核心部分，其主要作用是将多组分样品分离为单一组分的样品。

在分离系统中，柱箱相当于一个精密的恒温箱。它的基本参数有两个：一是柱箱的尺寸；二是柱箱的控温参数。

色谱柱的类型：一般可分为填充柱和毛细管柱。填充柱是指在柱内均匀、紧密填充固定相颗粒的色谱柱。柱长一般在 $1\sim5m$，内径一般为 $2\sim4mm$。毛细管柱又称开管柱，它又分为空心毛细管柱和填充毛细管柱。它的分离效率比填充柱有很大的提高，可解决复杂的、填充柱难以解决的分析问题，其应用日益增多。

（4）检测系统　检测器是构成气相色谱仪的关键部件。其作用是把被色谱柱分离的样品组分，根据其物理的或化学的特性，转变成电信号（电压或电流），经放大后，由记录仪记录成色谱图。检测器能灵敏、快速、准确、连续地反映样品组分的变化，从而达到定性和定量分析的目的。

气相色谱仪所用的检测器的种类很多，应用最广的是热导检测器（TCD）和氢火焰离子化检测器（FID）；此外还有电子捕获检测器（ECD）、火焰光度检测器（FPD）等。

检测器分为两类：一类是浓度型检测器，即被测组分和载气相混合，检测器的灵敏度和被测组分的浓度成正比，如热导检测器就属此类；另一类是质量型检测器，当被测组分被载气带入检测器时，检测器的灵敏度和单位时间进入检测器中组分的质量成正比，如氢火焰离子化检测器就属此类。

二、气相色谱法的应用

1. 操作条件的选择

在固定相确定后，对一项分析任务，主要以在较短时间内实现试样中难分离的相邻两组分的定量分离为目标来选择分离操作条件。

（1）载气及其流速的选择　对一定的色谱柱和样品，有一个最佳载气流速，此时柱效最高，其速率方程式如下。

$$H = A + B/u + Cu$$

由图 2-15 可知：曲线的最低点所对应的流速为最佳流速。将上式微分，得

$$\frac{\mathrm{d}H}{\mathrm{d}u} = -\frac{B}{u^2} + C = 0$$

$$u_{最佳} = \sqrt{\frac{B}{C}}$$

$$H_{最小} = A + 2\sqrt{BC}$$

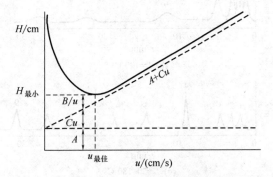

图 2-15 塔板高度与载气流速之间的关系

在实际工作中，为了缩短分析时间，常使流速稍高于最佳流速。

由上述公式可知，当流速较小时，分子扩散项（B 项）就成为色谱峰扩张的主要因素，此时应采用相对质量较大的载气（N_2、Ar），使组分在载气中有较小的扩散系数。当流速较大时，传质项（C 项）为主要因素，宜采用低分子质量的载气（H_2、He），此时组分在载气中有较大的扩散系数，可减小气相传质阻力，提高柱效。

（2）色谱柱的选择　色谱柱的选择，一是选择固定相，二是选择柱子。色谱柱的选择需注意两方面：极性及最高使用温度。固定相按极性相似原理选择。柱温不能超过最高使用温度，在分析高沸点化合物时，需选择高温固定相。在气-液色谱法中，沸点差别为主的样品，应选非极性固定液；极性差别为主的样品，宜选极性固定液。气-液色谱法还要注意载体的选择。载体的钝化处理符合样品要求，粒度 80～100 目或 60～80 目，高沸点样品用比表面小的载体、低固定液配比，低沸点样品则相反。难分离样品用毛细管柱。增加柱长对分离有利，但这样会使各组分的保留时间增加，延长分析时间。因此在达到一定分辨率的条件下应使用尽可能短的柱子。

（3）柱温的选择　柱温对分离度影响较大，经常是条件选择的关键。柱温不能高于固定液的最高使用温度，否则固定液易挥发流失。低柱温具有可增大分配系数、减少固定液流失、延长柱的寿命等优点。但若太低，被测组分在两相中的扩散速率大大减小，分配不能迅速达到平衡，峰形变宽，柱效下降。因此，选择柱温的基本原则是：在使最难分离的组分有尽可能好的分离的前提下，尽可能采用较低柱温，但以保留时间适宜、峰形不拖尾为度。柱温与样品沸点间的关系如下。

① 高沸点混合物（300～400℃）。希望在较低的柱温下分析，为改善液相传质速率，可用低固定液含量（1%～3%）的色谱柱，使液膜薄一点，用高灵敏度检测器，在柱温比沸点低 100～150℃ 的条件下分析。

② 沸点小于 300℃ 的样品。可用 5%～10% 固定液配比。柱温可选在比其平均沸点低 50℃ 至平均沸点的温度范围内。

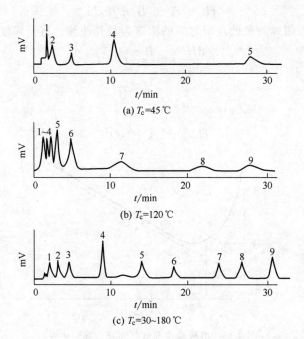

图 2-16   宽沸程混合物在恒定柱温及程序升温时分离结果比较

1—丙烷（−42℃）；2—丁烷（−0.5℃）；3—戊烷（36℃）；4—己烷（68℃）；5—庚烷（98℃）；

6—辛烷（126℃）；7—溴仿（150.5℃）；8—间氯甲苯（161.6℃）；9—间溴甲苯（183℃）

③ 宽沸程样品。对于沸点范围较宽的混合物，宜采用程序升温。图 2-16 是宽沸程混合物在恒定柱温及程序升温时分离结果比较。

图 2-16（a）为柱温恒定于 45℃的分离结果，此时只有 5 个组分流出色谱柱；图 2-16（b）为柱温恒定于 120℃的分离结果，因柱温升高，保留时间缩短，低沸点组分分离不好；图 2-16（c）为程序升温时的分离情况，从 30℃开始，升温速度为 5℃/min，低沸点及高沸点的组分均得到较好分离。

（4）气化室温度的选择   选择气化室温度取决于样品的挥发性、沸点及稳定性。一般可等于样品的沸点或稍高于沸点，以保证迅速完全汽化。但一般不要超过沸点 50℃以上，以防分解。对于稳定性差的样品可用高灵敏度检测器降低进样量，在远低于沸点温度汽化。

（5）进样量与进样技术   进样量一般较少。液体样品一般进样 0.1～5.0μL。气体样品进样 0.1～10mL。进样量太多，会使几个峰叠在一起，分离不好；但进样量太少，又会使含量少的组分因检测器灵敏度不够而不出峰。最大允许的进样量应控制在峰面积或峰高与进样量呈线性的范围内。

2. 气相色谱定性分析

混合物经过 GC 分离后，得到一张色谱图，图上有一个个色谱峰，定性分析主要是指鉴定样品中各组分即每个色谱峰代表的是何种化合物。

用色谱保留值定性，至今仍是 GC 最常用的方法，同时 GC 与质谱（MS）、GC 与红外光谱（IR）的联用，使定性分析有了较大发展。

（1）利用保留值定性   在气相色谱分析中，利用保留值定性是最基本的定性方法，其基本依据是两个相同的物质在相同的色谱条件下应该具有相同的保留值。但相反的结论却不成立，即在相同的色谱条件下，具有相同保留值的两个物质却不一定是同一物质。因此使用保留值定性时必须十分慎重。常用的方法有已知物对照法、用相对保留值定性。

① 已知物对照法。是依据同一物质在同一色谱柱上，在相同的色谱操作条件下，具有相同的保留值来定性。它是将已知的标准物质加入样品中，对比加入前后的色谱图，若某色谱峰相对增高，则该色谱峰所代表的组分与标准物可能为同一物质。但由于使用的色谱柱不一定适合标准物质与待定性组分的分离，虽为两种物质，色谱峰也可能产生相互叠加的现象。为此，还需选另一只与上述色谱柱极性差别较大的色谱柱，再进行以上试验。如果在两个色谱柱上都有叠加现象，才可认定待测物与标准物质是同一物质。

② 用相对保留值定性。公式 $r_{iS} = \dfrac{t'_{R_i}}{t'_{R_s}}$ 定义了相对保留值的概念，即在相同色谱操作条件下，组分与参比组分的调整保留值之比。相对保留值只受柱温和固定相性质的影响，而柱长、固定相的填充情况和载气的流速均不影响相对保留值（r_{iS}）的大小。所以在柱温和固定相一定时，相对保留值为一定值，用它来定性可得到较可靠的结果。

（2）利用保留指数定性 在利用已知标准物直接对照定性时，已知标准物质的得到是一个很困难的问题，一个实验室不可能备有很多的各种各样的已知标准物质。因此，人们发展了利用文献值对照定性的方法，即利用已知的标准物质的文献保留值与未知物的测定保留值对照进行定性分析。

保留指数是把物质的保留行为用紧靠它的两个正构烷烃标准物来标定（应使这两个正构烷烃的调整保留时间一个在被测组分的调整保留时间之前，一个在其后）。某物质 X 的保留指数 I 可用公式计算。

要测定某一物质的保留指数，将被测物质与相邻两正构烷烃混合在一起（或分别进行），在相同色谱条件下进行分析，测出保留值，并计算出被测组分保留指数 I_x，再将计算出的 I_x 值与文献值对照定性即可。

（3）联机定性 色谱法虽具有很高的分离效能，但它却不能对已分离的每一组分进行直接定性。利用前述两种办法定性，常因找不到对应的已知标准物质而无法进行，加上很多物质的保留值十分接近甚至相同，常常影响定性结果的准确性。

通常称"四大谱"的质谱法、红外光谱法、紫外光谱法和核磁共振波谱法对于单一组分（纯物质）的有机化合物具有很强的定性能力。因此，若将色谱分析与这些仪器联用，就能发挥各自方法的长处，很好地解决组成复杂的混合物的定性分析问题。

3. 气相色谱定量分析

所谓定量分析，就是求出混合物中各组分的百分含量。它的依据是组分的量与检测器的响应信号成正比，即

$$m_i = f_i A_i$$

或

$$c_i = f_i h_i$$

式中，m_i 为组分的质量；c_i 为组分的浓度；f_i 为组分的校正因子；A_i 为组分 i 的峰面积；h_i 为组分 i 的峰高。

在色谱定量分析中，什么时候采用 A_i，什么时候采用 h_i，将视具体情况而定。一般来说，对浓度敏感型检测器，常用峰高定量；对质量敏感型检测器，常用峰面积定量。

峰高和峰面积是气相色谱的定量参数，它们的测量精度将直接影响定量分析的精度。

（1）峰面积的测量

① 峰高乘以半峰宽法。当色谱峰形对称且不太窄时，可采用此法。即

$$A = hW_{1/2}$$

式中，h 为峰高；$W_{1/2}$ 为半峰宽。这种方法测得的峰面积为实际峰面积的 0.94 倍，因此实际面积应为：

$$A = 1.065hW_{1/2}$$

② 峰高乘以平均峰宽。当峰不对称时，一般可采用此法。即先分别测出峰高为 0.15 和 0.85 处的峰宽，然后按下式计算面积。

$$A = \frac{1}{2}(W_{0.15} + W_{0.85}) \times h$$

此法计算出的峰面积较准确。

③ 峰高乘以保留时间法。在一定操作条件下，同系物的半峰宽与保留时间成正比，即

$$W_{1/2} \propto t_R$$

$$W_{1/2} = bt_R$$

$$A = hW_{1/2} = hbt_R$$

作相对计算时，b 可以约去。

此法适用于狭窄的峰，或有的峰窄、有的峰又较宽的同系物的峰面积的测量。对一些对称的狭窄峰，可直接以峰高代替峰面积，这样做既简便快速又准确。

（2）定量校正因子的测定　气相色谱定量分析的依据是基于待测组分的量与其峰面积成正比的关系。但是峰面积的大小不仅与组分的量有关，而且还与组分的性质及检测器性能有关。用同一检测器测定同一种组分，当实验条件一定时，组分量愈大，相应的峰面积就愈大。但同一检测器测定相同质量的不同组分时，却因不同组分性质不同，检测器对不同物质的响应值不同，而产生的峰面积也不同。因此不能直接应用峰面积计算组分含量。为 m_i 引入"定量校正因子"来校正峰面积。定量校正因子分为绝对校正因子和相对校正因子。

① 绝对校正因子（f_i）。绝对校正因子是指单位峰面积或单位峰高所代表的组分的量，即

$$f_i = \frac{m_i}{A_i}$$

或

$$f_{i(h)} = \frac{m_i}{h_i}$$

式中，m_i 为组分含量（或物质的量，或体积）；A_i 为峰面积；h_i 为峰高。

峰高定量校正因子 $f_{i(h)}$ 受操作条件影响大，因而在用峰高定量时，一般不直接引用文献值，必须在实际操作条件下用标准纯物质测定。实际测量中一般不采用绝对校正因子，而采用相对校正因子。

② 相对校正因子（f_i'）。相对校正因子是指组分 i 与另一标准物 S 的绝对校正因子之比，用 f_i' 表示。

$$f_i' = \frac{f_i}{f_S} = \frac{m_i A_S}{m_S A_i}$$

$$f_i' = \frac{f_i}{f_S} = \frac{c_i h_S}{c_S h_i}$$

式中，f_i' 为相对校正因子；f_i 为 i 物质的绝对校正因子；f_S 为基准物质 S 的绝对校正因子；m_i 为 i 物质的质量；c_i 为 i 物质的浓度；A_i 为 i 物质的峰面积；h_i 为 i 物质的峰高；m_S 为基准物质 S 的质量；c_S 为基准物质 S 的浓度；A_S 为基准物质 S 的峰面积；h_S 为基准物质 S 的峰高。

一般用的基准物质对于不同检测器而不同，对热导检测器常用苯作基准物，氢火焰离子化检测器用正庚烷作基准物质。

通常将相对校正因子简称为校正因子，它是一个无量纲量，数值与所用的计量单位有

关。根据物质量的表示方法不同，校正因子可分为以下几种。

a. 相对质量校正因子。其是组分的量以质量表示时的相对校正因子，用 f'_m 表示，是最常用的校正因子。

$$f'_m = \frac{f_{i(m)}}{f_{S(m)}} = \frac{\dfrac{m_i}{A_i}}{\dfrac{m_S}{A_S}} = \frac{A_S m_i}{A_i m_S}$$

式中，下标 i、S 分别代表被测物和标准物。

b. 相对摩尔校正因子。其是指组分的量以物质的量表示时的相对校正因子，用 f'_M 表示。

$$f'_M = \frac{f_{i(M)}}{f_{S(M)}} = f'_m \times \frac{M_S}{M_i}$$

式中，M_i、M_S 分别为被测物和标准物的摩尔质量。

c. 相对体积校正因子。其是对于气体样品，以体积计量时，对应的相对校正因子称为相对体积校正因子，以 f'_V 表示。当温度和压力一定时，相对体积校正因子等于相对摩尔校正因子，即

$$f'_V = f'_M$$

以上所介绍的相对校正因子均是峰面积校正因子，若将各式中峰面积 A_i 和 A_S 用峰高 h_i、h_S 表示，则可以得到三种峰高相对校正因子，即 $f'_{m(h)}$、$f'_{M(h)}$、$f'_{V(h)}$。

上述各校正因子的测定方法是准确称取色谱纯的被测组分和基准物质，配制成已知准确浓度的样品，在一定的色谱实验条件下，取一定体积的样品进样，准确测量所得组分和基准物质的色谱峰峰面积，根据公式就可以计算出相对质量校正因子、相对摩尔校正因子和相对体积校正因子。

相对响应值，$S'_i = \dfrac{1}{f'_i}$。其中 f'_i 和 S'_i 只与试样、标准物质以及检测器类型有关，而与操作条件和柱温、载气流速、固定液性质等无关，是一个能通用的参数。

（3）定量方法　色谱中常用的定量方法有归一化法、标准曲线法、内标法和标准加入法。按测量参数，上述四种定量方法又可分为峰面积法和峰高法。这些定量方法各有优缺点和使用范围，因此实际工作中应根据分析的目的、要求以及样品的具体情况选择合适的定量方法。

① 归一化法。若试样中所有组分均能流出色谱柱，并在检测器上都能产生信号时，可用归一化法计算组分含量。所谓归一化法就是以样品中被测组分经校正过的峰面积（或峰高）占样品中各组分经校正过的峰面积（或峰高）的总和的比例来表示样品中各组分含量的定量方法。

设试样有 n 个组分，各组分的质量分别为 m_1、m_2、$\cdots$、m_n 在一定条件下测得各组分峰面积分别为 A_1、A_2、$\cdots$、A_n，各组分峰高分别为 h_1、h_2、$\cdots$、h_n，则组分 i 的质量分数 ω_i 为：

$$\omega_i = \frac{m_i}{m} = \frac{m_i}{m_1 + m_2 + \cdots + m_n} = \frac{f'_i A_i}{f'_1 A_1 + f'_2 A_2 + \cdots + f'_n A_n} = \frac{f'_i A_i}{\sum(f'_i A_i)}$$

或

$$\omega_i = \frac{m_i}{m} = \frac{m_i}{m_1 + m_2 + \cdots + m_n} = \frac{f'_{(h)i} h_i}{f'_{(h)1} h_1 + f'_{(h)2} h_2 + \cdots + f'_{(h)n} h_n} = \frac{f'_{(h)i} h_i}{\sum[f'_{(h)i} h_i]}$$

式中，f'_i 为组分 i 的相对质量校正因子；A_i 为组分 i 的峰面积。

当 f'_i 为摩尔校正因子或体积校正因子时，所得结果分别为组分 i 的摩尔分数或体积分数。

若试样中各组分的相对校正因子很接近（如同分异构体或同系物），则可以不用校正因子，直接用峰面积归一化法进行定量。这样，上式可简化为：

$$\omega_i = \frac{A_i}{\sum A_i}$$

采用积分仪或色谱工作站处理数据时，往往采用峰面积直接归一化法定量，得出各组分的面积百分比，其结果的相对误差在 10％ 左右；若是对校正因子比较接近的组分（如同系物）而言，直接峰面积归一化法定量结果的误差却是很小的，在误差允许范围之内。

归一化法定量的优点是简便、精确，操作条件（如流速、柱温）的变化对定量结果的影响较小；缺点是校正因子的测定较为麻烦，虽然从文献中可以查到一些化合物的校正因子，但要得到准确的校正因子，还是需要用每一组分的基准物质直接测量。

② 标准曲线法。标准曲线法也称外标法或直接比较法，是一种简便、快速的定量方法。即在一定的操作条件下，用被测组分的纯物质配制成不同含量的标准溶液，取相同量的标准溶液进样分析，绘制峰面积或峰高（纵坐标）-浓度（横坐标）标准曲线。然后，在相同条件下，注入相同量的样品，测得待测组分的峰面积（或峰高），根据标准曲线计算出样品中被测组分的百分含量。

③ 内标法。若试样中所有组分不能全部出峰，或只要求测定试样中某个或某几个组分的含量时，可以采用内标法定量。

所谓内标法就是将一定量选定的标准物（称内标物 S）加入到一定量试样中，混合均匀后，在一定操作条件下注入色谱仪，出峰后分别测量组分 i 和内标物 S 的峰面积（或峰高），按下式计算组分 i 的含量。

$$\omega_i = \frac{m_i}{m} = \frac{m_S \times \dfrac{f'_i A_i}{f'_s A_s}}{m} = \frac{m_S}{m} \times \frac{A_i}{A_s} \times \frac{f'_i}{f'_s}$$

式中，f'_i、f'_s 分别为组分 i 和内标物 S 的质量校正因子；A_i、A_S 分别为组分 i 和内标物 S 的峰面积。也可以用峰高代替面积，则

$$\omega_i = \frac{m_S f'_{i(h)} h_i}{m f'_{S(h)} h_S}$$

式中，$f'_{i(h)}$、$f'_{S(h)}$ 分别为组分和内标物的峰高校正因子。

内标法中，常以内标物为基准，即 $f'_S = 1.0$，则上式可改写为：

$$\omega_i = f'_i \times \frac{m_S A_i}{m A_S}$$

$$\omega_i = f'_{i(h)} \times \frac{m_S h_i}{m h_S}$$

内标法的关键是选择合适的内标物。

④ 标准加入法。标准加入法实质上是一种特殊的内标法，在选择不到合适的内标物时，以欲测组分的纯物质为内标物，加入到待测样品中，然后在相同的色谱条件下，测定加入欲测组分纯物质前后欲测组分的峰面积（或峰高），从而计算欲测组分在样品中的含量的方法。

4. 应用实例

气相色谱法的应用范围很广，在药物分析中，既可用于原料药、合成药、中间体的分析，也可用于药物制剂及药物动力学等方面的研究。

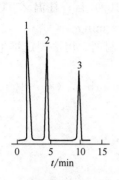

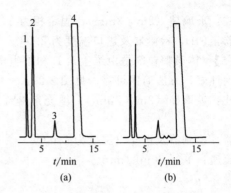

图 2-17　异氟烷与内标物的色谱图　　　图 2-18　分离度色谱图（a）及样品测定（b）色谱图

1—溶剂；2—异氟烷；3—内标物（三氯甲烷）　　　1—乙醇；2—正丙醇（内标物）；3—丙二醇；4—二甲基亚砜

（1）合成药

【例 2-1】　异氟烷临床上用作吸入麻醉剂。其含量测定法可用气相色谱法进行，并获得了较满意的结果，见图 2-17。

色谱柱：25％ PEG-20M 不锈钢（3.1m×2.4mm），柱温 80℃。

检测器：FID，氮气流速 30mL/min，检测器及进样口温度 130℃。

【例 2-2】　环孢素 A（山地明）是一种免疫抑制剂，用于器官移植和骨髓移植中的抑制排斥现象及自身免疫疾病。对于环孢素 A 中乙醇及丙二醇的含量测定，使用气相色谱法分析，操作简便，结果准确可靠，见图 2-18。

色谱柱：玻璃柱，长 2m，固定相为 GDX-101，柱温采用程序升温（起始为 165℃，保持 12min，以 40℃/min 升至 280℃，并保持 20min）。

检测器：氢火焰离子化检测器，检测器温度为 280℃，进样口温度为 210℃。

进样量：2μL。

（2）中药及中成药

【例 2-3】　莨菪碱属抗胆碱药，具有止咳平喘的功效，是中药洋金花中的主要有效成分。戒毒药康灵片是以洋金花为主药与其他十多味中药配伍组成的复方制剂。东莨菪碱毒性较大，为了保证用药的安全有效，必须控制康灵片的质量。图 2-19 是用液-液萃取法从康灵片中提取分离出微量东莨菪碱，并用 GC/FID 内标法测定东莨菪碱含量的色谱图，结果较准确。

色谱柱：SE-30 键合石英毛细管柱（25m×0.2mm，0.33μm）。

柱温：250℃。

检测器：氢气 50mL/min，空气 500mL/min，吹尾气 40mL/min，氮气流速 1mL/min，进样器、检测器温度 280℃。

（3）制剂分析

【例 2-4】　非普拉宗为非甾体抗炎药。用酸碱滴定法因终点不太明显，易引起误差。若采用气相色谱法，以正二十七烷为内标物测定非普拉宗的含量，结果满意，见图 2-20。

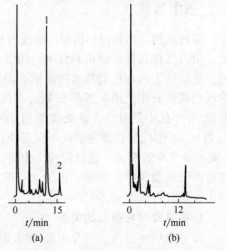

图 2-19　样品（a）与阴性对照（b）的色谱图

1—内标物；2—东莨菪碱

色谱柱：玻璃柱（2m×3mm），固定相为 5％ SE-30（80～100）目，柱温 250℃。

检测器：FID，检测器及进口温度为 290℃，氮气流速 50mL/min。

【例 2-5】 体康颗粒剂是由维生素 E 和维生素 C 组成的复方制剂。用法测定维生素 E 的含量，重现性好，方法简便可靠，见图 2-21。

色谱柱：玻璃柱（2m×3mm），填充剂 2％ OV-17/Chromosorb W（80～100 目），柱温 270℃。

检测器：检测器及进样口温度为 300℃。

气体流速：氮气 70mL/min。

进样量：2μL。

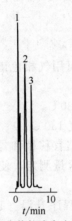

图 2-20 非普拉宗气相色谱图
1—溶剂；2—非普拉宗；3—正二十七烷

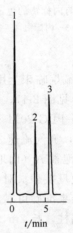

图 2-21 维生素 E 与内标物的色谱图
1—正己烷；2—正三十二烷；3—维生素 E

高效液相色谱法

第五节 高效液相色谱法

一、基本原理

高效液相色谱法（HPLC）的发展始于 20 世纪 60 年代中后期，在经典液相色谱的基础上，引入气相色谱的理论和技术，用于液相色谱系统的设计，同时机械、光学和电子技术的进步也促进了液相色谱技术的发展，出现了具有高效色谱柱、高压输液泵和高灵敏度检测器的近代高效液相色谱装置和仪器，在柱效、速度和灵敏度方面大大超过经典液相色谱。20世纪 70 年代中期以后，微处理机用于液相色谱，进一步提高了仪器的自动化水平和精度。20 世纪 80 年代的智能色谱仪不仅是全自动化的色谱仪，而且能在 12～24h 内自动代替人们1 周或 1 个月的劳动，进行定性、定量分析，使色谱仪向自动化又迈进了一步。目前高效液相色谱已成为医学、药学、化学、环保、生化等领域中重要的分离分析技术，是药学工作者解决各种分析课题必不可少的工具。

1. 高效液相色谱法的类型

按分离机理分类，可分为液-固吸附色谱、液-液分配色谱、键合相色谱、凝胶色谱等。

（1）液-固吸附色谱

① 分离原理。液-固色谱是基于各组分吸附能力的差异进行混合物分离的。其固定相是固体吸附剂，它们是一些多孔性的极性微粒物质，如氧化铝、硅胶等。当混合物随流动相通

过吸附剂时，由于流动相与混合物中各组分对吸附剂的吸附能力不同，故在吸附剂表面组分分子和流动相分子对吸附剂表面活性中心发生吸附竞争。与吸附剂结构和性质相似的组分易被吸附，呈现了高保留值；反之，与吸附剂结构和性质差异较大的组分不易被吸附，呈现低保留值。

② 固定相。吸附色谱固定相可分为极性和非极性两大类。极性固定相主要有硅胶（酸性）、氧化镁和硅酸镁分子筛（碱性）等。非极性固定相有高强度多孔微粒活性炭和近年来开始使用的 $5\sim10\mu m$ 的多孔石墨化炭黑，以及高交联度苯乙烯-二乙烯基苯共聚物的单分散多孔微球与碳多孔小球等，其中应用最广泛的是极性固定相硅胶。现在主要使用全多孔型和表面多孔型硅胶微粒固定相。表面多孔型硅胶微粒固定相吸附剂出峰快、柱效能高，适用于极性范围较宽的混合样品的分析，缺点是样品容量小。全多孔型硅胶微粒固定相由于其表面积大、柱效高而成为液-固吸附色谱中使用最广泛的固定相。

③ 流动相。在高效液相色谱分析中，除了固定相对样品的分离起主要作用外，合适的流动相（也称作洗脱液）对改善分离效果也会产生重要的辅助效应。

在液-固色谱中，选择流动相的基本原则是极性大的试样用极性较强的流动相，极性小的则用低极性流动相。

(2) 液-液分配色谱

① 分离原理。在液-液分配色谱中，一个液相作为流动相，另一个液相（即固定液）则分散在很细的惰性载体或硅胶上作为固定相。作为固定相的液相与流动相互不相溶，它们之间有一个界面。固定液对被分离组分是一种很好的溶剂。当被分析的样品进入色谱柱后，各组分按照它们各自的分配系数，很快地在两相间达到分配平衡。这种分配平衡的结果导致各组分迁移速度的不同，从而实现了分离。依据固定相和流动相的相对极性的不同，分配色谱法可分为：正相分配色谱法——固定相的极性大于流动相的极性；反相分配色谱法——固定相的极性小于流动相的极性。

在正相分配色谱法中，固定相载体上涂布的是极性固定液，流动相是非极性溶剂。它可用来分离极性较强的水溶性样品，洗脱顺序与液-固色谱法在极性吸附剂上的洗脱结果相似，即非极性组分先洗脱出来，极性组分后洗脱出来。在反相分配色谱法中，固定相载体上涂布极性较弱或非极性的固定液，而用极性较强的溶剂作流动相。它可用来分离油溶性样品，其洗脱顺序与正相液-液色谱相反，即极性组分先被洗脱，非极性组分后被洗脱。

② 固定相。分配色谱固定相由两部分组成，一部分是惰性载体，另一部分是涂渍在惰性载体上的固定液。在分配色谱法中常用的固定液如表 2-7 所示。

表 2-7　常用的固定液

正相分配色谱法的固定液		反相分配色谱法的固定液
β,β-氧二丙腈	乙二醇	甲基硅酮
1,2,3-三(2-氰乙氧基)丙烷	乙二胺	氰丙基硅酮
聚乙二醇 400、聚乙二醇 600	二甲基亚砜	聚烯烃
甘油、丙二醇	硝基甲烷	正庚烷
冰乙酸	二甲基甲酰胺	

在分配色谱中使用的惰性载体（也叫担体），主要是一些固体吸附剂，如全多孔球形或无定形微粒硅胶、全多孔氧化铝等。液-液分配色谱中固定液的涂渍方法与气液色谱中基本一致。机械涂渍固定液后制成的液-液色谱柱，在实际使用过程中由于大量流动相通过色谱柱，会溶解固定液而造成固定液的流失，并导致保留值减小，柱选择性下降。

③ 流动相。在分配色谱中，除一般要求外，还要求流动相尽可能不与固定液互溶。

在正相分配色谱中，流动相主体为己烷、庚烷，可加入<20％的极性改性剂，如1-氯丁烷、异丙醚、二氯甲烷等。

在反相分配色谱中，流动相的主体为水，可加入一定量的改性剂，如二甲基亚砜、乙二醇、乙腈等。

（3）键合相色谱法　它是以化学键合相为固定相的色谱法，将固定液的官能团键合在载体上形成的固定相称为化学键合相色谱。其主要特点是不流失。

根据键合固定相与流动相相对极性的强弱，可将键合相色谱法分为正相键合相色谱法和反相键合相色谱法。在正相键合相色谱法中，键合固定相的极性大于流动相的极性，适用于分离油溶性或水溶性的极性与强极性化合物。在反相键合相色谱法中，键合固定相的极性小于流动相的极性，适用于分离非极性、极性或离子型化合物，其应用范围比正相键合相色谱法广泛得多。

① 分离原理。键合相色谱中的固定相特性和分离机理与液-液分配色谱法都存在差异，一般不宜将化学键合相色谱法统称为液-液分配色谱法。

正相键合相色谱的分离原理是正相键合相色谱使用的是极性键合固定相［以极性有机基团如氨基（—NH_2）、腈基（—CN）、醚基（—O—）等键合在硅胶表面制成的］，溶质在此类固定相上的分离机理属于液-液分配色谱。

反相键合相色谱的分离原理是反相键合相色谱使用的是极性较小的键合固定相（以极性较小的有机基团如苯基、烷基等键合在硅胶表面制成的），其分离机理可用疏溶剂作用理论来解释。

② 固定相。化学键合固定相使用全多孔或薄壳型微粒硅胶作为基体，这是由于硅胶具有机械强度好、表面硅羟基反应活性高、表面积和孔结构易控制的特点。

化学键合固定相按极性大小可分为非极性、弱极性、极性化学键合固定相三种。其中非极性烷基键合相是目前应用最广泛的柱填料，尤其是C_{18}反相键合相（简称ODS），在反相液相色谱中发挥着十分重要的作用。

③ 流动相。在键合相色谱中使用的流动相类似于液-固吸附色谱、液-液分配色谱中的流动相。正相键合相色谱的流动相采用和正相液-液分配色谱相似的流动相，流动相的主体成分是己烷（或庚烷）。为改善分离的选择性，常加入的优选溶剂为质子接受体乙醚或甲基叔丁基醚、质子给予体三氯甲烷、偶极溶剂二氯甲烷等。

反相键合相色谱采用和反相液-液分配色谱相似的流动相，流动相的主体成分是水。为改善分离的选择性，常加入的优选溶剂为质子接受体甲醇、质子给予体乙腈和偶极溶剂四氢呋喃等。

（4）凝胶色谱法　凝胶色谱法又称分子排阻色谱法，是按分子尺寸大小顺序进行分离的一种色谱方法。

凝胶色谱法的固定相凝胶是一种多孔性的聚合材料，有一定的形状和稳定性。当被分离的混合物随流动相通过凝胶色谱柱时，尺寸大的组分不发生渗透作用，沿凝胶颗粒间孔隙随流动相流动，流程短，流动速度快，先流出色谱柱。尺寸小的组分则渗入凝胶颗粒内，流程长，流动速度慢，后流出色谱柱。

根据所用流动相的不同，凝胶色谱法可分为两类，即用水溶剂作流动相的凝胶过滤色谱法（GFC）与用有机溶剂如四氢呋喃作流动相的凝胶渗透色谱法（GPC）。凝胶色谱法主要用来分析高分子物质的分子量分布，以此来鉴定高分子聚合物。

2. 高效液相色谱仪

高效液相色谱仪是实现液相色谱分析的仪器设备，自 1967 年问世以来，由于使用了高压输液泵、全多孔微粒填充柱和高灵敏度检测器，从而实现了对样品的高速、高效和高灵敏度的分离测定。

（1）仪器工作流程　高效液相色谱仪是由色谱柱为中心的分离部分和检测器为中心的检测部分组成，无论哪种仪器，基本都由输液泵、进样器、色谱柱、检测器及计算机等组成，其中输液泵、色谱柱及检测器是仪器的关键。图 2-22 是普通配置的带有预柱的 HPLC 的结构。

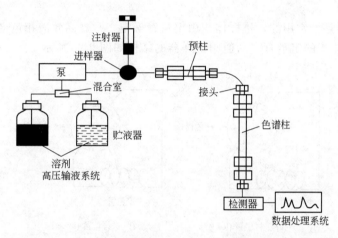

图 2-22　带有预柱的 HPLC 的仪器结构

高效液相色谱仪的工作流程为：高压输液泵将贮液器中的流动相以稳定的流速（或压力）输送至分析体系，在色谱柱之前通过进样器将样品导入，流动相将样品依次带入预柱、色谱柱，在色谱柱中各组分被分离，并依次随流动相流至检测器，检测到的信号送至工作站记录、处理和保存。

（2）仪器基本结构　高压输液系统、进样器、色谱柱、检测器、数据处理系统。

① 高压输液系统。一般包括贮液器、高压输液泵、过滤器、梯度洗脱装置等。其中贮液器主要用来提供足够数量的符合要求的流动相以完成分析工作，对于贮液器的要求是：必须有足够的容积，以备重复分析时保证供液；脱气方便；能耐一定的压力；所选用的材质对所使用的溶剂都是惰性的。

贮液器一般是以不锈钢、玻璃、聚四氟乙烯或特种塑料聚醚醚酮（PEEK）衬里为材料，容积一般为 0.5～2.0L，与脱气装置相配套。

高压输液泵是高效液相色谱仪的关键部件，其作用是将流动相以稳定的流速或压力输送入柱系统，并使样品在色谱柱中完成分离的装置。对于带有在线脱气装置的色谱仪，流动相应先经过脱气装置然后再输送到色谱柱。为使样品中的各组分在色谱柱中达到理想的分离效果，高压输液泵必须满足以下几点要求：泵体材料能耐化学腐蚀；能在高压（30～60MPa）下连续工作；输出流量稳定（±1%），无脉冲，重复性高（±0.5%），而且输出流量范围宽；适用于梯度洗脱。

高压输液泵一般可分为恒压泵和恒流泵两大类。目前高效液相色谱仪普遍采用的是往复式恒流泵，特别是双柱塞型往复泵。

在高压输液泵的进口和它的出口与进样阀之间应设置过滤器。因为高压输液泵的活塞和进样阀阀芯的机械加工精密度非常高，微小的机械杂质进入流动相，会导致上述部件的损坏；同时机械杂质在柱头的积累会造成柱压升高，使色谱柱不能正常工作。

梯度洗脱装置是为了使保留值相差很大的多种组分在合理的时间内全部洗脱并达到相互分离，需要用到梯度洗脱技术。常用的梯度洗脱技术是指流动相梯度，即在分离过程中改变流动相的组成（溶剂极性、离子强度、pH 等）或改变流动相的浓度。梯度洗脱装置依据梯度装置所能提供的流路个数可分为二元梯度、三元梯度等，依据溶液混合的方式又可分为高压梯度和低压梯度。

② 进样器。是将样品溶液准确送入色谱柱的装置，要求密封性好、死体积小、重复性好，进样引起色谱分离系统的压力和流量波动要很小。常用的进样器有以下两种：六通阀进样器和自动进样器。

六通阀进样器是最常用的，进样体积由定量管确定，常规高效液相色谱仪中通常使用的是 $10\mu L$ 和 $20\mu L$ 体积的定量管。六通阀进样器的结构如图 2-23 所示。

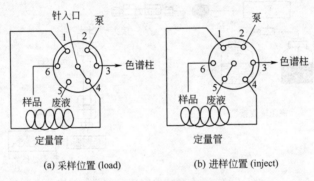

图 2-23　六通阀进样器

操作时先将阀柄置于图 2-23（a）所示的采样位置（load），这时进样口只与定量管接通，处于常压状态。用平头微量注射器（体积应为定量管体积的 4～5 倍）注入样品溶液，样品停留在定量管中，多余的样品溶液从 6 处溢出。将进样器阀柄顺时针转动至图 2-23（b）所示的进样位置（inject）时，流动相与定量管接通，样品被流动相带到色谱柱中进行分离分析。用六通阀进样具有进样准确、重复性好及可带压进样等优点。

自动进样器是由计算机自动控制定量阀，按预制程序进行工作。取样、进样、复位、管路清洗和样品盘的转动全部按预定程序自动进行。自动进样重复性高，适合于大量样品的分析，节省人力，可实现自动化操作。

③ 色谱柱。是高效液相色谱仪的心脏，要求分离度高、柱容量大、分析速度快。高性能的色谱柱与固定相本身性能、柱结构、装填和使用技术有关。

色谱柱管为内部抛光的不锈钢柱管或塑料柱管，其结构如图 2-24 所示。

色谱柱安装

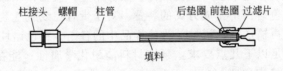

图 2-24　色谱柱的结构示意

高效液相色谱柱大致分为 3 类：内径小于 2mm 的细管径柱；内径在 2～5mm 范围的常规高效液相色谱柱；内径大于 5mm 的半制备柱或制备柱。

色谱柱由柱管、压帽、卡帽、筛板、接头螺丝组成，为了便于固定相填装和仪器连接，柱管一般采用直型。

通用的分析型色谱柱一般为 $10\sim30cm$ 长，增加柱长有利于组分的分离，但同时也增加了柱压。近年来，内径为 $0.1\sim0.5mm$、长 $10\sim200mm$ 的微径色谱柱受到人们的关注，其具有高的柱效和灵敏度、流动相消耗少、分析速度快等特点。

④ 检测器。是高效液相色谱仪的三大关键部件（检测器、泵与色谱柱）之一，用来检测经色谱柱分离后的组分浓度的变化，并由记录仪绘出谱图进行定性、定量分析。一个理想的检测器应具有灵敏度高、噪声低、线性范围宽、基线稳定、重现性好、对流量和温度变化不敏感、适用化合物的种类多等优点，但至今没有一种检测器能完全具备这些优点。

HPLC 检测器的种类按检测对象的不同可分为两类：一类是通用型检测器（整体性质检测器），它是对从色谱柱流出的流动相总体有反应的检测器，能连续测定溶液物理参数的变化情况，如示差折光检测器和电导检测器，这类检测器灵敏度低易受温度和流量波动的影响，造成较大的漂移和噪声，不适合于痕量分析和梯度洗脱。另一类是专用型检测器，它是只对被测物质有反应的检测器，它对被测物质反应灵敏，对流动相流量和温度变化不灵敏，如紫外检测器、荧光检测器。它们可用于痕量分析和梯度洗脱，但与整体性质检测器相比，应用范围受到一定的限制。

常见检测器的性能指标如表 2-8 所示。

表 2-8 常见检测器的性能指标

检测器性能	可变波长紫外吸收	折光指数（示差折光）	荧光	电导
测量参数	吸光度（AU）	折光指数（RIU）	荧光强度（AU）	电导率/$(\mu S/cm)$
池体积/μL	$1\sim10$	$3\sim10$	$3\sim20$	$1\sim3$
类型	选择性	通用性	选择性	选择性
线性范围	10^5	10^4	10^3	10^4
最小检出浓度/(g/mL)	10^{-10}	10^{-7}	10^{-11}	10^{-3}
最小检出量	约 1ng	约 $1\mu g$	约 1pg	约 1mg
噪声（测量参数）	10^{-4}	10^{-7}	10^{-3}	10^{-3}
用于梯度洗脱	可以	不可以	可以	不可以
对流量敏感性	不敏感	敏感	不敏感	敏感
对温度敏感性	低	$10^{-4}/℃$	低	$2\%/℃$

⑤ 数据处理系统。高效液相色谱的分析结果除可用记录仪绘制谱图外，现已广泛使用色谱数据处理机和色谱工作站来记录和处理色谱分析的数据。色谱工作站多采用 16 位或 32 位高档微型计算机，如 HP1100 高效液相色谱仪配备的色谱工作站，CPU 为 PⅢ450，内存 64MB，配 $3.0\sim6.4GB$ 的硬盘及打印机，其主要功能如下：自行诊断功能、全部操作参数控制功能、智能化数据处理和谱图处理功能、进行计量认证的功能等。

二、高效液相色谱法的应用

1. 实验技术

（1）溶剂处理技术

① 溶剂的纯化。分析纯和优级纯溶液在很多情况下可以满足色谱分析的要求。

② 流动相的脱气。液相色谱分析过程中，必须先对流动相进行脱气处理。液相色谱流动相脱气使用较多的方法有超声波振荡脱气、惰性气体鼓泡吹扫脱气以及在线（真空）脱气装置三种。

③ 流动相的过滤。过滤是为了防止不溶物堵塞流路或色谱柱入口处的微孔垫片。过滤常使用 G_4 微孔玻璃漏斗，可除去 $3 \sim 4 \mu m$ 以下的固态杂质。

（2）色谱柱的制备　根据固定相微粒大小把色谱柱的填装方法分为干法和匀浆填充法两种。微粒大于 $20 \mu m$ 的用干法，直径小于 $10 \mu m$ 的只能用湿法。湿法是目前装柱的主要方法。匀浆填充法又称湿法装柱，无论大粒径还是小粒径固定相均可采用此法装柱。具体方法是：以一种或数种溶剂配制成密度与固定相相近的溶液，经超声处理使填料颗粒在此溶液中高度分散，呈现乳浊液状态，即制成匀浆。然后用加压介质在高压下将匀浆压入柱管中，便制成具有均匀、紧密填充床的高效液相色谱柱。

（3）梯度洗脱技术　梯度洗脱又称程序洗脱。在液相色谱中，对于组分较多、性质差别较大的复杂混合物，则采用梯度洗脱的方式。在同一分析周期内，按一定程度不断改变流动相的浓度配比，从而使每个组分都在适宜的条件下获得分离。采用梯度洗脱有以下优点：缩短分析周期；提高分离效能；改善峰形，减少拖尾；使峰尖锐，能检测微量组分，因而提高检测灵敏度。

（4）衍生化技术　所谓衍生化，是将用通常检测方法不能直接检测或检测灵敏度比较低的物质与某种试剂（即衍生化试剂）反应，使之生成易于检测的化合物。按衍生化的方法可以分为柱前衍生化和柱后衍生化。

（5）样品的预处理技术　与气相色谱中的样品预处理一样，液相色谱样品预处理的目的是去除基体中干扰物。目前在液相色谱分析中使用比较广泛的是微渗析技术。微渗析技术是利用渗析原理动态测定活体中细胞外化学过程的新兴技术，作为液相色谱分析的样品预处理技术，具有简单、快速且可适用于微量样品的处理等优点，适于细胞培养液和体外复杂生物样品中小分子目标化合物的预处理。

2. 分析方法与步骤

一般情况下，HPLC 分离方法的建立遵循以下步骤。

① 了解样品的基本情况；
② 明确分离目的；
③ 了解样品的性质和需要的预处理；
④ 检测器的选择；
⑤ 分离模式的选择；
⑥ 固定相和流动相的选择。

3. 应用实例

（1）合成药

【例 2-6】　醋酸麦迪霉素是大环内酯类抗生素，其分析常用高效液相色谱法将其与其他成分分开，其色谱图见图 2-25。

色谱柱：YWG-C_{18} 柱（$4.0mm \times 20cm$，$10 \mu m$）。

流动相：$pH = 7.1$ 磷酸盐缓冲液（1.56g $NaH_2PO_4 \cdot 2H_2O$ 和 7.16g $Na_2HPO_4 \cdot 12H_2O$ 加水至 1000mL）-甲醇（27：73）。

流速：1.0mL/min。

检测波长：232nm。

【例 2-7】　磺胺类消炎药是一种常见的药物，主要用于细菌感染疾病的治疗。图 2-26 显示了磺胺类药物的反相色谱分析。

色谱柱：Partisil-ODS（$4.6mm \times 250mm$，$5 \mu m$）。

流动相：A. 10%甲醇水溶液；B. 1%乙酸的甲醇溶液。

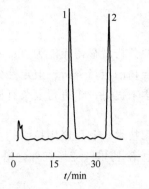

图 2-25　醋酸麦迪霉素的高效液相色谱图
1—醋酸麦迪霉素；2—内标物（苯丙酸诺龙）

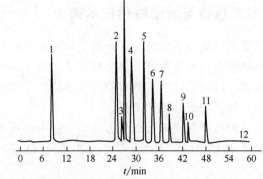

图 2-26　磺胺类药物的反相色谱分析
1—磺胺；2—磺胺嘧啶；3—磺胺吡啶；4—磺胺甲基嘧啶；
5—磺胺二甲基嘧啶；6—磺胺氯哒嗪；7—磺胺二甲基异噁唑；
8—磺胺乙氧哒嗪；9—4-磺胺-2,6-二甲氧嘧啶；
10—磺胺喹噁啉；11—磺胺溴甲吖嗪；12—磺胺胍

线性梯度程序为：B 组分以 1.7%/min 的速率增加。

检测器：于 $\lambda = 254nm$ 处检测。

（2）中药及中成药

【例 2-8】　退黄口服液中栀子苷的含量测定。退黄口服液是由栀子、茵陈、五味子、柴胡组成的，具有利湿、利胆、退黄的功效，其有效成分是栀子苷。用高效液相色谱法测栀子苷的含量，结果精密度高，方法简便可靠（图 2-27）。

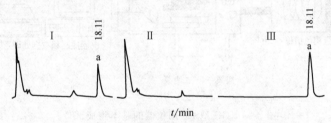

图 2-27　退黄口服液的 HPLC 图
Ⅰ—退黄口服液；Ⅱ—空白溶液；Ⅲ—栀子苷对照液；a—栀子苷

色谱柱：C_{18}-ODS（4.6mm×150mm，$10\mu m$）。

流动相：甲醇-水（20：80）。

柱温：室温。

检测波长：240nm。

流速：1.0mL/min。

（3）制剂分析

【例 2-9】　高效液相色谱法测定盐酸维拉帕米及片剂和注射剂的含量及有关物质用外标法计算含量，色谱见图 2-28。

色谱柱：Irregular-HC$_{18}$（4.6mm×200mm，$10\mu m$）。

流动相：醋酸盐缓冲液-甲醇-三乙胺（55：45：1）。

流速：1.0mL/min。

紫外检测波长：278nm。

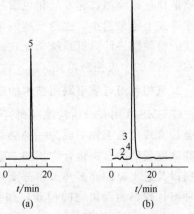

图 2-28　盐酸维拉帕米含量测定
［(a)］及有关物质检查［(b)］的色谱图
1—杂质 1；2—杂质 2；3—杂质 3；
4—杂质 4；5—盐酸维拉帕米

三、气相色谱与质谱联用技术简介

质谱可以进行有效的定性分析，但对复杂的有机化合物的分析就显得无能为力；而色谱法对有机物是一种有效的分离分析方法，特别适合于有机化合物的定量分析，但定性分析则比较困难。因此，这两者的有效结合必将为化学家和生物化学家提供一个进行复杂有机化合物高效定性、定量分析的工具。

像这种将两种或两种以上方法结合起来的技术称之为联用技术，利用联用技术的主要有气相色谱-质谱（GC-MS）、液相色谱-质谱（LC-MS）、气相色谱-傅里叶变换红外光谱（GC-FTIR）等。

1. 气相色谱与质谱联用系统简介

气相色谱-质谱联用仪器（GC-MS，简称气-质联用）是分析仪器中较早实现联用技术的仪器。GC-MS 是目前发展最完善、应用最广泛的一种技术。目前从事有机物分析的实验室几乎都把 GC-MS 作为主要定性确认手段之一，在很多情况下又用 GC-MS 进行定量分析。

GC-MS 联用仪系统一般用图 2-29 所示的各部分组成。

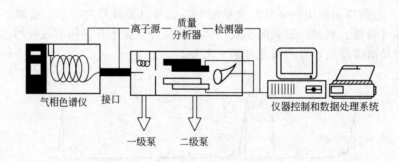

图 2-29　GC-MS 联用仪器的基本组成部件

气相色谱仪分离样品中的各组分起着样品制备的作用。接口把气相色谱流出的各组分送入质谱仪进行检测，起着气相色谱和质谱之间适配器的作用。由于接口技术的不断发展，接口在形式上越来越小，也越来越简单。质谱仪对接口依次引入各组分进行分析，成为气相色谱仪的检测器。计算机系统交互式地控制气相色谱、接口和质谱仪，进行数据采集和处理，是 GC-MS 的中央控制单元。

2. 气相色谱与质谱联用技术的应用

GC-MS 联用在分析检测和研究许多领域中起着越来越重要的作用，特别是在许多有机化合物常规检测工作中成为一种必备的工具。如环保领域在检测许多有机污染物，特别是在一些浓度较低的有机化合物，如二噁英等，标准方法中就规定用 GC-MS；药物研究、生产、控制以及进出口的许多环节中都要用到 GC-MS；法庭科学中对燃烧、爆炸现场的调查，对各种案件现场的残留物的检验，如纤维、呕吐物、血迹等的检验与鉴定，无一不用到 GC-MS；工业生产的许多领域，如石油、食品、化工等行业都离不开 GC-MS；甚至竞技体育运动中也用 GC-MS 来进行兴奋剂的检测。

本 章 小 结

本章主要介绍了阿贝折光仪、分光光度计、红外光谱仪、气相色谱仪、高效液相色谱仪的工作原理及基本组成部件的作用和在药物分析上的应用。

习　　题

1. 一色谱图上有 6 个色谱峰，在记录纸上量得各峰从进样开始至峰极大值间的距离如下：

组分	空气	正己烷	环己烷	正庚烷	甲苯	正辛烷
距离/cm	2.20	8.50	14.60	15.90	18.70	31.50

试计算甲苯和环己烷的保留指数。（甲苯 724；环己烷 687）

2. 有时，为了分析烃类混合物，先将各组分都氧化成二氧化碳后再进行检测。氧化时产生的水蒸气可用冷阱除去，只将二氧化碳导入热导池检测器检测。现测得一样品中 5 个组分的峰面积下：正戊烷 2.00 单位，正己烷 5.72 单位，3-甲基己烷 2.21 单位，2,2,4-三甲基戊烷 1.92 单位，甲苯 3.16 单位。试问：

（1）这种预氧化后检测的方法的主要优缺点是什么？

（2）预氧化步骤应在柱前还是在柱后进行？为什么？

（3）样品中各组分的含量（用摩尔分数表示）为多少？（0.169，0.403，0.136，0.102，0.191）

（4）能否不采用预氧化步骤，直接进行检测？若不能检测，说明其原因；能检测，大致应怎么做？

3. 1.28×10^{-4} mol/L $KMnO_4$ 溶液在波长 525nm 处用 1cm 吸收池测得透光度为 0.500，试问：

（1）若 $KMnO_4$ 溶液浓度为原溶液的 2 倍时，其吸光度为多少？（$A = 0.602$）

（2）假定使用普通分光光度计，在浓度的相对误差最小时测定，则 $KMnO_4$ 溶液的浓度为多少？（$C = 1.85 \times 10^{-5}$ mol/L）

4. 用分光光度法测定 5.00×10^{-5} mol/L 的碱性 K_2CrO_4 溶液，在波长 372nm 处，用 1cm 吸收池测得百分透光度为 59.1%，试计算：

（1）该溶液的吸光度。（0.228）

（2）摩尔吸光系数。（4.56×10^3 L·mol/cm）

（3）若改用 5cm 吸收池，则透光度为多少？（0.072）

5. 简述建立高效液相色谱分析方法的一般步骤。

第三章 药物的杂质检查

【学习目标】

掌握药物中杂质的来源和分类、杂质限量的定义和计算；掌握一般杂质检查的原理和方法；熟悉特殊杂质检查原理，了解特殊杂质检查方法。

第一节 杂质和杂质的限量检查

一、杂质的种类及来源

杂质是指药物中存在的无治疗作用或影响药物的稳定性和疗效，甚至对人体健康有害的物质。药物中存在的杂质不仅可以影响药物的质量，而且还可以反映出生产、贮藏等过程中存在的问题。因此，进行杂质检查是保证用药安全、有效，考核生产工艺和企业管理是否正常的一种手段。因杂质的多少反映药物的纯度高低，所以药物的杂质检查又称为纯度检查。

1. 杂质的种类

药物中的杂质按来源可分为一般杂质和特殊杂质。一般杂质是指在自然界中分布较广，在多种药物的生产和贮藏过程中容易引入的杂质，如酸、碱、水分、氯化物、硫酸盐、砷盐、重金属等。特殊杂质是指在个别药物的生产和贮藏过程中引入的杂质。如阿司匹林中的游离水杨酸，甲硝唑中的 2-甲基-5-硝基咪唑等。

药物中的杂质按其结构又可分为无机杂质和有机杂质。无机杂质有氯化物、硫化物、氰化物、重金属等。有机杂质如有机药物中引入的原料、中间体、副产物、分解产物、异构体和残留溶剂等。

杂质按其性质还可分为信号杂质和有害杂质，信号杂质本身一般无害，但其含量的多少可反映出药物的纯度水平，如含量过高，表明药物的纯度差。氯化物、硫酸盐等属于信号杂质。有害杂质如砷盐、重金属、氰化物对人体有害，在质量标准中要严格控制。

药典中规定的各种杂质检查项目，系指该药品在按既定工艺进行生产和正常贮藏过程中可能含有或产生并需要控制的杂质。凡药典未规定检查的杂质，一般不需要检查。对危害人体健康、影响药物稳定性的杂质，必须严格控制其限量。

值得注意的是，药物的纯度和一般化学品及试剂的纯度在要求上有所不同，药物的纯度主要从用药安全、有效以及药物稳定性的角度等方面考虑；化学试剂的纯度是从杂质可能引起的化学变化对使用所产生的影响，以及根据它们的使用范围和使用目的来加以规定，并不考虑杂质对生物体的生理作用及不良反应。药物只有合格品与不合格品，而一般化学试剂根据杂质含量的高低分为四个等级，即基准试剂、优级纯、分析纯及化学纯。因此，药政部门规定，不能用一般化学药品及化学试剂的质量标准代替药用规格，更不能把化学试剂当作药品应用于临床治疗中。

2. 杂质的来源

（1）由生产过程中引入　由于所用原料不纯，部分原料反应不完全，反应中间产物或副产物在精制时未能完全除去，生产过程中加入试剂、溶剂的残留以及与生产器皿接触等，都有可能使产品存在有关杂质。如以工业用氯化钠生产注射用氯化钠，从原料中可能引入溴化物、碘化物、硫酸盐、钾盐、钙盐、镁盐、铁盐等杂质。从植物原料中提取分离药物时，由于植物中常含有与药物结构、性质相近的物质，在提取过程中分离不完全，便可能引入产品中。如自阿片提取吗啡，有可能引入罂粟碱及阿片中其他生物碱。

（2）在贮藏过程中产生　药物在贮藏、运输过程中，由于贮藏保管不善或贮藏时间过长，因外界条件如温度、湿度、日光、空气等影响或因微生物的作用，发生水解、氧化、分解、异构化、晶型转变、聚合、潮解和发霉等，生成其他物质而产生杂质。这类杂质的产生不仅使药物的外观性状发生改变，更重要的是降低了药物的稳定性和质量，甚至失去疗效或对人体产生毒害。如麻醉乙醚在日光、空气及水分的作用下，易氧化分解为醛及有毒的过氧化物；肾上腺素在光和氧气存在下，发生氧化、聚合而变色；维生素 C 在空气中氧化成去氢维生素 C 等。以上这些杂质对人体危害大，必须进行检查。

二、杂质的限量检查及有关计算

1. 杂质的限量检查

单从杂质的含量来看，似乎杂质越少越好，但要把药品中杂质完全去掉，一方面势必造成生产操作处理困难，并导致产品成本增加；另一方面，要分离除尽杂质，从药物的效用、调剂、贮存上来看，也没有必要，而且也不可能完全除尽。所以在不影响疗效和不发生毒副作用的原则下，既保证药物质量，又便于制造、贮藏和制剂生产，对于药物中可能存在的杂质，允许有一定限度。药物中所含杂质的最大容许量称为杂质限量。通常用百分含量或百万分含量（mg/kg）表示。药物中的杂质检查，通常不要求测定其准确含量，而只检查杂质的量是否超过限量，这种杂质检查的方法称为杂质的限量检查（limit test）。各国药典中杂质的检查主要采用限量检查法。限量检查方法有以下三种。

（1）对照法　对照法系指取一定量待检杂质的对照液与一定量供试液在相同条件下处理后，比较反应结果，从而判断供试品中所含杂质是否超过限量。使用本品检查药物的杂质，须遵循平行原则。供试液和对照液应在完全相同的条件下反应，如加入的试剂、反应的温度、放置的时间等均应相同。该法的检测结果，只能判断药物所含杂质是否符合限量规定，一般不能测定杂质的准确含量。各国药典主要采用本法检查药物的杂质。

（2）灵敏度法　灵敏度法系指在供试品溶液中加入试剂，在一定反应条件下，观察有无正反应出现，以不出现正反应为合格，即以检测条件下的灵敏度来控制杂质限量。本法的特点是不需要对照物质。

如纯化水中的氯化物检查，是在 50mL 纯化水中加入硝酸 5 滴及硝酸银试液 1mL，不发生浑浊为合格。该法是利用氯离子与银离子生成氯化银沉淀反应的灵敏度来控制纯化水中氯化物的限量。由于 50mL 水中含有 0.2mg Cl^- 时，所显浑浊已较明显。所以氯化物的限量就是以在测定条件下不产生氯化银的浑浊为限。

（3）比较法　比较法系指取供试品一定量依法检查，测得待检杂质的吸光度或旋光度等与规定的限量比较，不得更大。本法的特点是不需要对照物质。

如盐酸去氧肾上腺素中酮体的检查：取本品，加水制成 1mL 含 2.0mg 的溶液，以水为空白，在 310nm 的波长处测定吸光度，不得大于 0.02。硫酸阿托品中莨菪碱的检查：取本品加水制成 1mL 中含 50mg 的溶液，依法测定旋光度不得超过 $-0.40°$。

2. 杂质限量的有关计算

$$杂质限量 = \frac{杂质最大允许量}{供试品量} \times 100\%$$

因一定量的供试品（S）中所含杂质的量是通过一定量标准溶液进行比较，杂质最大允许量＝标准溶液体积（V）×标准溶液浓度（T），所以杂质限量（L）计算公式可表示为：

$$L = \frac{VT}{S} \times 100\%$$

式中，L 为杂质限量，%或 mg/kg；T 为标准溶液浓度，mg/mL 或 μg/mL；V 为标准溶液的体积，mL；S 为供试品取样量，g。

【例 3-1】 葡萄糖中重金属的检查：取本品 4.0g，加水 23mL 溶解后，加醋酸盐缓冲液（pH＝3.5）2mL，依法检查 [《中国药典》(2020) 通则 0821 第一法]，含重金属不得超过百万分之五。问应取标准铅溶液多少毫升（1mL 标准铅溶液相当于 10μg 的 Pb）?

解
$$5 \times 10^{-6} = \frac{V \times 0.01}{4.0 \times 1000}$$

$$V = \frac{2 \times 10^{-2}}{1 \times 10^{-2}} = 2.0 (mL)$$

第二节　一般杂质检查

一般杂质检查的项目有氯化物、硫酸盐、铁盐、砷盐、重金属、酸碱度、硫化物、硒盐、炽灼残渣、干燥失重、水分、溶液颜色、易炭化物、溶液澄清度检查法等。一般杂质的检查方法在药典附录中加以规定。

一、氯化物检查法

氯化物检查法

氯化物广泛存在于自然界，在药物的原料或生产过程中极易被引入。氯化物对人体无害，但通过对氯化物控制，可同时控制与氯离子结合的一些阳离子以及某些同时生成的副产物。因此，氯化物的控制对其他杂质的控制也有特殊意义，可以从氯化物检查结果显示药品的纯度，间接考核药物的生产、贮藏过程是否正常，因此氯化物常作为信号杂质检查。

1. 原理

药物中的微量氯化物在硝酸酸化条件下与硝酸银反应，生成氯化银胶体微粒而显白色浑浊，与一定量的标准氯化钠溶液在相同条件下产生的氯化银浑浊程度比较，若供试管的浑浊程度低于对照品，判为符合限量规定，否则为不符合限量规定。反应式如下。

$$Cl^- + Ag^+ \longrightarrow AgCl\downarrow（白色）$$

2. 操作方法

取各药品项下规定量的供试品，加水溶解使成 25mL（溶液如显碱性，可滴加硝酸使成中性），再加稀硝酸 10mL；溶液如不澄清，应滤过；置 50mL 纳氏比色管中，加水使成约 40mL，摇匀，即得供试液。另取各药品项下规定量的标准氯化钠溶液，置 50mL 纳氏比色管中，加稀硝酸 10mL，加水使成 40mL，摇匀，即得对照溶液。于供试溶液与对照溶液中，分别加入硝酸银试液 1.0mL，用水稀释至 50mL，摇匀，在暗处放置 5min，同置黑色背景上，从比色管上方向下观察，比较，即得。

3. 注意事项

① 使用的标准氯化钠溶液每 1mL 相当于 10μg 的 Cl^-。测定条件下，氯化物浓度以

50mL 中含 50～80μg 的 Cl^- 为宜，相当于标准氯化钠溶液 5～8mL。此范围内氯化物所显浑浊度明显，便于比较。应以此计算供试品取样量范围。

② 加硝酸可避免弱酸银盐如碳酸银、磷酸银及氧化银沉淀的干扰，且可加速氯化银沉淀的生成并产生较好的乳浊。酸度以 50mL 供试溶液中含稀硝酸 10mL 为宜。

③ 供试品溶液如不澄明，可用含硝酸的蒸馏水洗净滤纸中氯化物后再滤过。

④ 供试品如带颜色，常采用内消色法处理，即取供试品溶液两份，分置 50mL 纳氏比色管中，一份加硝酸银试液 1.0mL，摇匀，放置 10min，如显浑浊，可反复过滤，至滤液完全澄清，再加规定量的标准氯化钠溶液与水适量使成 50mL，摇匀，在暗处放置 5min，作为对照溶液；另一份加硝酸银试液 1.0mL 与水适量使成 50mL，摇匀，在暗处放置 5min，同置黑色背景上。从比色管上方向下观察、比较，即得。此外，也可采用外消色法，即加入某种试剂，使供试液褪色后再检查。如高锰酸钾的氯化物检查，加入适量乙醇，使颜色消失后再检查。

⑤ 操作时的温度一般控制在 30～40℃，以产生最大的浑浊度，结果也较恒定；若在 20℃以下，生成氯化银浑浊的速度较慢，也不恒定。

⑥ 检查氯化物时，应按规定操作程序进行，先制成约 40mL 水溶液后，再加硝酸银试液，以免在较高浓度的氯化物存在时产生沉淀，影响比浊结果。加入硝酸银试液后，宜缓慢地混匀，如过快则生成的浑浊减少。另外，标准管与供试管必须平行进行实验，如加入试剂的程序及放置时间应一致，所用纳氏比色管的规格一致，比浊时同置于黑色衬底上自上而下观察。

二、硫酸盐检查法

硫酸盐是广泛存在于自然界的信号杂质，许多药物都要检查硫酸盐杂质。

硫酸盐检查法

1. 原理

硫酸盐在稀盐酸酸性条件下与氯化钡反应，生成硫酸钡微粒显白色浑浊，与一定量标准硫酸钾溶液在相同条件下产生的硫酸钡浑浊程度比较，判定供试品硫酸盐是否符合限量规定。

$$SO_4^{2-} + Ba^{2+} \longrightarrow BaSO_4 \downarrow （白色）$$

2. 操作方法

取各药品项下规定量的供试品，加水溶解使成约 40mL（溶液如显碱性，可滴加盐酸使成中性）；溶液如不澄清，应滤过；置 50mL 纳氏比色管中，加稀盐酸 2mL，摇匀，即得供试液。另取该品种项下规定量的标准硫酸钾溶液，置 50mL 纳氏比色管中，加水使成约 40mL，加稀盐酸 2mL，摇匀，即得对照溶液。于供试溶液与对照溶液中，分别加入 25％氯化钡溶液 5mL，用水稀释成 50mL，充分摇匀，放置 10min，同置黑色背景上，从比色管上方向下观察，比较，即得。

3. 注意事项

① 1mL 标准硫酸钾溶液相当于 100μg 的 SO_4^{2-}。

② 供试品溶液加入盐酸使成酸性，可防止碳酸钡或磷酸钡等沉淀生成，影响比浊。但酸度过大可使硫酸钡溶解，降低检查灵敏度，以 50mL 供试溶液中含 2mL 稀盐酸为宜。

③ 采用 25％氯化钡溶液，呈现的浑浊度较稳定，使用时不必新配。

④ 供试溶液如需滤过，应先用盐酸使成酸性的蒸馏水洗净滤纸中硫酸盐。

⑤ 供试品如有色，采用内消色法处理，即取供试品溶液两份，分置 50mL 纳氏比色管中，一份加 25％氯化钡溶液 5mL，摇匀，放置 10min，如显浑浊，可反复滤过，至滤液完

全澄清，再加规定量的标准硫酸钾溶液与水适量使成 50mL，摇匀，在暗处放置 10min，作为对照溶液；另一份加 25％氯化钡溶液 5mL 与水适量使成 50mL，摇匀，放置 10min，按上述方法对照溶液比较，即得。

⑥ 温度对浑浊有影响，操作温度一般控制在 25～30℃，若温度太低，产生的白色浑浊既慢又少，且不稳定。故室温低于 10℃时应将比色管在 25～30℃水浴中放置 10min，再进行比较。

铁盐检查法

三、铁盐检查法

微量铁盐的存在可能会加速药物的氧化和降解，因此需控制其存在量。

1. 硫氰酸盐法

（1）原理　铁盐在盐酸酸性溶液中，与硫氰酸盐作用生成红色可溶性的硫氰酸铁配离子，与一定量标准铁溶液用同法处理后进行比较。反应式如下。

$$Fe^{3+} + nSCN^- \rightleftharpoons [Fe(SCN)n]^{3-n} \qquad (n = 1～6)$$

（2）操作方法　取各药品项下规定量的供试品，加水溶解成 25mL，移至 50mL 纳氏比色管中，加稀盐酸 4mL 与过硫酸铵 50mg，用水稀释成 35mL 后，加 30％硫氰酸铵溶液 3mL，再加水适量稀释成 50mL，摇匀；如显色，立即与标准铁溶液一定量制成的对照溶液（取各药品项下规定量的标准铁溶液，置 50mL 纳氏比色管中，加水使成 25mL，加稀盐酸 4mL 与过硫酸铵 50mg，用水稀释使成 35mL，加 30％硫氰酸铵溶液 3mL，再加水适量稀释成 50mL，摇匀）比较，即得。

（3）注意事项

① 测定法中，加入氧化剂过硫酸铵将供试品中 Fe^{2+} 氧化成 Fe^{3+}，同时可防止硫氰酸铁因光照还原或分解褪色。

$$2Fe^{2+} + (NH_4)_2S_2O_8 \longrightarrow 2Fe^{3+} + (NH_4)_2SO_4 + SO_4^{2-}$$

② 某些药物如葡萄糖、糊精、硫酸氢钠和硫酸镁等在检查过程中加硝酸处理，则不再加过硫酸铵，但必须加热煮沸除去一氧化氮，因硝酸中可能含亚硝酸，能与硫氰酸根离子作用，生成红色亚硝酰氰化物，影响比色。

$$HNO_2 + SCN^- + H^+ \longrightarrow NOSCN + H_2O$$

③ 铁盐与硫氰酸根离子的反应为可逆反应，加入过量的硫氰酸铵可增加产物配离子的稳定性，提高反应灵敏度，还能消除氯化物等干扰。

④ 适宜的比浊质量浓度为 10～50μg Fe^{3+}/50mL。

⑤ 如供试液管与对照液管色调不一致或所呈硫氰酸铁的颜色较浅不便比较时，可分别移入分液漏斗中，各加正丁醇或异戊醇提取后比色。因硫氰酸铁在正丁醇等有机溶剂中溶解度大，能增加颜色深度，并能排除某些干扰物质的影响。

2. 巯基醋酸法

《英国药典》采用巯基醋酸法检查药物中的铁盐。

（1）原理　巯基醋酸将 Fe^{3+} 还原为 Fe^{2+}，在氨碱性溶液中生成红色配离子，与一定量标准铁溶液经同法处理后产生的颜色进行比较。反应式如下。

$$2Fe^{3+} + 2HSCH_2COOH \longrightarrow 2Fe^{2+} + HOOCH_2SSCH_2COOH + 2H^+$$

$$Fe^{2+} + 2HSCH_2COOH \longrightarrow Fe(SCH_2COOH)_2 + 2H^+$$

$$Fe(SCH_2COOH)_2 + 2OH^- \longrightarrow [Fe(SCH_2COO)_2]^{2-}（红色） + 2H_2O$$

（2）操作方法　取一定量样品，置纳氏比色管中加 10mL 水溶解，加 20％枸橼酸溶液

2mL 和巯基醋酸溶液 0.1mL，混合；用氨水（0.1mol/L）调节至碱性，以水稀释至 20mL，放置 5min，不得比以 10mL 标准铁溶液同法制备的对照溶液的色泽深。

（3）注意事项

① BP 采用此法检查铁盐时，检查前加入 20％枸橼酸溶液，与铁配合，以免在氨碱性溶液中产生氢氧化铁沉淀。

② 本法检出铁盐的灵敏度较高，但试剂较昂贵。

四、重金属检查法

重金属检查法

药物所含重金属系指在实验条件下能与硫代乙酰胺或硫化钠作用显色的金属杂质，如银、铅、汞、铜、镉、铋、锡、砷、锑、镍、钴、锌等。因生产中遇到铅的机会较多，且铅在体内又易积蓄中毒，故以铅作为重金属的代表。重金属的存在影响药物的稳定性及安全性。重金属检查的主要方法有四种，本教材介绍的前三种是《中国药典》（2020）通则 0821 规定的重金属检查方法。

1. 第一法（硫代乙酰胺法）——适于溶于水、稀酸和乙醇的药物

（1）原理　硫代乙酰胺在酸性条件下水解，产生硫化氢，与重金属离子生成黄色到棕黑色的硫化物混悬液，与一定量标准铅溶液经同法处理后所呈颜色比较，不得更深。适宜比色的范围为 $10\sim20\mu g$ Pb/35mL，pH 对呈色影响较大。反应式如下。

$$CH_3CSNH_2 + H_2O \longrightarrow CH_3CONH_2 + H_2S$$
$$Pb^{2+} + H_2S \longrightarrow PbS\downarrow + 2H^+$$

（2）操作方法　除另有规定外，取 25mL 纳氏比色管三支，甲管中加标准铅溶液一定量与醋酸盐缓冲液（pH＝3.5）2mL 后，加水或各品种项下规定的溶剂稀释成 25mL，乙管中加入按各品种项下规定的方法制成的供试液 25mL，丙管中加入与甲管相同量的标准铅溶液后，再加入与乙管相同量的按各品种项下规定的方法制成的供试液，加水或各品种项下规定的溶剂使成 25mL；若供试液带颜色，可在甲管与丙管中滴加少量的稀焦糖溶液或其他无干扰的有色溶液，使之均与乙管一致；再在甲、乙、丙三管中分别加硫代乙酰胺试液各 2mL，摇匀，放置 2min，同置白纸上，自上向下透视，当丙管中显出的颜色不浅于甲管时，乙管中显出的颜色与甲管比较，不得更深。如丙管中显出的颜色浅于甲管，应取样按第二法重新检查。

如在甲管与丙管中滴加稀焦糖溶液不能使颜色一致时，可取该品种项下规定的三倍量的供试品和试液，加水或该品种项下规定的溶剂使成 45mL，将溶液平均分成甲、乙、丙三等份，乙管中加水或该品种项下规定的溶剂适量稀释，经 G_4 垂熔玻璃漏斗滤过，用水或该品种项下规定的溶剂淋洗漏斗，合并溶液使成 25mL；甲管中加入硫代乙酰胺试液 2mL，摇匀，放置 2min，经 G_4 垂熔玻璃漏斗滤过，用水或该品种项下规定的溶剂淋洗漏斗，合并溶液，然后甲管中加入标准铅溶液一定量，加水或该品种项下规定的溶剂使成 25mL；丙管中加水或该品种项下规定的溶剂适量稀释，经 G_4 垂熔玻璃漏斗滤过，用水或该品种项下规定的溶剂淋洗漏斗，合并溶液，然后加入与甲管相同量的标准铅溶液，加水或该品种项下规定的溶剂使成 25mL；再分别在乙、丙两管中加硫代乙酰胺试液各 2mL，在甲管中加水 2mL，照上述方法比较，即得。

供试品如含高铁盐影响重金属检查时，可取该品种项下规定方法制成的供试液，加维生素 C 0.5～1.0g，并在对照液中加入相同量的维生素 C，再照上述方法检查。

配制供试品溶液时，如使用的盐酸超过 1.0mL（或与盐酸 1.0mL 相当的稀盐酸），氨试液超过 2mL，或加入其他试剂进行处理者，除另有规定外，对照液中应取同样同量的试剂置瓷皿中蒸干后，加醋酸盐缓冲液（pH＝3.5）2mL 与水 15mL，微热溶解后，移至纳氏比色管中，加标准铅溶液一定量，再用水稀释成 25mL。

2. 第二法——适于含芳环、杂环以及不溶于水、稀酸及乙醇的有机药物

（1）原理　重金属可与芳环、杂环形成较牢固的价键，可先炽灼破坏，使重金属游离，再按第一法检查。采用硫酸为有机破坏剂，在 500～600℃ 使灰化完全。所得残渣加硝酸进一步破坏，蒸干。再加盐酸转化为易溶于水的氯化物，与对照试验比较。

（2）操作方法　除另有规定外，取炽灼残渣项下遗留的残渣，当由第一法改为第二法检查时，取各品种项下规定量的供试品，按炽灼残渣检查法（见本节炽灼残渣检查法）进行炽灼处理，然后取遗留的残渣，如供试品为溶液，则取各品种项下规定量的溶液，蒸发至干，再按上述方法处理后取遗留的残渣，加硝酸 0.5mL，蒸干，至氧化氮蒸气除尽后（取供试品一定量，缓缓炽灼至完全炭化，放冷，加硫酸 0.5～1.0mL，使恰湿润，用低温加热至硫酸除尽后，加硫酸 0.5mL，蒸干，至氧化氮蒸气除尽后，放冷，在 500～600℃ 炽灼使完全灰化），放冷，加盐酸 2mL，置水浴上蒸干后加水 15mL，滴加氨试液至对酚酞指示液显微粉红色，再加醋酸盐缓冲液（pH＝3.5）2mL，微热溶液后，移至纳氏比色管中，加水稀释成 25mL；另取配制供试品溶液的试剂，置瓷皿中蒸干后，加醋酸盐缓冲液（pH＝3.5）2mL 与水 15mL，微热溶液后，移至纳氏比色管中，加标准铅溶液一定量，再用水稀释成 25mL；照上述第一法检查，即得。

3. 第三法——适于溶于碱而不溶于稀酸或在稀酸中即生成沉淀的药物

（1）原理　以硫化钠为显色剂，Pb^{2+} 与 S^{2-} 作用生成 PbS 微粒混悬液，与一定量标准铅溶液经同法处理后所呈颜色比较。

（2）操作方法　取供试品适量，加氢氧化钠试液 5mL 与水 20mL 溶解后，置纳氏比色管中，加硫化钠试液 5 滴，摇匀，与一定量的标准铅溶液同样处理后的颜色比较，不得更深。

4. 第四法（微孔滤膜法）——适于含 2～5μg 重金属杂质及有色供试液的检查

（1）原理　重金属限量低时，用纳氏比色管难以观察，改用微孔滤膜滤过，使重金属硫化物沉积于滤膜形成色斑，与标准铅斑比较，可提高检查灵敏度。

（2）操作方法

① 仪器装置。滤器由具有螺纹丝扣并能密封的上下两部分，以及垫圈、滤膜和尼龙垫网所组成。见图 3-1。

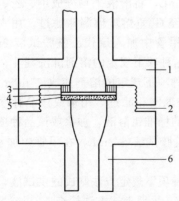

② 标准铅斑的制备。精密量取标准铅溶液一定量，置小烧杯中，用水或各药品项下规定的溶剂稀释成 10mL，加入醋酸盐缓冲液（pH＝3.5）2mL 与硫代乙酰胺试液 1.0mL，摇匀，放置 10min，用 50mL 注射器转移至上述滤器中压滤（滤速约为 1mL/min），滤毕，取下滤膜，放在滤纸上干燥，即得。

③ 检查法。取按各药品项下规定方法制成的供试溶液 10mL，照标准铅斑的制备，自"加入醋酸盐缓冲液（pH＝3.5）2mL"起，依法操作，将生成的斑点与标准铅斑比较，不得更深。

图 3-1　微孔滤膜法检重金属装置
1—滤器上盖；2—接头；3—垫圈；4—滤膜（用前在水中浸泡 24h 以上）；5—尼龙垫网；6—滤器下部

若供试溶液有颜色或浑浊，应用滤膜进行预滤，如滤膜上有污染，应换滤膜再滤，直至滤膜不再染色；然后取滤液 10mL，照标准铅斑的制备，自"加入醋酸盐缓冲液（pH＝3.5）2mL"起，依法操作，并照上述检查法中所述比较，即得。

五、砷盐检查法

砷盐多由药物生产中使用的无机试剂及搪瓷反应器引入，砷为毒性杂质，必须严格控制其限量。

1. 古蔡氏法

（1）原理 金属锌与酸作用产生新生态氢，将药物中微量砷还原为砷化氢，当砷化氢气体遇溴化汞试纸时，根据含砷量不同产生黄色至棕色的砷斑，与同条件下一定量标准砷溶液所生成的砷斑比较，判定供试品砷盐是否符合限量规定。

$$As^{3+} + 3Zn + 3H^+ \longrightarrow 3Zn^{2+} + AsH_3 \uparrow$$

$$AsO_3^{3-} + 3Zn + 9H^+ \longrightarrow 3Zn^{2+} + 3H_2O + AsH_3 \uparrow$$

$$AsO_4^{3-} + 4Zn + 11H^+ \longrightarrow 4Zn^{2+} + 4H_2O + AsH_3 \uparrow$$

$$AsH_3 + 3HgBr_2 \longrightarrow 3HBr + As(HgBr)_3（黄色）$$

$$2As(HgBr)_3 + AsH_3 \longrightarrow 3AsH(HgBr)_2（棕色）$$

$$As(HgBr)_3 + AsH_3 \longrightarrow 3HBr + As_2Hg_3（棕黑色）$$

（2）操作方法

① 仪器装置。见图 3-2 。测试时，于导气管 3 中装入醋酸铅棉花 60mg（装管高度为 60～80mm），再于旋塞 4 的顶端平面上放一片溴化汞试纸（试纸大小以能覆盖孔径而不露出平面外为宜），盖上旋塞盖 5 并旋紧。

② 标准砷斑的制备。精密量取标准砷溶液 2mL，置 1 瓶中，加盐酸 5mL 与水 21mL，再加碘化钾试液 5mL 与酸性氯化亚锡试液 5 滴，在室温放置 10min 后，加锌粒 2g，立即将照上法装妥的导气管 3 密塞于瓶 1 上，并将瓶 1 置 25～40℃水浴中，反应 45min，取出溴化汞试纸，即得。

③ 检查法。取按各药品项下规定方法制成的供试液，置瓶 1 中，照标准砷斑的制备，自"再加碘化钾试液 5mL"起，依法操作。将生成的砷斑与标准砷斑比较，不得更深。

因为 As^{5+} 生成砷化氢的速度慢，在反应液中加入还原剂酸性氯化亚锡及碘化钾，将供试品中可能存在的 As^{5+} 还原为 As^{3+}；氧化生成的碘又被氯化亚锡还原为碘离子，与反应中产生的锌离子形成稳定的络离子，使生成砷化氢的反应不断进行。反应式如下。

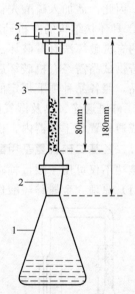

图 3-2 古蔡氏法检砷装置
1—砷化氢发生瓶；2—中空磨口塞；
3—导气管；4—具孔的有机玻璃旋塞；
5—具孔的有机玻璃旋塞盖

$$AsO_4^{3-} + 2I^- + 2H^+ \longrightarrow AsO_3^{3-} + I_2 + H_2O$$

$$AsO_4^{3-} + Sn^{2+} + 2H^+ \longrightarrow AsO_3^{3-} + Sn^{4+} + H_2O$$

$$I_2 + Sn^{2+} \longrightarrow 2I^- + Sn^{4+}$$

$$4I^- + Zn^{2+} \longrightarrow [ZnI_4]^{2-}$$

供试品及锌粒中可能含有少量硫化物，在酸性条件下将产生硫化氢气体。该气体遇溴化汞试纸，生成硫化汞色斑，产生假阳性，干扰试验结果。采用醋酸铅棉花，可预先吸收硫化氢，避免其与溴化汞试纸作用。醋酸铅棉花用量太少，可能除不尽硫化氢，太多或塞得太紧会阻碍砷化氢的通过。所以药典规定取醋酸铅棉花 60mg，装管高度为 60～80mm，这样即使在 1000μg 硫存在下也不干扰测定。

标准砷溶液系用三氧化二砷配制贮备液，临用前进一步稀释即可。1mL 标准砷溶液相当于 1μg As。标准砷斑颜色过深或过浅都会影响比色的准确性，《中国药典》（2020）通则 0822 规定标准砷斑应用 2mL 标准砷溶液制成。药物含砷限量不同，可按规定限量改变供试品取用量，不可改变标准砷溶液取量。

（3）注意事项

① 若供试品为硫化物、亚硫酸盐、硫代硫酸盐等，在酸性溶液中生成硫化氢或二氧化硫气体，与溴化汞作用生成黑色硫化汞或金属汞，干扰比色。应先加硝酸处理，使氧化成无干扰的硫酸盐，过量的硝酸及产生的氮的氧化物应蒸干除尽。

② 供试品若为铁盐，不仅消耗还原剂，影响测定条件，且能氧化砷化氢。应先加酸性氯化亚锡试液，将 Fe^{3+} 还原为 Fe^{2+}，再依法检查。

③ 供试品若为强氧化剂或在酸性溶液中能产生强氧化性物质者，如亚硝酸钠在酸性溶液中能产生亚硝酸和硝酸，不仅消耗锌粒且产生氮的氧化物氧化新生态的氢，影响砷化氢的生成。因此，需加入硫酸先行分解后依法测定。

④ 具环状结构的有机药物，因砷可能以共价键与其结合，需进行有机破坏后再检查，常用的有机破坏法有碱破坏法和酸破坏法。

若供试品需经有机破坏后再行检砷，则制备标准砷斑时，应取标准砷溶液 2.0mL 代替供试品，照各品种项下规定的方法同法处理后，依法制备标准砷斑。

⑤ 砷斑遇光、热及湿气则褪色。如需保存，可将砷斑在石蜡饱和的石油醚溶液中浸过晾干或避光置于干燥器内，也可将砷斑用滤纸包好夹在记录本中保存。

2. 二乙基二硫代氨基甲酸银法（Ag-DDC）

该法不仅可用于限量检查，也可用作微量砷盐的含量测定。

（1）原理　金属锌与酸作用产生新生态氢，与微量砷盐反应，生成具挥发性的砷化氢，

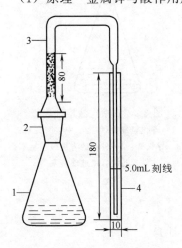

图 3-3　Ag-DDC 法检砷装置
1—砷化氢发生瓶；2—中空磨口塞；
3—导气管；4—平底玻璃管

砷化氢与二乙基二硫代氨基甲酸银（Ag-DDC）作用，游离出银，此胶态的银呈红色，与同条件下一定量标准砷溶液所产生的颜色比较，或在 510nm 波长处测定吸光度，以判断砷盐限量。

$$AsH_3 + 6Ag(DDC) \Longleftrightarrow 6Ag + 3HDDC + As(DDC)_3$$

以上为可逆反应，加入有机碱如三乙胺或吡啶，与二乙基二硫代氨基甲酸（HDDC）结合，使反应向右进行。

（2）操作方法

① 仪器装置。见图 3-3。测试时，于导气管 3 中装入醋酸铅棉花 60mg（装管高度约 80mm），并于管 4 中精密加入二乙基二硫代氨基甲酸银试液 5mL。

② 标准砷对照液的制备。精密量取标准砷溶液 5mL，置瓶 1 中，加盐酸 5mL 与水 21mL，再加碘化钾试液 5mL 与酸性氯化亚锡试液 5 滴，在室温放置 10min 后，加锌粒 2g，立即将导气管 3 与瓶 1 密塞，使生成的砷化氢气体导

入管 4 中，并将瓶 1 置 25～40℃水浴中反应 45min，取出管 4，添加三氯甲烷至刻度，混匀，即得。

若供试品需经有机破坏后再行检砷，则应取标准砷溶液代替供试品，照各药品项下规定的方法同法处理后，依法制备标准砷对照液。

③ 检查法。取照各药品项下规定方法制成的供试液，置瓶 1 中，照标准砷对照液的制备，自"再加碘化钾试液 5mL"起，依法操作。将所得溶液与标准砷对照液同置白色背景上，从管 4 上方向下观察、比较，所得溶液的颜色不得比标准砷对照液更深。必要时，可将所得溶液转移至 1cm 吸收池中，用适宜的分光光度计或比色计在 510nm 波长处以二乙基二硫代氨基甲酸银试液作空白，测定吸光度，与标准砷对照液按同法测得的吸光度比较，即得。

标准砷溶液的制备：称取三氧化二砷 0.132g，置 1000mL 量瓶中，加 20%氢氧化钠溶液 5mL 溶解后，再加稀硫酸 10mL，用水稀释至刻度，摇匀，作为贮备液。

临用前，精密量取贮备液 10mL，置 1000mL 量瓶中，加稀硫酸 10mL，用水稀释至刻度，摇匀，即得（1mL 相当于 $1\mu g$ 的 As）。

六、硫化物检查法

硫化物为有毒物质。检查原理是利用硫化物与盐酸作用产生硫化氢气体，遇醋酸铅试纸产生棕色的硫化铅"硫斑"，与一定量标准硫化钠溶液在相同条件下生成的硫斑比较，判断供试品中硫化物是否符合限量规定。

仪器装置同古蔡氏法检砷装置，但导气管中不装醋酸铅棉花，溴化汞试纸改用醋酸铅试纸。反应条件为 80～90℃水浴中加热 10min。

七、硒盐检查法

药物中混入的微量硒主要来自生产中使用的试剂。元素状态的硒无毒，但硒化物（二氧化物）有剧毒，因此对有可能引入硒的药物要对残留硒进行限量检查。检查时先将有机药物用氧瓶燃烧法进行有机破坏，使硒成为高价氧化物（SeO_3），被硝酸溶液吸收，再用盐酸羟胺将 Se^{6+} 还原为 Se^{4+}，在 pH＝2.0±2 的条件下，加二氨基萘试液反应 100min，生成 4,5-苯并苯硒二唑，用环己烷提取后在 378nm 波长处测定吸光度，结果应不大于对照液的吸光度。

八、炽灼残渣检查法

有机药物经炭化或无机药物加热分解后，加硫酸湿润，先低温再高温（700～800℃）炽灼，使完全灰化，有机物分解挥发，残留的非挥发性无机杂质（多为金属氧化物或无机盐类）成为硫酸盐，称为炽灼残渣。加硫酸处理是使杂质转化为稳定的硫酸盐。BP 称为硫酸灰分。

挥发性无机药物如盐酸、氯化铵等受热挥发或分解，残留非挥发性杂质，也按上法检查炽灼残渣。

取供试品 1.0～2.0g 或各药品项下规定的重量，置已炽灼至恒重的坩埚中，精密称定，缓缓炽灼至完全炭化，放冷至室温，除另有规定外，加硫酸 0.5～1mL 使湿润，低温加热至硫酸蒸气除尽后，在 700～800℃炽灼使完全灰化，移至干燥器内，放冷至室温，精密称定后，再在 700～800℃炽灼至恒重，计算限量。

重金属在高温下易挥发，如供试品需将残渣留作重金属检查，则炽灼温度须控制在 500～600℃。

九、干燥失重测定法

干燥失重指药品在规定的条件下，经干燥后所减失的重量，以百分率表示。干燥失重的物质主要是水分，也有其他挥发性物质。测定方法主要有以下几种。

1. 常压恒温干燥法

适用于受热较稳定的药物。取供试品，混合均匀（如为较大的结晶，应先迅速捣碎使成2mm以下的小粒），取约1g或各品种项下规定的重量，置于与供试品相同条件下干燥至恒重的扁形称量瓶中，精密称定，除另有规定外，在105℃干燥至恒重（两次干燥后的重量差在0.3mg以下）。由减失的重量和取样量计算供试品的干燥失重。

为了使水分及挥发性物质易于挥散。供试品应平铺于扁形称量瓶中，厚度不超过5mm，如为疏松物质，厚度不超过10mm。如为大颗粒结晶，应研细至粒度小于2mm。放入烘箱干燥时，应将瓶盖取下，置称量瓶旁，或将瓶盖半开进行干燥；取出时，须将称量瓶盖盖好，置干燥器中冷却至室温，称重。有些药物未达规定的干燥温度即融化，应先将供试品在低于熔点5～10℃的温度下干燥，使大部分水分除去后，再按规定温度干燥。

2. 干燥剂干燥法

适用于受热分解且易挥发的供试品。将供试品置干燥器中，利用干燥器内的干燥剂吸收水分至恒重。干燥剂应保持在有效状态。

常用的干燥剂有硅胶、无水氯化钙和五氧化二磷。由于硅胶吸水率强、无腐蚀性、价廉、使用方便且可重复使用，是最常用的干燥剂。通常使用的是变色硅胶，它是在无色硅胶中加有氯化钴，无水氯化钴呈蓝色，含结晶水的氯化钴呈淡红色，所以根据颜色的变化可判断硅胶吸水程度。变色硅胶1g吸水20mg开始变色，吸水200mg时完全变色，吸水300～400mg达饱和，水分以外的溶剂（如乙醇、二氯甲烷）被吸收后，颜色不变。硅胶吸水后可在140℃以下干燥除水，但温度不要超过140℃，否则硅胶裂碎成粉会破坏毛细孔，影响吸水作用。

3. 减压干燥法

适用于熔点低、受热不稳定及水分难以去除的药物。使用减压干燥器或恒温减压干燥箱，控制压力在2.67kPa（20mmHg）以下，使药物中水分在减压下以较低的干燥温度（温度为60℃）在较短的干燥时间内得以排除。恒温减压干燥器中常用的干燥剂为五氧化二磷，干燥剂应及时更换。

十、水分测定法

药品中的水包括结晶水和吸附水。过多的水分不仅使药物的有效成分含量降低，还易使药物水解、霉变，影响其理化性状和生理作用。因此，《中国药典》（2020）采用卡尔·费休（Karl Fischer，简称费休）法和甲苯法测定。费休水分测定法操作简便、专属性强、准确度高，适用于受热易被破坏的药物，因而成为国际上通用的水分测定法。

水分测定法

1. 原理

该法为非水氧化还原滴定反应，采用由碘、二氧化硫、吡啶和甲醇按一定比例组成的费休试液作标准滴定液。利用碘氧化二氧化硫时，需一定量水分参加反应。反应式如下。

$$I_2 + SO_2 + H_2O \Longrightarrow 2HI + SO_3$$

因上述反应可逆，加无水吡啶和无水甲醇使反应顺利进行。总反应式如下。

$$I_2 + SO_2 + 3C_5H_5N + CH_3OH + H_2O \longrightarrow 2C_5H_5NHI + C_5H_5NHSO_4CH_3$$

判断滴定终点的方法有两种：①自身作指示剂，即利用碘的颜色指示终点，终点前溶液呈浅黄色，终点时为红棕色（微过量的费休试剂中碘的颜色）。②永停滴定法：按永停滴定法操作，终点时电流计指针突然偏转，并持续数分钟不退回。该法灵敏、准确，特别适用于有颜色溶液的测定。

2. 费休试液的配制和标定

（1）配制　称取碘（置硫酸干燥器内 48h 以上）110g 置干燥的具塞锥形瓶中，加无水吡啶 160mL，注意冷却，振摇至碘全部溶解后，加入无水甲醇 300mL，称定质量，将烧瓶置冰浴中冷却，通入干燥的二氧化硫使质量增至 72g，再加无水甲醇 1000mL，密塞、摇匀，置暗处放置 24h，临用前再标定。

也可以使用稳定的市售卡尔·费休试液。市售的试液可以是不含吡啶的其他碱化剂、不含甲醇的其他醇类等，也可以是单一的溶液或由两种溶液混合而成。本液应遮光，密封，置阴凉干燥处保存。临用前应标定浓度。

（2）标定　精密称取纯化水 10～30mg，用水分测定仪直接标定。或精密称取纯化水 10～30mg（视费休试液滴定度和滴定管体积而定），置干燥的具塞玻瓶中，除另有规定外，加无水甲醇适量，在避免空气中水分侵入的条件下，用费休试液滴至溶液由浅黄变为红棕色，或用永停滴定法指示终点；另做空白试验，按下式计算费休试剂的滴定度。

$$F = \frac{W}{A - B}$$

式中，F 为滴定度，为 1mL 费休试液相当于水的质量，mg；W 为重蒸馏水的质量，mg；A 为滴定时所消耗费休试液的体积，mL；B 为空白所消耗费休试液的体积，mL。

3. 供试品的测定

精密称取供试品适量，除另有规定外，溶剂为无水甲醇，用水分测定仪直接测定。或精密称取供试品适量（消耗费休试液 1～5mL），置干燥的具塞玻瓶中，加溶剂适量，在不断振摇（或搅拌）下用费休试液滴定至溶液由浅黄色变为红棕色，或用电化学方法（如永停滴定法等）指示终点；另做空白试验，按下式计算。

$$供试品中水分含量 = \frac{(A - B)F}{W} \times 100\%$$

式中，A 为供试品所消耗费休试液的体积，mL；B 为空白所消耗费休试液的体积，mL；F 为 1mL 费休试液相当于水的质量，mg；W 为供试品的质量，mg。

4. 注意事项

① 配制费休试液对试剂的纯度要求较高，特别对试剂含水量的要求应控制在 0.1% 以下。所用的碘应置硫酸干燥器内干燥 48h 以上。二氧化硫如取自贮气钢瓶，应使其通过浓硫酸洗气瓶脱水。所用仪器应干燥，并能避免空气中的水分侵入。整个测定操作应迅速，并在干燥处进行。

② 费休试液不稳定，应遮光、密封，置阴凉干燥处保存，下次临用前应重新标定。费休试液的 F 值应在 4.0mg/mL 上下为宜，若 F 值降低至 3.0mg/mL 以下时，滴定终点不敏锐，不宜再用。

③ 费休法不适于测定氧化剂、还原剂以及能与试液生成水的化合物的测定，如铬酸盐、过氧化物、硫代硫酸盐、硫化物、碱性氧化物以及含氧弱酸盐等。一些羰基化合物如活泼的醛、酮可与试剂中的甲醇作用，生成缩醛和水，也会干扰测定。

溶液颜色检查法

十一、溶液颜色检查法

溶液颜色检查法是控制药物在生产过程或贮存过程产生有色杂质限量的方法。《中国药典》（2020）采用目视比色法、分光光度法及色差计法检查药物溶液的颜色。

1. 目视比色法

取规定量的供试品，加水溶解，置 25mL 的纳氏比色管中，加水稀释至 10mL，另取规定色调和色号的标准比色液 10mL，置于纳氏比色管中，两管同置白色背景上，自上向下透视（色泽较浅时）或平视观察（色泽较深时），供试品管呈现的颜色与对照管比较，不得更深。

药典规定用重铬酸钾液（1mL 含 0.800mg 的 $K_2Cr_2O_7$）为黄色原液，硫酸铜液（1mL 含 62.4mg 的 $CuSO_4 \cdot 5H_2O$）为蓝色原液，氯化钴液（1mL 中含 59.5mg $CoCl_2 \cdot 6H_2O$）为红色原液。

分别取不同比例的以上三种比色液与水，配成黄绿、黄、橙黄、橙红和棕红五种色调的标准贮备液，见表 3-1。

表 3-1　各种色调标准贮备液的配制

色调	比色用氯化钴液/mL	比色用重铬酸钾液/mL	比色用硫酸铜液/mL	水/mL
黄绿色	1.2	22.8	7.2	68.8
黄色	4.0	23.3	0	72.7
橙黄色	10.6	19.0	4.0	66.4
橙红色	12.0	20.0	0	68.0
棕红色	22.5	12.5	20.0	45.0

按表 3-2 量取各种色调标准贮备液，加水稀释至 10mL，即得黄绿色、黄色、橙黄色、橙红色和棕红色的 1～10 号的标准比色液。

表 3-2　各种色调色号标准比色液配制

色号	1	2	3	4	5	6	7	8	9	10
贮备液/mL	0.5	1.0	1.5	2.0	2.5	3.0	4.5	6.0	7.5	10.0
加水量/mL	9.5	9.0	8.5	8.0	7.5	7.0	5.5	4.0	2.5	0

检查时根据药物有色杂质的颜色以及对其限量要求，选择相应颜色一定色号的标准比色液作为对照液，进行比较。如注射用对氨基水杨酸钠溶液颜色的检查方法：取供试品一瓶，加水溶解制成 1mL 含 0.2g 的溶液，与黄色 6 号标准比色液比较，不得更深。

2. 分光光度法

用分光光度法检查有色杂质，通过测定溶液的吸光度而更能反映溶液的颜色变化。本法测定时，取一定量供试品，加水溶解使成 10mL，必要时滤过，滤液照分光光度法于规定波长处测定吸光度，不得超过规定值。如维生素 C 易受外界条件影响而变色，规定取本品 3.0g，加水 15mL，振摇使溶解，溶液经 G_4 号垂熔玻璃漏斗滤过，滤液于 420nm 波长处测定吸光度，不得过 0.03。

3. 色差计法

本法是通过色差计直接测定溶液的色差值，对其颜色进行定量表述和分析的方法。当目视比色法较难判定供试品与标准比色液之间的差异时，应考虑采用本法进行测定与判断。

供试品与标准比色液之间的颜色差异可以通过分别比较供试品与水之间的色差值来得

到，也可以通过直接比较它们之间的色差值来得到。

测定时除另有规定外，用水对仪器进行校准。取按各品种项下规定的方法制得的供试品溶液和标准比色液，置仪器上进行测定，供试品溶液与水的色差值 ΔE^* 应不超过相应色调的标准比色液与水的色差值 ΔE_0^*。

也可以将预先测定好的各色调色号的标准比色液对水的标准色差值 ΔE_0^* 输入到仪器，然后直接测量供试品溶液对水的色差值 ΔE^*；若 ΔE^* 值小于等于 ΔE_0^*，供试品溶液颜色合格，反之为不合格。

十二、易炭化物检查法

易炭化物是指药物中夹杂的遇硫酸易炭化或易氧化而呈色的有机杂质。此类杂质多数结构未知，用硫酸呈色的方法可以简便地控制此类杂质的总量。检查时取内径一致的比色管两支；甲管中加放各品种项下规定的对照液 5mL；乙管中加 94.5%～95.5%（质量分数）硫酸 5mL 后，分次缓缓加入规定量的供试品，振摇使溶解。除另有规定外，静置 15min 后，将两管同置白色背景前，平视观察，乙管中所显颜色不得较甲管更深。

供试品如为固体，应先研成细粉，如需加热才能溶解时，可取供试品与硫酸混合均匀，加热溶解后，放冷至室温，再移至比色管中。

对照液主要有三类：①用"溶液颜色检查"项下的标准比色液作为对照液；②用比色用氯化钴液、比色用重铬酸钾液和比色用硫酸铜液按规定方法配成的对照液；③一定浓度的高锰酸钾液。

十三、溶液澄清度检查法

澄清度是检查药品溶液中的微量不溶性杂质，在一定程度上可反映药品的质量和生产工艺水平，对于注射用原料药，检查其溶液的澄清度尤为重要。

《中国药典》（2020）规定浊度标准贮备液制备是称取 105℃ 干燥至恒重的 1.00g 硫酸肼，置 100mL 量瓶中，加水适量使溶解，必要时在 40℃ 的水浴中温热溶解，并用水稀释至刻度，摇匀，放置 4～6h；取此溶液与等容量的 10% 乌洛托品溶液混合，摇匀，于 25℃ 避光静置 24h，即得。由于乌洛托品在偏酸性条件下水解产生甲醛，甲醛与肼缩合生成甲醛腙，不溶于水，形成白色浑浊。其反应原理如：

$$(CH_2)_6N_4 + 6H_2O \longrightarrow 6HCHO + 4NH_3 \uparrow$$

$$\overset{H}{\underset{}{H-C}}\!\!=\!\!O + H_2N-NH_2 \longrightarrow \overset{H}{\underset{}{H-C}}\!\!=\!\!N-NH_2 \downarrow + H_2O$$

该贮备液置冷处避光保存，可在 2 个月内使用。取上述浊度标准贮备液 15.0mL，置 1000mL 量瓶中，加水稀释至刻度，摇匀，即得浊度标准原液。该溶液用分光光度法测定，在 550nm 波长处的吸光度应在 0.12～0.15。配制的浊度标准原液应在 48h 内使用，用前摇匀。

取浊度标准原液与水，按表 3-3 配制，即得不同级号的浊度标准液。该液应临用时制备，使用前充分摇匀。

表 3-3 浊度标准液的配制

级号	0.5	1	2	3	4
浊度标准原液/mL	2.5	5.0	10.0	30.0	50.0
水/mL	97.5	95.0	90.0	70.0	50.0

检查时，在室温条件下，将用水稀释至一定浓度的供试品溶液与等量浊度标准液分别置于配对的比浊用玻璃管（内径 15～16mm，平底，具塞，以无色、透明、中性硬质玻璃制成）中，在浊度标准液制备 5min 后，在暗室内垂直同置于伞棚灯下，照度为 1000lx，从水平方向观察、比较；用以检查溶液的澄清度或其浑浊程度。除另有规定外，供试品溶解后应立即检视。

品种项下规定的"澄清"系指供试品溶液的澄清度相同于所用溶剂，或未超过 0.5 号浊度标准液；"几乎澄清"则指供试品溶液的浊度介于 0.5 号至 1 号浊度标准液的浊度之间，或称为浊度 0.5 级；其余依此类推，分别称为浊度 1 级、浊度 2 级、浊度 3 级。

多数药物的澄清度检查是以水为溶剂，但有时也用酸、碱或有机溶剂（如乙醇、甲醇、丙酮等）作溶剂的，对于有机酸的碱金属盐类药物，通常强调用"新沸过的冷水"，因为若水中有二氧化碳会影响其澄清度。

十四、酸碱度检查法

纯净的药物在加水溶解或制成过饱和的混悬液后，其水溶液的 pH 应为恒定值，否则显示其受到酸、碱物质的污染，或有水解现象发生。因此，酸碱度检查是保证药品质量的一项措施。《中国药典》（2020）规定溶液的 pH 小于 7.0 称为"酸度"；pH 大于 7.0 称为"碱度"；pH 在 7.0 附近的称为"酸碱度"。

检查时一般以新沸放冷的蒸馏水为溶剂，不溶于水的药物可以用中性乙醇等有机溶剂溶解，或将药物与水混摇，使所含酸碱性杂质溶解，滤过，取滤液检查。

检查方法有以下三种。

1. 酸碱滴定法

在规定的指示液条件下，用规定浓度的酸或碱滴定液滴定供试品溶液中碱性或酸性杂质，以消耗酸或碱滴定液的体积（mL）作为限度指标。如检查氯化钠的酸碱度：取本品 5.0g，加水 50mL 溶解后，加溴麝香草酚蓝指示液 2 滴，如显黄色（示为酸性），加氢氧化钠滴定液（0.02mol/L）0.10mL，变为蓝色；如显蓝色或绿色（示为碱性），加盐酸滴定液（0.02mol/L）0.20mL，应变为黄色。表明本品 100g 中所含酸性杂质的限量为 0.04mmol；或所含碱性杂质的限量为 0.08mmol。

2. 指示液法

将一定量指示液的变色 pH 范围作为供试液中酸碱性杂质的限度指标。如纯化水的酸碱度检查：取本品 10mL 加甲基红指示剂（pH＝4.2～6.3，红～黄）2 滴，不得显红色（以控制其酸度）；另取 10mL，加溴麝香草酚蓝指示液（pH＝6.0～7.6，黄～蓝）5 滴，不得显蓝色（以控制其碱度），故纯化水的酸碱度控制在 pH＝4.2～7.6。

3. pH 测定法

用酸度计测定供试品溶液的 pH，衡量其酸碱性杂质是否符合限量规定。该法准确度高，因此，对酸碱度要求较严的注射剂、供配制注射剂用的原料药以及酸碱度大小会明显影响其稳定性的药物，大多采用该法检查酸碱度。如注射用水的 pH 按该法检查应为 5.0～7.0。

第三节　特殊杂质检查

特殊杂质是指在该药物的生产和贮存过程中，根据药物的性质、生产方式和工艺条件，有可能引入的杂质。特殊杂质的检查方法在《中国药典》（2020）被列入该药的检查项下。特殊杂质随药物品种不同而异，它一般分列在该品种项目下。由于特殊杂质多种多样，检查方法各异，主要利用药物和杂质在理化性质和生理作用上的差异来选择适当的方法进行检查，一般分成三大类。

一、利用药物与杂质在物理或物理化学性质上的差异进行检查

1. 气味及挥发性的差异

药物（特别是挥发性药物）中存在的具有特殊气味的杂质，可从其特殊的气味判断该杂质的存在。如麻醉乙醚中的异臭是原料乙醇引入的杂醇油以及乙醛和过氧化物等杂质，其异臭检查是使乙醚自然挥散后，不得遗留异臭。

2. 颜色的差异

某些药物无色，但其分解产物有色，或在生产中引入了有色的杂质，通过检查药物溶液的颜色可控制有色杂质的量。例如：对乙酰氨基酚检查"乙醇溶液的澄清度"。

3. 溶解性的差异

有的药物可溶于水、有机溶剂或酸、碱溶液中，而其杂质不溶；反之，杂质可溶而药物不溶，利用这种溶解行为的差异可检查药物中的杂质。例如，葡萄糖在生产过程中很容易有糊精混入，而葡萄糖可溶于乙醇，糊精难溶于乙醇，故药典规定葡萄糖的"乙醇溶液澄清度"的检查为：取本品 1.0g，加 90％乙醇 30mL，置水浴上加热回流 10min，溶液应澄明，若有糊精混入，则乙醇液就不澄明，借以检查糊精的存在。

4. 旋光性的差异

比旋光度的数值可反映药物的纯度，限定杂质的含量。还可利用药物与杂质旋光性质的差异，通过测定旋光度来检查杂质的质量，如硫酸阿托品。如黄体酮在乙醇中的比旋光度为 $+186°\sim+198°$，若供试品的测定值不在此范围，说明纯度达不到要求。若药物本身没有旋光性，而杂质有，可通过限定药物溶液的旋光度来控制相应杂质的量。

5. 对光选择性的吸收差异

利用药物在某一波长处无吸收而杂质有吸收的性质差异进行检查。例如，肾上腺素在 310nm 波长处无吸收，而其杂质肾上腺酮在 310nm 波长处有最大吸收，故药典规定：取本品配成质量浓度为 2mg/mL 的盐酸溶液（0.05mol/L），在（310±1）nm 波长处测定吸光度，不得超过 0.05，借以控制肾上腺素中杂质肾上腺酮的限量。

6. 吸附或分配性质的差异

利用药物与杂质被一定的吸附剂和被一定的洗脱剂可解吸附的性质之差异，或在不相混溶（或部分混溶）的溶剂中分配比的不同加以分离和检查。利用这种差异进行杂质检查的品种在药典中收载的有很多，在此不一一举例。

二、利用药物与杂质在化学性质上的差异进行检查

1. 酸碱性的差异

利用药物与杂质之间酸碱性的差异进行检查。例如，苯巴比妥在合成时可能引入杂质苯基丙二酰脲及其他酸性杂质，药典利用它们的酸性强于苯巴比妥，故将苯巴比妥供试品加水煮沸，放冷，滤过，弃去苯巴比妥后，取滤液加甲基橙指示液，不得显红色，借以检查苯丙二酰脲及其他酸性物质是否混入苯巴比妥中。

2. 氧化还原性质的差异

利用药物与杂质在氧化还原性质上的差异进行检查。例如葡萄糖酸亚铁中含有少量高铁

盐，高铁离子具有氧化性，《中国药典》采用置换碘量法测定其含量，规定不得超过一定量。又如乳酸、葡萄糖酸钙、糊精等采用碱性酒石酸铜试液检查其中的还原糖。

3. 杂质与一定的试剂产生沉淀

利用药物中存在的杂质与一定的试剂产生沉淀来检查药物中存在的杂质。例如从咖啡中提取咖啡因时，很可能引入其他生物碱，为了检查咖啡因中是否混有其他生物碱，可根据咖啡因对碘化汞钾试液不产生沉淀反应，而其他生物碱产生沉淀反应的性质差异进行检查。

4. 杂质与一定的试剂产生颜色

利用药物中存在的杂质与一定的试剂产生颜色来检查药物中存在的杂质，根据限量要求，可规定一定条件下不得产生某种颜色，或对呈现的颜色用目视比色或用分光光度法测定其吸光度。例如阿司匹林中检查游离水杨酸，即利用水杨酸与硫酸铁铵反应产生紫堇色配合物进行限量检查。

5. 杂质与一定的试剂产生气体

某些药物中的氨化合物或铵盐在碱性条件下加热，如有铵盐存在，则可分解放出氨，它遇碱性碘化汞钾试液显色，而药物本身不显色；又如药物中若有微量硫化物存在，利用其在酸性条件下生成硫化氢气体放出，遇湿的醋酸铅试纸形成棕黑色的硫斑来检查杂质。

三、色谱法

色谱法是利用药物与杂质在吸附和分配性质上的差异将两者分离，同时又可检测，在杂质检查中应用广泛。

1. 薄层色谱法

薄层色谱法具有灵敏、简便、快速、无需特殊设备的优点，在杂质检查中应用较多，药典中常用以下几种方法。

（1）杂质对照品法　根据杂质限量，取一定浓度已知杂质的对照品溶液和供试品溶液，分别点在同一硅胶（或其他吸附剂）薄层板上，展开和定位后，检查供试品中所含该杂质的斑点颜色，不得超过相应的杂质对照品斑点。例如：异烟肼中游离肼的检查。

（2）主成分自身对照法　当杂质的结构不能确定或无杂质的对照品时，可采用此法。将供试品溶液按限量要求稀释至一定浓度作为对照溶液，与供试品溶液分别点加在同一薄层板上，展开和定位后，检查供试品中所含该杂质的斑点颜色，不得深于对照溶液所显主斑点颜色。如二氟尼柳中"有关物质"的检查。

2. 高效液相色谱法

该法分离效能高，应用范围广，已实现仪器化，不仅可以分离，而且可以准确地测定各组分的峰面积和峰高，借以测定各组分的量。因此，在杂质检查中的应用日益增多。特别是已使用本法测定含量的药物，可同时进行杂质检查。采用高效液相色谱法检查杂质，有以下几种方法。

（1）面积归一化法　供试品溶液经高效液相色谱分离后，测定各杂质及药物的峰面积，计算各杂质峰面积及其总和占总峰面积的百分率，不得超过规定的限量。如曲克芦丁片"其他组分"的检查，见图 3-4。

（2）主成分自身对照法　当杂质峰面积与主成分峰面积相差悬殊时，采用该法。检查时，将供试品溶液稀释成一定浓度的溶液，作为对照溶液。分别取供试品溶液和对照溶液进样，将供试品溶液中各杂质峰面积及其总和与对照溶液主成分峰面积比较，以控制供试品中

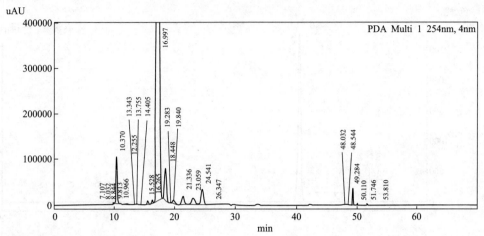

PDA Ch1 254nm		
峰号	保留时间	面积
1	7.107	6369
2	8.032	2245
3	8.844	17125
4	9.813	67579
5	10.370	1640393
6	10.966	31193
7	12.255	39928
8	13.343	15509
9	13.755	28106
10	14.405	15213
11	15.528	164132
12	16.265	132899
13	16.997	51920202
14	18.448	1690866
15	19.283	24372
16	19.840	163306
17	21.336	525209
18	23.059	597003
19	24.541	1034298
20	26.347	25467
21	48.032	14099
22	48.544	18191
23	49.284	285903
24	50.110	29375
25	51.746	56128
26	53.810	4195
总计		58549305

图 3-4 曲克芦丁片中其他组分检查色谱图

杂质的量。如维生素 B_1 片"有关物质"的检查，见图 3-5。

（3）内标法测定供试品中杂质的总量限度 采用不加校正因子的峰面积法。选用的内标物质是一种与被测定组分结构不同但很相似的纯物质。检查时，取供试品按各品种项下规定的方法配制不含内标物质的供试品溶液，按规定方法测定，记录色谱图Ⅰ；再配制含有一定量内标物质的供试品溶液，同法操作，记录色谱图Ⅱ。记录的时间应为该品种项下规定的内标峰保留时间的倍数，色谱图上内标峰高应为记录仪满标度的 30％ 以上，否则应调整注样量或检测灵敏度。如色谱图Ⅰ中没有与色谱图Ⅱ上内标峰保留时间相同的杂质峰，则色谱图Ⅱ中各杂质峰面积之和应小于内标物质峰面积（溶剂峰不计在内）。如果色谱图Ⅰ中有与色谱图Ⅱ上内标物质峰保留时间相同的杂质峰，应将色谱图Ⅱ上内标物质峰面积减去色谱图Ⅰ中此杂质峰面积，即为内标物质的校正面积；色谱图Ⅱ中各杂质峰总面积加上色谱图Ⅰ中此杂质峰面积，即为各杂质峰的校正总面积，则各杂质峰的校正总面积应小于内标物质峰的校正面积。

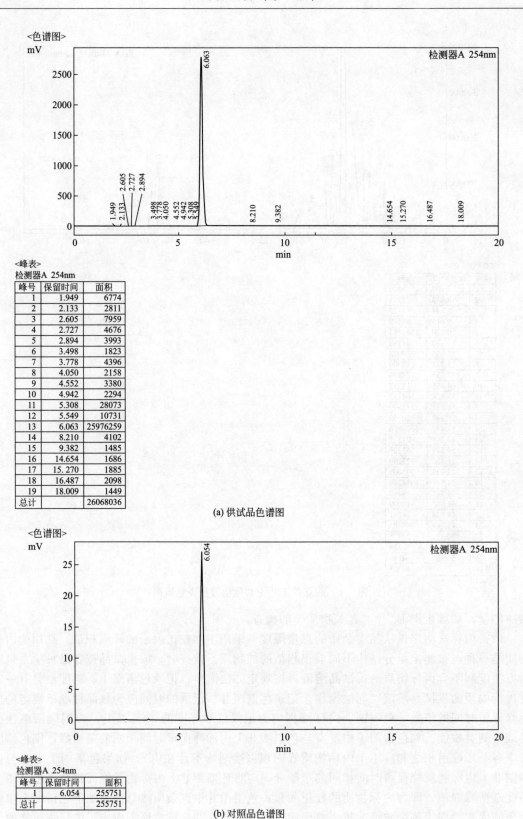

<峰表>
检测器A 254nm

峰号	保留时间	面积
1	1.949	6774
2	2.133	2811
3	2.605	7959
4	2.727	4676
5	2.894	3993
6	3.498	1823
7	3.778	4396
8	4.050	2158
9	4.552	3380
10	4.942	2294
11	5.308	28073
12	5.549	10731
13	6.063	25976259
14	8.210	4102
15	9.382	1485
16	14.654	1686
17	15.270	1885
18	16.487	2098
19	18.009	1449
总计		26068036

(a) 供试品色谱图

<峰表>
检测器A 254nm

峰号	保留时间	面积
1	6.054	255751
总计		255751

(b) 对照品色谱图

图 3-5　维生素 B_1 片中有关物质检查供试品色谱图和对照品色谱图

（4）内标法加校正因子测定供试品中某个杂质或主成分含量 按各品种项下规定，精密称（量）取杂质对照品和内标物质，分别配成溶液，精密量取各溶液，配成校正因子测定用的对照溶液。取一定量注入仪器，记录色谱图，测量对照品和内标物质的峰面积或峰高，计算出校正因子。再将含有内标物质的供试品溶液注入仪器，记录色谱图，测量供试品中杂质（或主成分）和内标物质的峰面积或峰高，采用校正因子的内标法计算公式计算杂质（或主成分）含量。

（5）外标法测定供试品中某个杂质或主成分含量 按各品种项下的规定，精密称（量）取杂质对照品和供试品，分别配制成溶液，精密量取一定量，注入仪器，记录色谱图，测量对照品和供试品待测成分的峰面积或峰高，采用比较法计算该杂质（或主成分）的含量。如阿司匹林"游离水杨酸"的检查，见图 3-6。

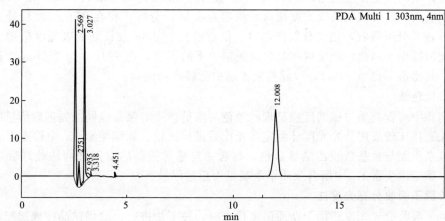

<色谱图>

图 3-6 阿司匹林肠溶片中游离水杨酸检查对照品色谱图

3. 气相色谱法

气相色谱法主要用于药物中挥发性杂质及有机溶剂残留量的检查。检查的方法与高效液相色谱法相同。如采用内标法检查氟烷中的挥发性杂质的总量：取本品作为供试品溶液；另取本品加 0.010%（体积分数）量的二氯甲烷作为含有内标的供试品溶液，分别取上述两种溶液进样，按内标法检查，供试品所显杂质峰面积总和应小于内标二氯甲烷的峰面积。

四、分光光度法

由于药物和杂质的结构不同，对光吸收的性质就有差异，因此，利用杂质与药物对光选择性吸收的差异，检查药物所含杂质。常用的方法有紫外分光光度法、比色法、原子吸收分光光度法及红外分光光度法。其中以紫外分光光度法应用较多。

1. 紫外分光光度法

利用紫外分光光度法检查杂质限量，通常是采用检查杂质吸光度的方法。即配制一定浓度的供试品溶液，选择在药品无吸收而杂质有吸收的波长处测定吸光度，规定测得的吸光度不得超过某一限值。如肾上腺素中检查肾上腺酮，肾上腺酮是制备肾上腺素的中间体，因此肾上腺素中有可能引入该杂质。肾上腺酮在 310nm 处有最大吸收，而肾上腺素在此波长处无吸收。检查时取本品加盐酸（9→2000）制成每 1mL 中含 2.0mg 的溶液，在 310nm 波长处测定吸光度，不得超过 0.05，已知肾上腺酮在该波长处吸收系数（$E_{1cm}^{1\%}$）为 453。通过计算可知控制酮体的限量为 0.06%。

有的杂质的紫外吸收光谱与药物的紫外吸收光谱在某波长处有重叠，可改变药物在某两个波长处的吸光度比值，也可通过控制供试品溶液的吸光度比值来控制杂质的量。如碘解磷定注射液中分解产物的检查。碘解磷定的水溶液不稳定，在酸、碱条件下或遇光均有分解产物产生。碘解磷定在盐酸（9→1000）中，在 294nm 波长处有最大吸收，在 262nm 波长处有最小吸收，两波长处的吸光度比值经测定为 3.39。分解产物在 294nm 波长处无吸收，在 262nm 波长处有吸收，当含分解产物时，供试液在 262nm 波长处的吸光度值增大，可使吸光度比值减少。因此，规定取本品含量测定项下的溶液，在 294nm 与 262nm 波长处测定吸光度，其比值不得小于 3.1，以此控制本品中分解产物的量。

2. 比色法

药物中所含杂质与试剂反应呈现的颜色与限量杂质对照品经同法处理后所呈的颜色，用目视法直接比较或用分光光度计测定吸光度后进行比较。如维生素 K_1 中检查甲萘醌，就是利用其杂质能与氰基醋酸乙酯显蓝色，与含一定量对照品的对照液同法处理后进行目视比色，以确定维生素 K_1 中所含杂质甲萘醌是否超过限量。

3. 原子吸收分光光度法

原子吸收分光光度法用于杂质限量检查时，按下法进行：取供试品按规定配制成供试溶液；另取等量的供试品，加入限量的待测元素溶液，制备成对照溶液。先将对照溶液喷入火焰，调节仪器使具有合适的读数 a；在相同条件下测定供试液 B，记录其读数 b。则 b 相当于供试品溶液中待检元素的含量，$a-b$ 相当于对照溶液中按限量加入的待检元素的量。当 $b<a-b$ 时，表示供试品中所含杂质元素符合规定，反之，为不合格。在待测杂质溶液中加入等量的供试品，是为了消除背景对检测的影响，并可免去测定时配制系列浓度对照液及绘制标准曲线的步骤，使测定快速可靠。如肝素钠中钾盐检查就是采用本法。

4. 红外分光光度法

某些多晶型药物由于晶型结构不同，某些化学键的键长、键角发生不同程度的变化，可导致红外吸收光谱中的某些特征带的频率、峰形和强度出现显著差异。因此可用红外吸收分光光度法检查药品中低效或无效晶型，如检查甲苯咪唑中 A 晶型、无味氯霉素混悬剂中 A 晶型等采用红外分光光度法。

本 章 小 结

杂质是指药物中存在的无治疗作用或影响药物的稳定性和疗效，甚至对人体健康有害的物质。杂质检查（也称为纯度检查）是控制药物质量的一项重要指标。药物中的杂质主要在生产和贮存过程中引入。杂质的限量检查是检查其含量是否超过最大允许量，是通过标准溶液的取量（标准溶液的浓度与其体积的乘积）来控制的。

药物中的杂质按来源可分为一般杂质和特殊杂质。一般杂质是指在自然界中分布较广，在多种药物的生产和贮藏过程中容易引入的杂质。检查的项目有氯化物、硫酸盐、铁盐、砷盐、重金属、酸碱度、硫化物、硒盐、炽灼残渣、干燥失重、水分失重、溶液颜色、易炭化物、溶液澄清度检查法等。一般杂质的检查方法在药典附录中加以规定。特殊杂质是指在个别药物的生产和贮藏过程中引入的杂质。特殊杂质随药物品种不同而异，它一般分列在该品种项目下。特殊杂质的检查，主要是利用药物与杂质理化性质或生理作用的差异，利用杂质的某一特殊性质，即选择某些杂质特有而药物没有的反应来进行检查。

习　题

1.药物杂质检查有何意义？为什么杂质检查采用限量检查？

2.我国药典用什么方法检查砷盐？古蔡氏法中用到哪些试剂？各起什么作用？

3.葡萄糖酸钙中砷盐检查是取本品 1g，加盐酸 5mL 与水 23mL 溶解后，依法检查。含砷量不得过百万分之二。试计算，应取标准砷溶液多少毫升？（1mL 标准砷溶液相当于 $1\mu gAs$）（2mL）

4.硫酸钡中砷盐检查法是取本品适量，加水 23mL 与盐酸 5mL，加标准砷溶液（1mL 相当于 $1\mu g$ 的 As）2mL，依法检查，含砷量不得过百万分之一。试计算应取本品多少克？（2g）

5.磷酸可待因中吗啡的检查：取本品 0.1g，加盐酸溶液（9→1000）使溶解成 5mL，加亚硝酸钠试液 2mL，放置 15min，加氨试液 3mL，所显颜色与吗啡溶液［取无水吗啡 2.0mg，加盐酸溶液（9→1000）使溶解成 100mL］5.0mL 用同一方法制成的对照液比较，不得更深。问其限量为多少？（0.1%）

6.甘油磷酸钠中砷盐的检查：取本品，依法检查［《中国药典》（2020）通则 0822 第一法，取标准砷溶液 2.0mL（1mL 相当于 $1\mu g$ 的 As）制备标准砷斑］，含砷量不得过 0.0005%。问应取供试品多少克？（0.4g）

7.检查氯化钠中砷盐时，规定取标准砷溶液 2.0mL（1mL 标准砷溶液相当于 $1\mu g$ 的 As）制备标准砷斑，要求含砷量不得超过 0.00004%，计算应取供试品多少克？（5g）

第四章 药物的卫生检验

【学习目标】
　　了解微生物检验的基本知识；掌握微生物检验的无菌技术；掌握药品微生物的检测项目及方法。学会无菌操作基本技术；能对灭菌药品进行无菌检查操作；能对非灭菌药品进行微生物限度检查操作。

　　药物作为一种防病、治病的特殊商品，除了在理化方面能有效地控制其质量以外，其卫生检验也显得至关重要。药物的卫生检验有别于药物其他的检验检查项目，其方法、原理、操作、要求均相对特殊，但作为检验技术的一部分，在药物的分析检验中有着举足轻重的作用。

　　对药品的卫生检验是指对药品中微生物的检验，药品的卫生检验包括两项内容，即无菌检查和微生物限度检查。本章将围绕药物的微生物检验方法，讨论与之相关的微生物检验基本知识和技术。

第一节　微生物检验基本知识和技术

一、药品微生物检验基本知识

1. 药品微生物检验的内容

　　药品微生物检验包括两大部分的内容，一是药品中有效微生物成分或含量的测定和抗微生物药物的药效学检测；二是药物卫生检验，主要对药品及其生产过程中污染微生物的定性及定量检测。

　　药品中有效微生物成分或含量的测定和抗微生物药物的药效学检测内容主要有药物的抗菌作用测定和抗生素制剂的定量测定两项，其中药物的抗菌作用测定包括药物敏感度试验、药物抗菌谱系测定、抗微生物防腐剂性能测定和抗生素微生物效价测定四个试验。

　　药物卫生检验主要指对灭菌制剂的无菌试验和对非规定灭菌制剂的微生物限度检查。对灭菌制剂必须进行严格的无菌试验，最大限度地保证制剂不带有活菌。通常采用需气菌、厌气菌及真菌的液体培养基，接种适量的灭菌制剂（或产品），经培养后，观察有无细菌和真菌生长来判定无菌试验结果。微生物限度检查包括控制菌及活菌数检查，国内外药典确定的控制菌多为大肠埃希菌或大肠菌群、沙门菌、铜绿假单胞菌、金黄色葡萄球菌，我国对外用中药增加了破伤风梭菌作为控制菌。控制菌的检查是根据待检菌的特性进行增菌培养、分离培养、生化鉴定、血清学鉴定及革兰染色镜检来确定。活菌数的测定是按细菌、霉菌及酵母菌适宜生长的培养条件，准备相应的培养基，采用平板菌落计数测得。

　　此外，微生物检验还包括生产环境的空气净化度监测。药物制剂微生物污染最广泛的来源来自环境，因此必须按照生产工艺和产品质量的要求控制生产车间的净化级别。空气净化级别的重要内容是空气微生物学指标，其标准是以细菌为代表，选用指标是菌落总数，表示方法为菌落形成单位/米^3（CFU/m^3）。按空气微生物采集原理不同分为自然沉降法、撞击式采样法、过滤阻留式采样法等多种方法。

本章主要讨论药物的卫生检验。

2. 药品微生物的检验技术

药品微生物检验技术，是指对规定灭菌和非规定灭菌药品的微生物检验与抗菌作用的测定等所常用的操作方法，包括微生物学的基本操作技术、消毒与灭菌、常用仪器的使用、微生物形态学检查、培养基制备技术、生化试验、血清学试验、菌种保藏及微生物检验常用统计方法等内容。

上述微生物检验技术内容多数在《微生物基础》课程中已有介绍，在此不再赘述。本节仅对微生物基本检验技术中非常重要的无菌技术作一介绍。

二、微生物检验的无菌技术

无菌技术是指在整个微生物检验过程中，控制微生物污染的一系列操作方法和措施，包括无菌环境、无菌实验器材、无菌操作等。

1. 无菌环境

无菌环境是指用各种方法控制实验空间内微生物数量，使其达到无菌要求。一般包括无菌实验室、净化操作台、无菌柜等不同的操作空间。无菌环境是通过空气中微粒数及活菌数来评定的，常用测定方法是取营养琼脂平板（直径 9cm）和改良马丁培养基平板（直径 9cm）各 3 个，置无菌间操作台的各个位置上，开盖暴露 30min，分别在 37℃培养 48h、28℃培养 3～5d 后计算菌落数，微生物限度为细菌和真菌总数不超过 10 个，否则不能用于微生物检验。

（1）无菌实验室 微生物检验所要进行的主要工作包括：实验器材的洗刷、包装、灭菌；培养基及试剂的配制、灭菌、存放；样品的保存；检验操作；培养结果观测和鉴定等。所以各实验室应根据各自的条件，合理布局，保证检测质量。

① 对无菌实验室的要求

a. 无菌操作间应与普通工作室分开并有缓冲间，设物流窗口，室内壁应平整光滑，门缝应密闭，室内不设上下水道。

b. 无菌室内不应堆放与实验操作无关的器械，以便于清洁和消毒。

c. 细菌和真菌的实验室应分开，危险性毒素和毒素的检验也必须单独进行以免交叉污染。

② 无菌实验室的灭菌方法

a. 通入经过滤的无菌空气；

b. 用净化器净化室内空气；

c. 通过紫外光照射，杀灭空气中的微生物；

d. 用消毒剂熏蒸方法消毒空气。

（2）净化工作台 净化工作台是微生物实验室常使用的无菌操作台，比一般的无菌实验室更洁净，多采用层流技术净化空气，分为水平式和垂直式，在层流有效区内可保持无菌环境。它占地少，可移动。一般用于样品的前处理。

（3）无菌柜 无菌柜是一种可移动的透明箱体（图 4-1），上部有照明灯及紫外光灯，有一个物流口，人手可通过箱体下部的两个伸入孔伸入箱内操作，它简便、轻便、经济、可

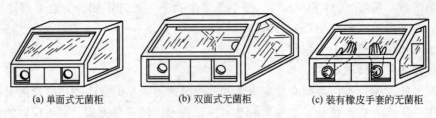

(a) 单面式无菌柜　　　　(b) 双面式无菌柜　　　　(c) 装有橡皮手套的无菌柜

图 4-1　无菌操作柜

移动，但操作不便，适用于菌种的接种或真菌计数等操作。

2. 无菌实验器材

无菌器材是无菌技术的主要组成部分，微生物检验的实验用器材可分为两类。

（1）灭菌器材　凡是检验中使用的器材，能灭菌处理的必须灭菌处理如玻璃器皿、接种针、注射器、吸管、试管、培养基、稀释剂、无菌衣、口罩、称量纸等，在使用前都必须经过各种适宜方法灭菌处理，在适宜的贮存器或较洁净的环境中保存备用。

（2）消毒器材　凡检验用器材无法灭菌处理的，使用前必须消毒处理。例如无菌室内的凳子、试管架、天平、工作台、检验样品容器或包装以及工作人员的手等，这些虽然无法进行灭菌，但可以消毒。

所有灭菌、消毒器材均应有不同颜色的明确标记，以便使用时不会弄错。

3. 无菌操作

无菌操作一般是指在无菌环境条件下，使用无菌制品或无菌器材进行检验或实验的过程中，能防止微生物污染与干扰的一种常规操作方法。

无菌操作的目的：一是保证待检物品不被环境中微生物污染；二是防止被检微生物在操作中污染环境或感染操作人员。

无菌操作涉及的方面很广，本章仅取其主要内容介绍如下。

（1）进入无菌室的准备

① 定期检查无菌环境的空气是否符合规定。

② 开启紫外光灯，进行空间灭菌处理。

③ 检查一切进入无菌环境的器材灭菌、消毒的标志物是否完备。

④ 洗手消毒。首先用肥皂涂在手上揉搓 10～15s，肥皂虽不杀菌，但有去污作用，然后用流水彻底冲洗，可有效除去手上大多数暂住菌，如连续洗 2～3 次，使残余的微生物减少到最低水平，再用消毒液如洗必泰、苯扎溴铵、碘伏、乙醇、过氧乙酸等洗手。

⑤ 操作人员将手部消毒后，再穿戴无菌工作服（包括鞋、帽、口罩等）。严格的无菌服应是戴帽套头的无扣的上衣，颈部、脸部及袖口是紧口的，以保护身体，防止污染。一般的无菌衣是背开口、围胸部、紧扣颈部与长袖紧口的，以保护身体，防止污染。

⑥ 在进入无菌室后，进一步用浸有消毒液的棉球或泡沫塑料物消毒手，然后可进行检验或实验操作。

（2）检验操作过程

① 在所有操作中均不应大幅度或快速动作，以免搅动空气中尘埃微粒。

② 使用玻璃器皿应轻取轻放，避免破损，以防培养物扩散。

③ 在近火焰区操作。

④ 使用金属接种器具，用前、用后均需灼烧灭菌。接种用具带有蜡质、油质的培养物时，

不应立即在火焰上燃烧，应先在内焰里将油质培养物烘干后再灼烧灭菌，以免外溅污染环境。

⑤ 在接种培养物时，动作应轻、准，防止培养物溅出，产生气溶胶，造成污染。

⑥ 应用橡胶乳头套在吸管上端，吸吹供试液或培养液等，切勿用嘴直接吸吹吸管。接种用过的吸管、注射器等，应及时置入消毒液缸内或消毒桶内灭菌。

⑦ 用注射器吸取样品、培养物时，注射器内应无空气；装卸针头时应用灭菌的镊子；从密封容器内抽取液体时，应注入无菌空气；带液体的针筒针头应向上倾斜，并用75％无菌乙醇棉球（挤干）保护针头根部；注射时勿用力过猛，以免内容物喷出或针头脱落使溢出液体污染灭菌器材或环境。

⑧ 在开启菌种管或其他供试品安瓿之前，应用碘酒或75％乙醇棉球消毒容器。刻痕用的砂轮、锯刀也应消毒，截断时要防止污染，安瓿切口过火灭菌。

⑨ 当灭菌瓶塞或试管塞掉落在工作台上，一般不宜再用，应另换无菌塞，或通过火焰处理后再用。

⑩ 在接种霉菌、放线菌时，应在铺有浸过消毒液的纱布上操作，以防孢子散落传播。

（3）其他实验操作

① 在实验过程中观察平板培养物时，一般不宜开盖观察。如取菌落或菌苔涂片、染色，或做玻片凝集实验时，在火焰近旁操作，平皿盖可适当开启，挑取菌落。

② 在涂片、染色时，应使用夹子夹持玻片，切勿用手直接拿玻片，以防污染菌液。

③ 所用过的玻片应置消毒液中消毒后，再洗刷清洁。

④ 凡能释放大量传染性气泡微粒的操作，不宜用玻片，例如过氧化氢酶试验等。

第二节　药品的无菌检查

一、概述

1. 无菌检查的概念及范围

无菌检查法系用于检查药典要求无菌的药品、生物制品、医疗器具、原料、辅料及其他品种是否无菌的一种方法。若供试品符合无菌检查法的规定，仅表明了供试品在该检验条件下未发现微生物污染。

凡直接进入人体血液循环系统、肌肉、皮下组织或接触创伤、溃疡等部位而发生作用的制品或要求无菌的材料、灭菌器具等都要进行无菌检查，具体包括以下几类。

（1）各种注射剂　用于肌内、皮下和静脉的各种针剂，包括注射用的无菌水、溶剂、输液、注射剂原料等。

（2）眼用及外伤用制剂　用于眼科手术、角膜创伤及一般创伤、溃疡和烧伤等外科用药品制剂。

（3）植入剂　即用于包埋于人体内的药物制剂，如不溶于水的激素、避孕药物、免疫药物及抗肿瘤药物等要求无菌的制剂。还有心脏瓣膜以及固定用金属板和有机器材等。

（4）可吸收的止血剂　如明胶发泡剂、凝血酶等用于止血并可被吸收的各种药物制剂。

（5）外科用敷料、器材　如外科用脱脂棉、纱布、结扎线、缝合线、可被吸收的羊肠线及一次性注射器与一次性无菌手术刀片、输血袋、输液袋、博士伦等。

按无菌检查法规定，上述各类制剂均不得检出细菌、放线菌、酵母菌及霉菌等活菌。

2. 培养基

无菌检查用培养基主要有下列三类，其制备方法按药典规定执行。

① 需气菌、厌气菌培养基。即硫乙醇酸盐流体培养基。

② 真菌培养基。

③ 选择性培养基。包括对氨基苯甲酸培养基（用于磺胺类药物的无菌检查）和聚山梨酸培养基（用于油剂药品的无菌检查）。

无菌检查用培养基，无论是市售的脱水培养基或配制的培养基，其质量标准是：应澄清，无沉淀；无菌；灵敏度检查符合规定。

3. 培养基的制备、培养条件及适用性检查

（1）培养基的制备及培养条件　培养基可按以下处方制备，亦可使用按该处方生产的符合规定的脱水培养基或成品培养基。配制后应采用验证合格的灭菌程序灭菌。制备好的培养基应保存在 2～25℃、避光的环境，若保存于非密闭容器中，一般在 3 周内使用；若保存于密闭容器中，一般可在一年内使用。

（2）培养基的适用性检查　无菌检查用的硫乙醇酸盐流体培养基和胰酪大豆胨液体培养基等应符合培养基的无菌性检查及灵敏度检查的要求。本检查可在供试品的无菌检查前或与供试品的无菌检查同时进行。无菌性检查每批培养基随机取不少于 5 支（瓶），置各培养基规定的温度培养 14 天，应无菌生长。

二、灭菌制剂的无菌检查法

无菌检查法包括薄膜过滤法和直接接种法。只要供试品性质允许，应采用薄膜过滤法。供试品无菌检查所采用的检查方法和检验条件应与方法适用性试验确认的方法相同。

无菌试验过程中，若需使用表面活性剂、灭活剂、中和剂等试剂，应证明其有效性，且对微生物无毒性。

1. 检验数量

检验数量是指一次试验所用供试品最小包装容器的数量，成品每亚批均应进行无菌检查。除另有规定外，出厂产品按表 4-1 规定；上市产品监督检验按表 4-2 规定。表 4-1、表 4-2 中最少检验数量不包括阳性对照试验的供试品用量。

表 4-1　批出厂产品及生物制品的原液和半成品最少检验数量

供试品		批产量 N/个	接种每种培养基的最少检验数量
注射剂		≤100	10%或 4 个（取较多者）
		100<N≤500	10 个
		>500	2%或 20 个（取较少者） 20 个（生物制品）
大体积注射剂(>100mL)			2%或 10 个（取较少者） 20 个（生物制品）
冻干血液制品	>5mL	每柜冻干≤200	5 个
		每柜冻干>200	10 个
	≤5mL	≤100	5 个
		100<N≤500	10 个
		>500	20 个
眼用及其他非注射产品		≤200	5%或 2 个（取较多者）
		>200	10 个

续表

供试品	批产量 N/个	接种每种培养基的最少检验数量
桶装无菌固体原料	≤4	每个容器
	4<N≤50	20%或4个容器(取较多者)
	>50	2%或10个容器(取较多者)
抗生素固体原料药(≥5g)		6个容器
生物制品原液或半成品		每个容器(每个容器制品的取样量为总量的0.1%或不少于10mL,每开瓶一次,应如上法抽验)
体外用诊断制品半成品		每批(抽验量应不少于3mL)
医疗器具	≤100	10%或4件(取较多者)
	100<N≤500	10件
	>500	2%或20件(取较少者)

注:若供试品每个容器内的装量不够接种两种培养基,那么表中的最少检验数量应增加相应倍数。

表 4-2 上市抽验样品的最少检验数量

供试品		供试品最少检验数量/瓶或支
液体制剂		10
固体制剂		10
血液制品	V<50mL	6
	V≥50mL	2
医疗器具		10

注:1.若供试品每个容器内的装量不够接种两种培养基,那么表中的最少检验数量应增加相应倍数。

2.抗生素粉针剂(≥5g)及抗生素原料药(≥5g)的最少检验数量为6瓶(或支)。桶装固体原料的最少检验数量为4个包装。

2.检验量

检验量是指供试品每个最小包装接种至每份培养基的最小量(g或mL)。除另有规定外,供试品检验量按表4-3规定。若每支(瓶)供试品的装量按规定足够接种两种培养基,则应分别接种硫乙醇酸盐流体培养基和胰酪大豆胨液体培养基。采用薄膜过滤法时,只要供试品特性允许,应将所有容器内的全部内容物过滤。

表 4-3 供试品的最少检验量

供试品	供试品装量	每支供试品接入每种培养基的最少量
液体制剂	≤1mL	全量
	1mL<V≤40mL	半量,但不得少于1mL
	40mL<V≤100mL	20mL
	V>100mL	10%但不少于20mL
固体制剂	m<50mg	全量
	50mg≤m<300mg	半量
	300mg≤m<5g	150mg
	m≥5g	500mg
生物制品的原液及半成品		半量

供试品	供试品装量	每支供试品接入每种培养基的最少量
医疗器具	外科用敷料棉花及纱布缝合线、一次性医用材料带导管的一次性医疗器具（如输液袋）	取100mg或1cm×3cm整个材料①二分之一内表面积
	其他医疗器具	整个器具①（切碎或拆散开）

① 如果医用器械体积过大，培养基用量可在2000mL以上，将其完全浸没。

3. 阳性对照

应根据供试品特性选择阳性对照菌：无抑菌作用及抗革兰阳性菌为主的供试品，以金黄色葡萄球菌为对照菌；抗革兰阴性菌为主的供试品以大肠埃希菌为对照菌；抗厌氧菌的供试品，以生孢梭菌为对照菌；抗真菌的供试品，以白色念珠菌为对照菌。阳性对照试验的菌液制备同方法适用性试验，加菌量小于100CFU供试品用量同供试品无菌检查时每份培养基接种的样品量。阳性对照管培养72h内应生长良好。

4. 阴性对照

供试品无菌检查时，应取相应溶剂和稀释液、冲洗液同法操作，作为阴性对照。阴性对照不得有菌生长。

5. 供试品处理及接种培养基

操作时，用适宜的消毒液对供试品容器表面进行彻底消毒，如果供试品容器内有一定的真空度，可用适宜的无菌器材（如带有除菌过滤器的针头）向容器内导入无菌空气，再按无菌操作开启容器取出内容物。

除另有规定外，按下列方法进行供试品处理及接种培养基。

（1）薄膜过滤法　薄膜过滤法一般应采用封闭式薄膜过滤器。无菌检查用的滤膜孔径应不大于0.45μm，直径约为50mm。根据供试品及其溶剂的特性选择滤膜材质。使用时，应保证滤膜在过滤前后的完整性。

水溶性供试液过滤前应先将少量的冲洗液过滤，以润湿滤膜。油类供试品，其滤膜和过滤器在使用前应充分干燥。为发挥滤膜的最大过滤效率，应注意保持供试品溶液及冲洗液覆盖整个滤膜表面。供试液经薄膜过滤后，若需要用冲洗液冲洗滤膜，每张滤膜每次冲洗量一般为100mL，且总冲洗量不得超过1000mL，以避免滤膜上的微生物受损伤。

① 水溶液供试品。取规定量，直接过滤，或混合至含不少于100mL适宜稀释液的无菌容器中，混匀，立即过滤。如供试品具有抑菌作用，须用冲洗液冲洗滤膜，冲洗次数一般不少于三次，所用的冲洗量、冲洗方法同方法适用性试验。除生物制品外，一般样品冲洗后，1份滤器中加入100mL硫乙醇酸盐流体培养基，1份滤器中加入100mL胰酪大豆胨液体培养基。生物制品样品冲洗后，2份滤器中加入100mL硫乙醇酸盐流体培养基，1份滤器中加入100mL胰酪大豆胨液体培养基。

② 水溶性固体供试品。取规定量，加适宜的稀释液溶解或按标签说明复溶，然后照水溶液供试品项下的方法操作。

③ 非水溶性供试品。取规定量，直接过滤；或混合溶于适量含聚山梨酯80或其他适宜乳化剂的稀释液中，充分混合，立即过滤。用含0.1%～1%聚山梨酯80的冲洗液冲洗滤膜至少3次。加入含或不含聚山梨酯80的培养基。接种培养基照水溶液供试品项下的方法操作。

④ 可溶于十四烷酸异丙酯的膏剂和黏性油剂供试品。取规定量，混合至适量的无菌十

四烷酸异丙酯中，剧烈振摇，使供试品充分溶解，如果需要可适当加热，但温度不得超过44℃，趁热迅速过滤。对仍然无法过滤的供试品，于含有适量的无菌十四烷酸异丙酯中的供试液中加入不少于100mL的稀释液，充分振摇萃取，静置，取下层水相作为供试液过滤。过滤后滤膜冲洗及接种培养基照非水溶性制剂供试品项下的方法操作。

⑤ 无菌气（喷）雾剂供试品。取规定量，将各容器置−20℃或其他适宜温度冷冻约1h，取出，以无菌操作迅速在容器上端钻一小孔，释放抛射剂后再无菌开启容器，并将供试品转移至无菌容器中混合，供试品亦可采用其他适宜的方法取出。然后照水溶液或非水溶性制剂供试品项下的方法操作。

⑥ 装有药物的注射器供试品。取规定量，将注射器中的内容物（若需要可吸入稀释液或标签所示的溶剂溶解）直接过滤，或混合至含适宜稀释液的无菌容器中，然后照水溶液或非水溶性供试品项下方法操作。同时应采用适宜的方法进行包装中所配带的无菌针头的无菌检查。

⑦ 具有导管的医疗器具（输血、输液袋等）供试品。取规定量，每个最小包装用50~100mL冲洗液分别冲洗内壁，收集冲洗液于无菌容器中，然后照水溶液供试品项下方法操作。同时应采用直接接种法进行包装中所附带的针头的无菌检查。

（2）直接接种法　　直接接种法适用于无法用薄膜过滤法进行无菌检查的供试品，即取规定量供试品分别等量接种至硫乙醇酸盐流体培养基和胰酪大豆胨液体培养基中。除生物制品外，一般样品无菌检查时两种培养基接种的瓶或支数相等；生物制品无菌检查时硫乙醇酸盐流体培养基和胰酪大豆胨液体培养基接种的瓶或支数为2∶1。除另有规定外，每个容器中培养基的用量应符合接种的供试品体积不得大于培养基体积的10%，同时，硫乙醇酸盐流体培养基每管装量不少于15mL，胰酪大豆胨液体培养基每管装量不少于10mL。供试品检查时，培养基的用量和高度同方法适用性试验。

① 混悬液等非澄清水溶液供试品。取规定量，等量接种至各管培养基中。

② 固体供试品。取规定量，直接等量接种至各管培养基中。或加入适宜的溶剂溶解，或按标签说明复溶后，取规定量等量接种至各管培养基中。

③ 非水溶性供试品。取规定量，混合，加入适量的聚山梨酯80或其他适宜的乳化剂及稀释剂使其乳化，等量接种至各管培养基中。或直接等量接种至含聚山梨酯80或其他适宜乳化剂的各管培养基中。

④ 敷料供试品。取规定数量，以无菌操作拆开每个包装，于不同部位剪取约100mg或1cm×3cm的供试品，等量接种于各管足以浸没供试品的适量培养基中。

⑤ 肠线、缝合线等供试品。肠线、缝合线及其他一次性使用的医用材料按规定量取最小包装，无菌拆开包装，等量接种于各管足以浸没供试品的适量培养基中。

⑥ 灭菌医用器具供试品。取规定量，必要时应将其拆散或切成小碎段，等量接种于各管足以浸没供试品的适量培养基中。

⑦ 放射性药品供试品。1瓶（支），等量接种于装量为7.5mL的硫乙醇酸盐流体培养基和胰酪大豆胨液体培养基中。每管接种量为0.2mL。

6. 培养及观察

将上述接种供试品后的培养基容器分别按各培养基规定的温度培养14天；接种生物制品供试品的硫乙醇酸盐流体培养基的容器应分成两等份，一份置30~35℃培养，另一份置20~25℃培养。培养期间应逐日观察并记录是否有菌生长。如在加入供试品后或在培养过程中，培养基出现浑浊，培养14天后，不能从外观上判断有无微生物生长，可取该培养液适量转种至同种新鲜培养基中，培养3天，观察接种的同种新鲜培养基是否再出现浑浊；或取培养液涂片，染色，镜检，判断是否有菌。

三、无菌检查结果判定

阳性对照管应生长良好，阴性对照管不得有菌生长。否则，试验无效。

若供试品管均澄清，或虽显浑浊但经确证无菌生长，判供试品符合规定；若供试品管中任何一管显浑浊并确证有菌生长，判供试品不符合规定，除非能充分证明试验结果无效，即生长的微生物非供试品所含。当符合下列至少一个条件时方可判试验结果无效。

① 无菌检查试验所用的设备及环境的微生物监控结果不符合无菌检查法的要求。

② 回顾无菌试验过程，发现有可能引起微生物污染的因素。

③ 供试品管中生长的微生物经鉴定后，确证是因无菌试验中所使用的物品和（或）无菌操作技术不当引起的。

试验若经确认无效，应重试。重试时，重新取同量供试品，依法检查，若无菌生长，判供试品符合规定；若有菌生长，判供试品不符合规定。

第三节　药品的微生物限度检查

一、概述

1. 微生物限度检查的意义及范围

微生物限度检查是指非规定灭菌制剂及其原辅料受到微生物污染程度的一种检查方法，包括染菌量及控制菌的检查。

微生物限度检查的范围主要针对非规定灭菌药物。非规定灭菌药物包括常用口服制剂与一般外用制剂及其原辅料。对这一部分制剂一般不要求绝对无菌，允许一定限量的微生物存在，但同时规定不得有可疑致病的细菌存在。由于致病菌的范围很广，各国药典都规定了几个常见的致病菌或指示菌作为控制菌。

微生物限度检查的内容包括下列两项。

① 染菌量检查：包括细菌数、霉菌数及酵母菌数测定，以检查这几类微生物对药品的污染程度。

② 控制菌检查：包括大肠埃希菌、沙门菌、金黄色葡萄球菌及铜绿假单胞菌检查等。非规定灭菌药物中不得检出控制菌。

2. 药品微生物限度标准

为了确保药品在整个生产、保存和使用过程中的质量，制定一个合理的药品微生物限度标准是十分重要的。1972 年世界卫生组织（WHO）的化验室与法定药物检定委员会和国际制药联合会工厂药剂师分会，联合提出了非规定灭菌药物染菌限度的标准（表 4-4），可作为各国制定标准的参考。

表 4-4　药品的染菌限度标准分类

类别序号	制剂种类	活菌数及特定菌标准
1	注射用制剂	按药典规定条件下灭菌，1g(或 1mL)制剂中不得含有活菌
2	眼科用制剂，用于正常无菌体腔、严重烧伤和溃疡面的制剂	1g(或 1mL)制剂中不得含有活菌
3	用于局部和受伤皮肤的制剂，供耳鼻、喉等科用的制剂	1g(或 1mL)制剂中的活菌数不超过 10^2，不得含有肠杆菌科细菌、铜绿假单胞菌、金黄色葡萄球菌

续表

类别序号	制剂种类	活菌数及特定菌标准
4	其他制剂	1g(或1mL)制剂中的活菌数不超过 10^3，同时不得含有肠杆菌科细菌、铜绿假单胞菌、金黄色葡萄球菌，1g(或1mL)中活的真菌(霉菌、酵母菌)数不得超过 10^2

《中国药典》(2020)按剂型制定药品微生物限度标准见表 4-5。

表 4-5 《中国药典》(2020)微生物限度标准

编号	剂型	细菌数	霉菌数	大肠埃希菌	金黄色葡萄球菌	铜绿假单胞菌
1	片剂	10^3	10^2	—		
2	酊剂	10^2	10^2	—		
3	栓剂	10^2	10^2		—	
4	胶囊剂	10^3	10^2	—		
5	软膏剂	10^2	10^2			
6	一般眼膏剂	10^2	10^2			
7	丸剂(滴丸、糖丸等)	10^3	10^2	—		
8	一般滴眼剂	10^2	10^2			
9	气雾剂	10^2	10			
10	糖浆剂	10^2	10^2	—		
11	膜剂	10^2	10			
12	颗粒剂	10^3	10^2	—		
13	口服溶液剂、混悬剂、乳剂	10^2	10^2	—		
14	散剂	10^3	10^2	—		
15	外用散剂	10^2	10^2		—	—
16	滴耳剂	10^2	10			
17	鼻用制剂	10^2	10			
18	洗剂	10^2	10^2			
19	搽剂	10^2	10^2			
20	凝胶剂	10^2	10^2			

注：1.“—”为 1g 或 1mL 制剂中不得检出。

2.含动物组织来源的制剂（包括提取物）还不得检出沙门菌。

3.抗细菌的口服抗生素制剂应检查霉菌，每 1g 中不得过 100 个。

4.抗真菌的口服抗生素制剂应检查细菌，每 1g 中不得过 100 个；发霉、长螨者，以不合格论。

二、供试液制备

1. 供试品的取样

供试品应随机抽样。一般应随机抽取不少于 2 个最小包装的供试品，混合，取规定量供试品进行检验。

供试品的检验量每批一般为 10g 或 10mL；膜剂为 $100cm^2$；贵重药品、微量包装药品的检验量可以酌减。检验时，应从 2 个以上最小包装单位中抽取供试品，大蜜丸还不得少于 4 丸，膜剂还不得少于 4 片。

2. 稀释剂

各剂型及原辅料的供试样品，一般均需用稀释剂经稀释处理后作为供试液，对于限度规定 1mL 不得检出活菌的液体制剂，应不经稀释，直接取样品原液作为供试品。

常用的稀释剂包括：0.9％无菌氯化钠溶液、pH 为 7.2 的磷酸盐缓冲液（0.1mol/L）、1％聚山梨酯 80、0.9％氯化钠溶液、pH 为 6.8 的磷酸盐缓冲液、缓冲蛋白胨水、大豆酪蛋白消化培养基、乳糖肉汤培养基。

3. 供试液制备方法

按供试品的理化特性与生物学特性可采取适宜的方法制备供试液。

（1）水溶性供试品取供试品　用 pH 7.0 的无菌氯化钠-蛋白胨缓冲液，或 pH 7.2 的磷酸盐缓冲液，或胰酪大豆胨液体培养基溶解或稀释制成 1∶10 供试液。若需要，调节供试液 pH 至 6～8。必要时，用同一稀释液将供试液进一步 10 倍系列稀释。水溶性液体制剂也可用混合的供试品原液作为供试液。

（2）水不溶性非油脂类供试品取供试品　用 pH 7.0 的无菌氯化钠-蛋白胨缓冲液，或 pH 7.2 的磷酸盐缓冲液，或胰酪大豆胨液体培养基制备成 1∶10 供试液。分散力较差的供试品，可在稀释液中加入表面活性剂如 0.1％聚山梨酯 80，使供试品分散均匀。若需要，调节供试液 pH 至 6～8。必要时，用同一稀释液将供试液进一步 10 倍系列稀释。

（3）油脂类供试品取供试品　加入无菌十四烷酸异丙酯使溶解，或与最少量并能使供试品乳化的无菌聚山梨酯 80 或其他无抑菌性的无菌表面活性剂充分混匀。表面活性剂的温度一般不超过 40℃（特殊情况下，最多不超过 45℃），小心混合，若需要可在水浴中进行，然后加入预热的稀释液使成 1∶10 供试液，保温，混合，并在最短时间内形成乳状液。必要时，用稀释液或含上述表面活性剂的稀释液进一步 10 倍系列稀释。

（4）需用特殊方法制备供试液的供试品

① 液体供试液。取供试品 10mL，加入稀释剂 90mL 中，混匀，作为供试液。油剂可加适量聚山梨酯 80；气雾剂以适宜方法使抛射剂导出后，加入适量稀释剂，混匀，吸取相当于 10g 或 10mL 供试品，再稀释成 100mL 作为供试液；合剂（系指含王浆或蜂蜜者，下同）与滴眼液可用供试品作为供试液。

② 固体、半固体或黏稠液供试液。称取供试品 10g，置 0.9％无菌氯化钠溶液 100mL 中，用匀浆仪或其他适宜方法混匀后，作为供试液。在制备过程中，必要时可加适量聚山梨酯 80，并适当加温，但不应超过 45℃。

③ 含抑菌成分供试品。供试品如干扰控制菌检验，按以下方法处理后，依法检查。

a. 稀释法。将供试液种入较大量的培养基中，使该供试液稀释至不具抑菌作用的浓度。

b. 离心沉淀集菌法。将规定量的供试液，离心（3000r/min）30min，弃去上清液，留底部集菌液约 2mL，再稀释成原规定量的供试液。如有不溶性药渣，可离心（500r/min）5min，取全部上层液，再行集菌处理。

c. 薄膜过滤法。取规定量的供试液，置稀释剂 100mL 中，摇匀，以无菌操作加入装有直径约 50mm、孔径为 $0.45\mu m \pm 0.02\mu m$ 微孔滤膜的过滤器内，减压抽干后，用稀释剂冲洗滤膜 3 次，每次 50～100mL，取出滤膜备检。

d. 中和法。主含磺胺、汞、砷类或防腐剂的供试品，可用相应的试剂纯化活性因子，中和毒性后制成供试液。

三、检查法

药品微生物限度试验包括细菌、霉菌、酵母菌计数和控制菌检查两项。

1. 细菌、霉菌、酵母菌计数

药品细菌、霉菌、酵母菌数测定是微生物的定量检查，对非规定灭菌药品中污染的活菌数量进行测定，通常以每克或每毫升供试品作为计量单位。

微生物计数法可采用平皿法、薄膜过滤法或 MPN 法。

平皿法是取系列稀释的供试品接种在适宜的琼脂平板培养基上，以适宜的温度进行培养，观察肉眼可见的细菌、霉菌与酵母菌菌落数。平皿法包括倾注法和涂布法。

各国药典所收载的培养基不尽一致，但都是以多数常见的能适宜生长的培养基配方选用的。但是各种菌种的生长条件不完全相同，因而用一种培养基和培养条件都只能反映规定条件下测得的结果。同一供试品用不同的方法和条件，所测得的结果可能出现不一致的情况。但是一国药典所规定使用的培养基及其操作、培养条件，必须遵照执行，任何疏漏或非标准化的操作条件均可能导致测定结果的误差。

《中国药典》（2020）规定：胰酪大豆胨琼脂培养基或胰酪大豆胨液体培养基用于测定需氧菌总数；沙氏葡萄糖琼脂培养基用于测定霉菌和酵母总数。

2. 控制菌检查

《中国药典》（2020）通则 1106 中"控制菌的菌种和菌液制备"，所涉及的菌种是 6 个，分别是大肠埃希菌、乙型副伤寒沙门菌、铜绿假单胞菌、金黄色葡萄球菌、白色念珠菌和生孢梭菌。前 4 个菌液的制备是相同的，分别接种于胰酪大豆液体培养基中和胰酪大豆胨培养基上，30～35℃培养 18～24h；将白色念珠菌接种于沙氏葡萄糖琼脂培养基上或沙氏葡萄糖液体培养基中，20～25℃培养 2～3天；将生孢梭菌接种于梭菌增菌培养基中置厌氧条件下 30～35℃培养 24～48h。我们讨论前 4 种菌的检查，后 2 种根据需要另查相关资料。

（1）大肠埃希菌（*Escherichia coli*）检查

① 原理。大肠埃希菌中 97％含有 β-葡萄糖醛酸苷酶（β-glucuronidase，GUD），4-甲基伞形酮-β-D-葡萄糖醛酸苷（4-Methylumbelliferyl-β-D-Glucuronide，MUG）被 β-GUD 分解，产生荧光。由于荧光反应的敏感度较颜色反应强千万倍，易被观察，因而 MUG 可以用来鉴定 *E.coli*；但单一使用 MUG 鉴别 *E.coli* 其漏检率较高，鉴于 98％的大肠埃希菌靛基质（Indole）试验为阳性，将 MUG 与 Indole 试验结合，用 EMB 琼脂平板分离，辅以 IMViC 试验，可使 *E.coli* 检出率达到 99％。

② 检验程序

a. 检验程序。见图 4-2。

b. 增菌培养。取胆盐乳糖（BL）培养基 3 瓶，每瓶各 100mL。2 瓶分别加入规定量的供试液，其中 1 瓶加入对照菌 50～100 个作阳性对照，第 3 瓶加入与供试液等量的稀释液作阴性对照。30～35℃培养 18～24h

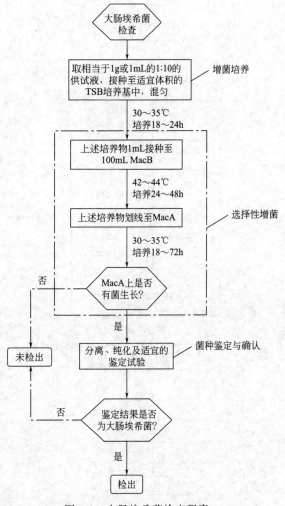

图 4-2　大肠埃希菌检查程序

（必要可延至 48h）。阴性对照应无菌生长。

摇匀上述 BL 增菌培养液，以灭菌吸管取供试品胆盐乳糖增菌培养液、供试品阳性对照液、阴性对照培养液各 0.2mL，分别加入 MUG 培养基管，30～35℃培养 4h，24h 后，将各管置于 366nm 紫外灯下观察有无蓝白色荧光，然后加欧波试液 4～5 滴于上述 MUG 管内，观察液面颜色。MUG 阳性（有荧光）、Indole 阳性（玫瑰红色）报告检出大肠埃希菌；MUG 阴性（无荧光），Indole 阴性（无色）报告未检出大肠埃希菌。

如 MUG 阳性、Indole 阴性或 MUG 阴性、Indole 阳性时，均以接种环蘸取 1～2 环 BL 增菌培养液划线于 EMB 或麦康凯琼脂平板上，30～35℃培养 18～72h，观察 EMB 或麦康凯琼脂平板有无可疑大肠埃希菌菌落生长。有疑似菌落生长者，挑取可疑菌落做革兰染色、镜检、IMViC 试验。

③ 结果判断。当空白对照试验呈阴性，阳性对照试验 MUG 呈阳性，供试品 MUG 阳性、Indole 阳性，报告 1g 或 1mL 供试品检出大肠埃希菌；MUG 阴性、Indole 阴性，报告 1g 或 1mL 供试品未检出大肠埃希菌。MUG 阳性、Indole 阴性、IMViC 试验为"－＋－－"、革兰阴性杆菌，报告 1g 或 1mL 供试品检出大肠埃希菌；MUG 阴性、Indole 阳性、IMViC 试验为"＋＋－－"、革兰阳性杆菌，报告 1g 或 1mL 供试品检出大肠埃希菌。在《中国药品检验标准规范》（2019）中提到 IMViC 试验：靛基质试验、甲基红试验、乙酰甲基甲醇生成试验、枸橼酸盐利用试验也可作为鉴定和确认的参考。

（2）沙门菌（*salmonella paratyphi* B）检查

① 检验程序。见图 4-3。

② 检查法。取 10g 或 10mL 供试品直接或处理后接种至适宜体积（经方法适用性试验确定）的胰酪大豆胨液体培养基中，混匀，30～35℃培养 18～24h。取上述培养物 0.1mL 接种至 10mL RV 沙门菌增菌液体培养基中，30～35℃培养 18～24h。取少量 RV 沙门菌增菌液体培养物划线接种于木糖赖氨酸脱氧胆酸盐琼脂培养基平板上，30～35℃培养 18～48h。

沙门菌在木糖赖氨酸脱氧胆酸盐琼脂培养基平板上生长良好，菌落为淡红色或无色、透明或半透明、中心有或无黑色。用接种针挑选疑似菌落于三糖铁琼脂培养基高层斜面上进行斜面和高层穿刺接种，培养 18～24h，或采用其他适宜方法进一步鉴定。

由于培养基的差异，菌落可能有所不同，不同于表 4-6 所列特征时，可判为未检出沙门菌。

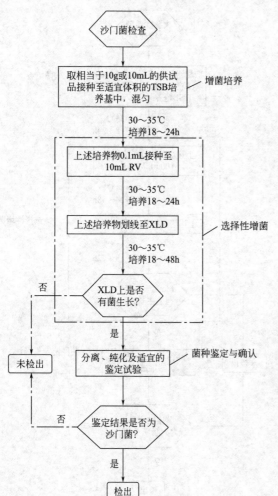

图 4-3　沙门菌检查程序

表 4-6 沙门菌菌落形态特征

培养基	菌落形态
胆盐硫乳琼脂	无色至浅橙色,半透明,菌落中心带黑色或全部黑色或无黑色
沙门菌属、志贺菌属琼脂	无色至淡红色,半透明或不透明,菌落中心有时带黑褐色
曙红亚甲蓝琼脂	无色至浅色,透明或半透明,光滑湿润的圆形菌落
麦康凯琼脂	无色至浅色,透明或半透明,菌落中心有时为暗色

③ 结果判断。若木糖赖氨酸脱氧胆酸盐琼脂培养基平板上有疑似菌落生长,且三糖铁琼脂培养基的斜面为红色、底层为黄色,或斜面黄色、底层黄色或黑色,应进一步进行适宜的鉴定试验,确定是否为沙门菌。如果平板上没有菌落生长,或虽有菌落生长但鉴定结果为阴性,或三糖铁琼脂培养基的斜面未见红色、底层未见黄色;或斜面黄色、底层未见黄色或黑色,判供试品未检出沙门菌。

（3）铜绿假单胞菌（*Pseudomonas aeruginosa*）检查

① 检验程序。见图 4-4。

铜绿假单胞菌按增菌,分离,纯培养,革兰染色镜检及生化试验等步骤进行检验。

② 检查法。取供试品,按照"非无菌产品微生物检查中微生物计数法（《中国药典》通则 1105）"制成 1：10 供试液。取相当于 1g 或 1mL 供试品的供试液,接种至适宜体积（经方法适用性试验确定）的胰酪大豆胨液体培养液中,混匀,30～35℃培养 18～24h。

取上述培养物划线接种于溴化十六烷

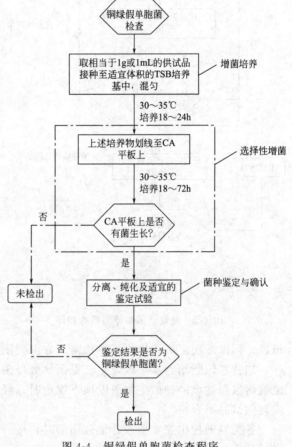

图 4-4 铜绿假单胞菌检查程序

基三甲铵琼脂培养基平板上,30～35℃培养 18～72h。取上述平板上生长的菌落进行氧化酶试验,或采用其他适宜方法进一步鉴定。

氧化酶试验。将洁净滤纸片置于平皿内,用无菌玻棒取上述平板上的菌落涂于滤纸片上,滴加新配制的 1％二盐酸 N,N-二甲基对苯二胺试液,在 30s 内若培养物呈粉红色并逐渐变为紫红色为氧化酶试验阳性,否则为阴性。

③ 结果判断。若溴化十六烷基三甲铵琼脂培养基平板上有菌落生长,且氧化酶试验阳性,应进一步进行适宜的鉴定试验,确证是否为铜绿假单胞菌。如果平板上没有菌落生长,或虽有菌落生长但鉴定结果为阴性,或氧化酶试验阴性,判供试品未检出铜绿假单胞菌。

（4）金黄色葡萄球菌（*Staphylococcus aureus*）检查

① 检验程序。见图 4-5。

② 检查法。取供试品,照"非无菌产品微生物检查中微生物计数法（《中国药典》通则 1105）"制成 1：10 供试液。取相当于 1g 或 1mL 供试品的供试液,接种至适宜体积（经方

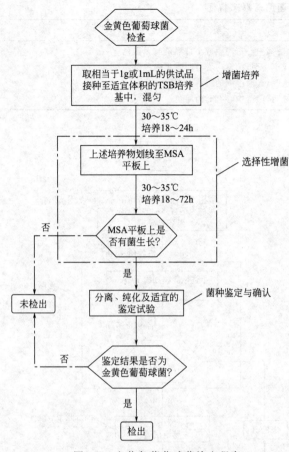

图4-5　金黄色葡萄球菌检查程序

法适用性试验确定）的胰酪大豆胨液体培养液中，混匀，30～35℃培养18～24h。

取上述培养物划线接种于甘露醇氯化钠琼脂培养基平板上，30～35℃培养18～72h。

③ 结果判断。若甘露醇氯化钠琼脂培养基平板上有黄色菌落或外周有黄色环的白色菌落生长，应进行分离、纯化及适宜的鉴定试验，确证是否为金黄色葡萄球菌；若平板上没有与上述形态特征相符或疑似的菌落生长，或虽有相符或疑似的菌落生长但鉴定结果为阴性，判供试品未检出金黄色葡萄球菌。

四、结果判断

细菌菌落数、霉菌（酵母菌）菌落数、控制菌三项均符合该品种微生物限度项下规定，应判供试品合格；其中任何一项不符合该品种项下规定，应判供试品不合格。

细菌菌落数、霉菌（酵母菌）菌落数第一次测定超过该品种微生物限度项下规定时，应从同一批号样品中随机抽样，复试2次，以3次结果平均值报告。

眼科用药的霉菌和酵母菌菌落数复试报告，须以2次复试结果均不得长菌，方可判供试品合格。

如营养琼脂培养基平板以生长霉菌（酵母菌）菌落数或玫瑰红钠琼脂培养基平板生长细菌菌落数超过该品种微生物限度项下规定时，经复试2次，如3次结果平均值仍超过规定，应判供试品不合格。

各类制剂检出控制菌或其他致病菌时，按一次检出结果为准，不再抽样复试，即应判该供试品不合格。

本 章 小 结

一、药品微生物检验基本知识

1. 药品微生物检验的内容

药品微生物检验包括两大部分的内容，一是药品中有效微生物成分或含量的测定和抗微生物药物的药效学检测；二是药物卫生检验，主要对药品及其生产过程中污染微生物的定性及定量检测。

药品中有效微生物成分或含量的测定和抗微生物药物的药效学检测内容主要有药物的抗菌作用测定和抗生素制剂的定量测定两项，药物卫生检验主要指对灭菌制剂的无菌试验和对非规定灭菌制剂的微生物限度检查。

2.药品微生物的检验技术

无菌技术是指在整个微生物检验过程中，控制微生物污染的一系列操作方法和措施，包括无菌环境、无菌实验器材、无菌操作等。

无菌环境是指用各种方法控制实验空间内微生物数量，使其达到无菌要求。一般包括无菌实验室、净化操作台、无菌柜等不同的操作空间。无菌环境是通过空气中微粒数及活菌数来评定的，包括无菌实验室、净化工作台、无菌柜。

无菌实验器材分为灭菌器材和消毒器材。

无菌操作一般是指在无菌环境条件下，使用无菌制品或无菌器材进行检验或实验的过程中，能防止微生物污染与干扰的一种常规操作方法。

二、药品的无菌检查

无菌检查法系用于检查药典要求无菌的药品、生物制品、医疗器具、原料、辅料及其他品种是否无菌的一种方法。

无菌检查的范围：凡直接进入人体血液循环系统、肌肉、皮下组织或接触创伤、溃疡等部位而发生作用的制品或要求无菌的材料、灭菌器具等都要进行无菌检查。包括注射剂，眼用及外伤用制剂，植入剂，可吸收的止血剂，外科用敷料、器材。

灭菌制剂的无菌检查法包括直接接种法和薄膜过滤法。前者适用于非抗菌作用的供试品；后者适用于有抗菌作用的大容量的供试品。

三、药品的微生物限度检查

微生物限度检查是指非规定灭菌制剂及其原辅料受到微生物污染程度的一种检查方法，包括染菌量及控制菌的检查。

微生物限度检查的范围主要针对非规定灭菌药物。非规定灭菌药物包括常用口服制剂与一般外用制剂及其原辅料。微生物限度检查的内容包括下列两项。

① 染菌量检查。包括细菌数、霉菌数及酵母菌数测定，以检查这几类微生物对药品的污染程度。

② 控制菌检查。包括大肠埃希菌、沙门菌、金黄色葡萄球菌及铜绿假单胞菌检查等。非规定灭菌药物中不得检出控制菌。

药品微生物限度试验包括细菌、霉菌与酵母菌计数和控制菌检查两项。

细菌、霉菌与酵母菌计数最常使用的方法是平皿法。平皿法是取系列稀释的供试品接种在适宜的琼脂平板培养基上，以适宜的温度进行培养，观察肉眼可见的细菌、霉菌与酵母菌菌落数。

控制菌检查项目有：大肠埃希菌检查；沙门菌检查；铜绿假单胞菌检查；金黄色葡萄球菌检查。

习　　题

1.药品微生物检验的内容包括哪些？药物卫生检验又包括哪些？

2.什么是无菌技术？什么是无菌环境？什么是无菌操作？

3.无菌检查法是怎样的一种方法？适用于哪些药品的检查？

4.无菌检查用培养基主要有哪几类？

5.无菌检查的方法有哪几种？适用范围如何？

6.微生物限度检查是怎样的一种方法？适用于哪些药品的检查？

7.微生物限度检查内容包括哪些？控制菌检查项目包括哪些？

第五章 巴比妥类药物的分析

【学习目标】

通过本章学习，掌握巴比妥类药物结构、性质以及它们与分析方法的关系，并能掌握有关方法的原理、方法、计算和注意事项。

巴比妥类药物是一类常见的镇静催眠药，有抑制中枢神经的作用。临床常用的有巴比妥（barbital）、苯巴比妥（phenobarbital）、异戊巴比妥（amobarbital）、司可巴比妥（secobarbital）、硫喷妥（thiopental）等以及它们的钠盐。本章主要讨论巴比妥类药物结构、性质，以及它们与分析方法之间的关系。

第一节 化学结构及理化性质

一、巴比妥类药物的化学结构

巴比妥类药物基本结构如下式。

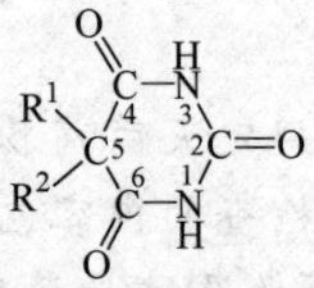

本类药物分子结构是由母核和取代基两部分构成的。其母核为环状丙二酰脲，是巴比妥类药物的共同结构，决定了巴比妥类药物的特性；由于 5 位取代基 R^1 和 R^2 的不同，所以形成不同的巴比妥类药物，具有不同的化学特性。现将常用的巴比妥类药物列于表 5-1。

表 5-1 常用巴比妥类药物及其结构

名　称	R^1	R^2	备　注
巴比妥(barbital)	$-C_2H_5$	$-C_2H_5$	
苯巴比妥(phenobarbital)	$-C_2H_5$	$-C_6H_5$	
司可巴比妥(secobarbital)	$-CH_2CH=CH_2$	$-CH(CH_2)_2CH_3$，含CH_3	
异戊巴比妥(amobarbital)	$-C_2H_5$	$-CH_2CH_2CH(CH_3)_2$	
戊巴比妥(pentobarbital)	$-C_2H_5$	$-CH(CH_2)_2CH_3$，含CH_3	
环己烯巴比妥(cyclobarbital)	$-C_2H_5$	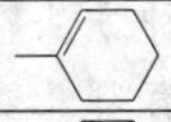 环己烯基	
己锁巴比妥(hexobarbital)	$-CH_3$	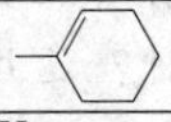 环己烯基	N_1 有 CH_3 取代物
硫喷妥钠(thiopental sodium)	$-C_2H_5$	$-CH(CH_2)_2CH_3$，含CH_3	C_2 有硫取代基钠盐

二、巴比妥类药物的特性

1. 弱酸性

巴比妥类药物分子结构中都具有 1,3-二酰亚胺基团（—CONHCO—），能发生酮式烯醇式互变异构，在水溶液中可以发生二级电离。

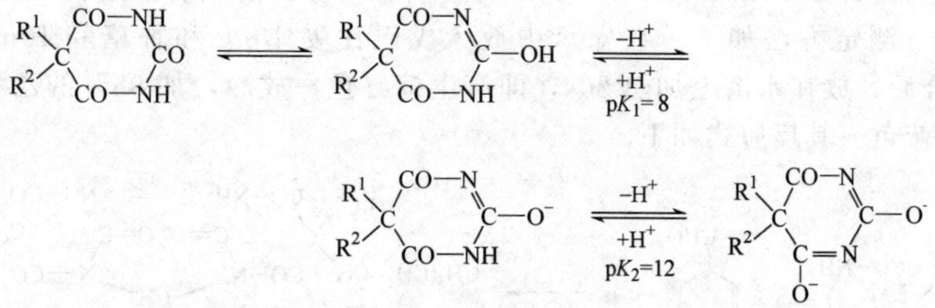

因此，本类药物的水溶液显弱酸性，可与强碱形成水溶性的盐类，常见为钠盐。

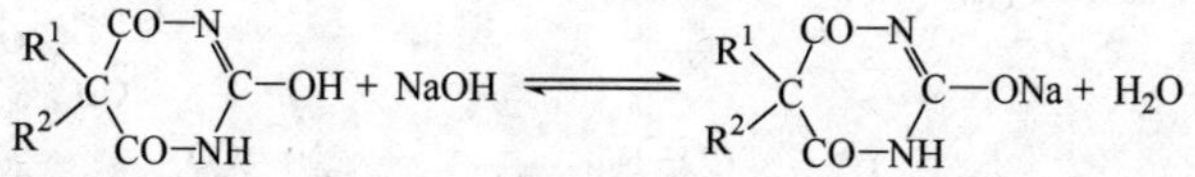

由于巴比妥类药物为弱酸性物质（一般 pK_a 为 7.3～8.4），故其盐的水溶液显碱性，若加酸使其成酸性后，则析出游离的巴比妥类药物，可用有机溶剂将游离的巴比妥类药物提取出来。

根据巴比妥类药物的弱酸性、盐溶液的碱性以及游离巴比妥类药物和其盐在水中溶解性质的不同，可用于鉴别、提取分离和含量测定。

2. 水解反应

本类药物分子结构中具有酰亚胺结构，与碱溶液共沸即水解产生氨气，可使红色石蕊试纸变蓝，反应式如下。

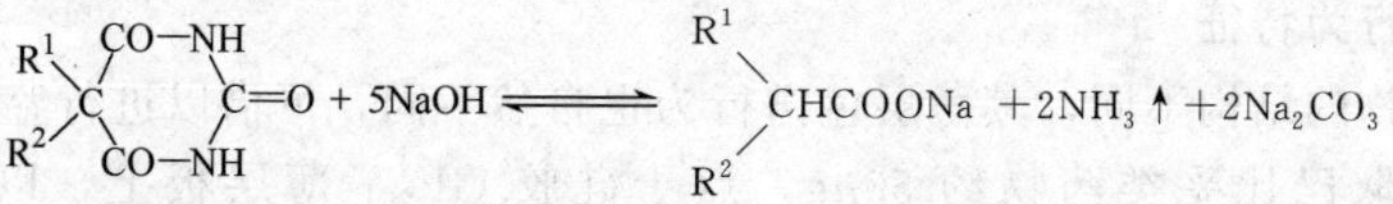

此反应可用于鉴别该类药物，如异戊巴比妥和巴比妥。JP（17）即用此法进行鉴别试验。

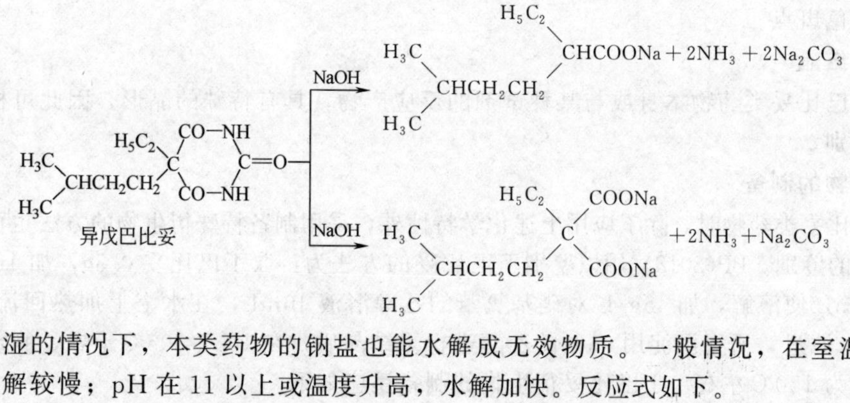

在吸湿的情况下，本类药物的钠盐也能水解成无效物质。一般情况，在室温和 pH 10 以下，水解较慢；pH 在 11 以上或温度升高，水解加快。反应式如下。

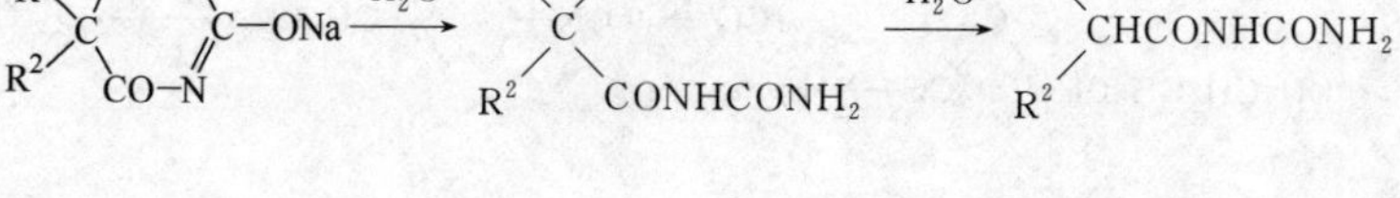

3. 与重金属离子的反应

巴比妥类药物分子中因含有—CONHCONHCO—基团，所以在适宜的 pH 溶液中，可与有些重金属离子（银盐、铜盐、钴盐、汞盐等）进行反应，生成有色或不溶性有色物质。以此性质，可对本类药物进行鉴别和含量测定。

4. 与香草醛的反应

因巴比妥类药物分子结构中具有活泼氢，可与香草醛在浓硫酸存在下发生缩合反应，产生棕红色产物。测定方法如下：在瓷盘中放入戊巴比妥 $10\mu g$ 和香草醛 10mg，加浓硫酸 0.15mL，混合后，放在水浴上加热 30s，即产生棕红色。放冷，加 95% 的乙醇 0.5mL，颜色则转变为暗蓝色。其反应式如下。

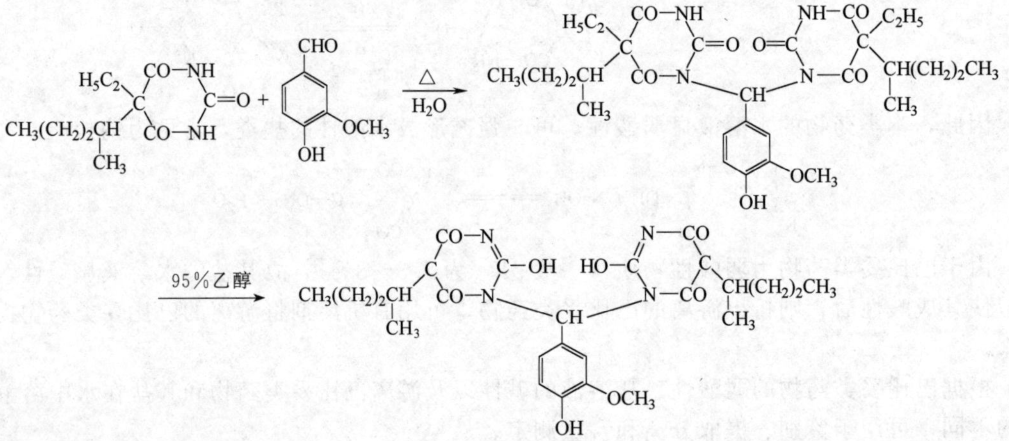

5. 紫外吸收光谱特征

巴比妥类药物在碱性溶液中，电离为具有共轭体系的结构，而产生明显的紫外吸收，其吸收光谱随其电离级数的不同而变化。

6. 薄层色谱行为特征

巴比妥类药物的结构不同，其薄层色谱行为也自然不同，可借以进行鉴别。

其方法为：取巴比妥类药物约 $50\mu g$，点于硅胶 GF_{254} 薄层板上，以三氯甲烷-丙酮（4:1）混合液作流动相，展开后，薄层板用温热空气流进行干燥，然后喷洒 2% 的氯化汞乙醇溶液，继之再喷洒 2% 的 1,5-苯卡巴腙乙醇溶液。此时则在紫色的背景上观察到巴比妥类药物的白色斑点。

7. 显微结晶

大部分巴比妥类药物本身或与某种试剂的反应产物，具有特殊的晶形，因此可根据结晶形状进行鉴别。

8. 衍生物的制备

鉴别巴比妥类药物时，除了应用上述化学特性外，采用制备特殊衍生物的方法也可用于巴比妥类药物的鉴别。BP(2018) 用以鉴别丁巴比妥的方法为：取丁巴比妥 0.5g，加 1mol/L 碳酸钠溶液 5mL 使溶解，加 45g/L 对硝基氯苄的乙醇溶液 10mL，在水浴上加热回流 30min，放置 1h 后，滤过，所得沉淀用 96% 的乙醇进行重结晶后，在 $100\sim105℃$ 干燥，测定衍生物的熔点，应为 150℃ 左右。丁巴比妥衍生物的制备反应如下。

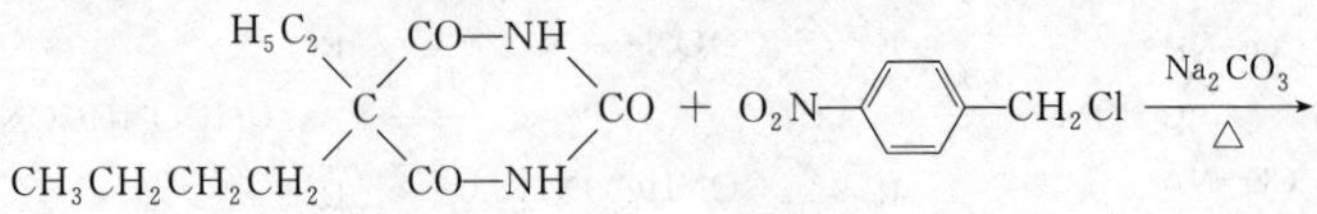

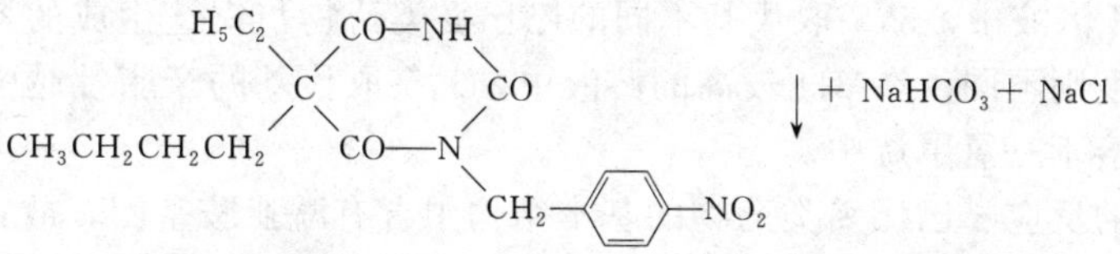

$$
\begin{array}{c}
\text{H}_5\text{C}_2 \quad \text{CO-NH} \\
\text{C} \quad\quad \text{CO} \\
\text{CH}_3\text{CH}_2\text{CH}_2\text{CH}_2 \quad \text{CO-N} \\
\quad\quad \text{CH}_2\text{-}\text{C}_6\text{H}_4\text{-NO}_2
\end{array}
\quad \Big\downarrow + \text{NaHCO}_3 + \text{NaCl}
$$

JP(17) 用以上方法鉴别异戊巴比妥。异戊巴比妥的对硝基氯苄衍生物的熔点为 168～173℃或 150～154℃。在衍生物组成中，当异戊巴比妥和对硝基氯苄的分子比为 1∶2 时，则衍生物的熔点为 168～173℃；当异戊巴比妥和对硝基氯苄的分子比为 1∶1 时，则衍生物的熔点为 150～154℃。

第二节　鉴别试验与特殊杂质检查

一、鉴别试验

1. 与重金属离子的反应

（1）与钴盐的反应　巴比妥类药物在碱性溶液中可与钴盐反应生成紫堇色配位化合物，可用于鉴别和含量测定。其反应式如下。

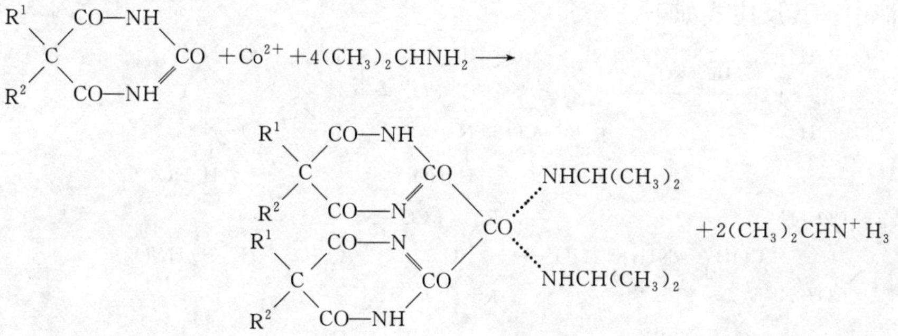

$$
\begin{array}{c}
\text{R}^1 \quad \text{CO-NH} \\
\text{C} \quad\quad \text{CO} \\
\text{R}^2 \quad \text{CO-NH}
\end{array}
+ \text{Co}^{2+} + 4(\text{CH}_3)_2\text{CHNH}_2 \longrightarrow
$$

紫堇色

$+2(\text{CH}_3)_2\text{CHN}^+\text{H}_3$

本反应在无水条件下比较灵敏，而且生成的有色产物也较稳定。因此，所用试剂应不含水分。常用试剂为无水甲醇或乙醇。所用钴盐为醋酸钴、硝酸钴或氧化钴。所用碱以有机碱为好，一般采用异丙胺。

（2）与铜盐的反应　巴比妥类药物在吡啶溶液中可与铜盐反应，生成紫堇色或难溶性紫色物质；含硫巴比妥类药物显绿色。因此，可用这一反应区别或鉴别巴比妥类药物和硫代巴比妥类药物。其反应式如下。

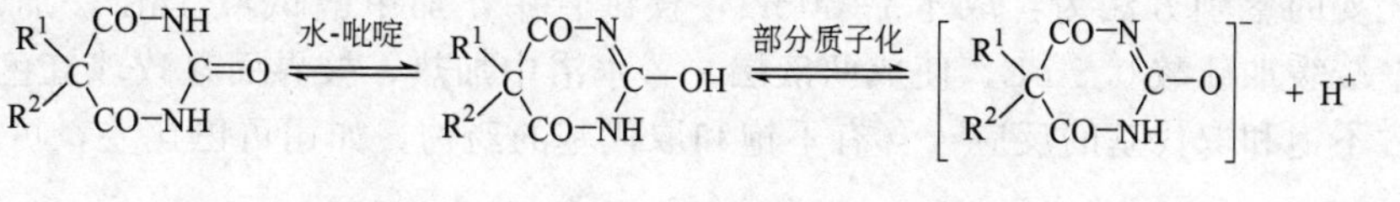

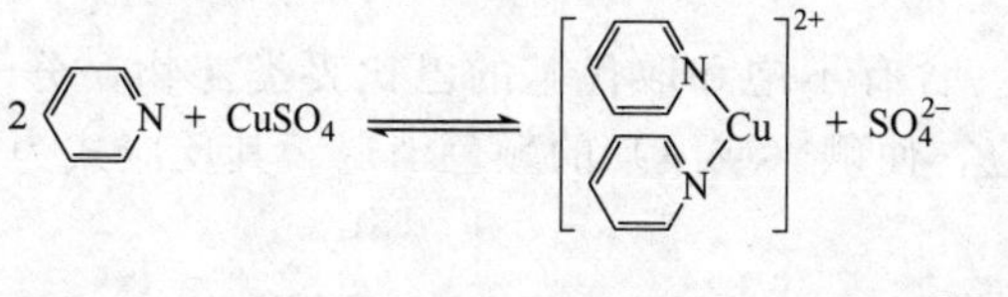

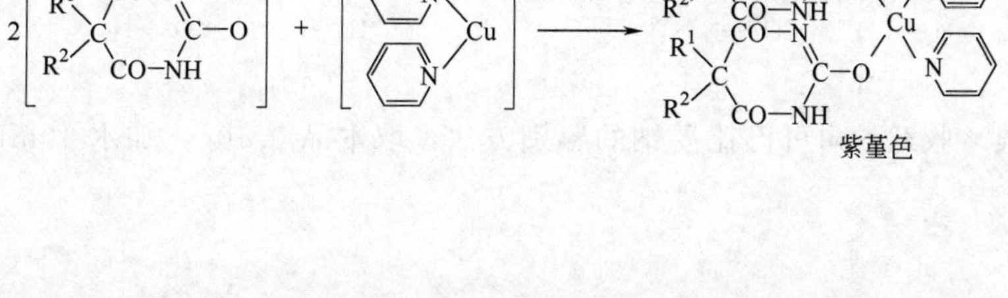

紫堇色

　　在不同的 pH 溶液中，5,5-取代基不同的巴比妥类药物与铜盐生成的紫堇色物质，在三氯甲烷中的溶解度则不同。在 pH 较高的溶液中，5,5-取代基的亲脂性越强，与铜盐生成的紫色物质越容易溶于三氯甲烷中。

　　（3）与银盐的反应　巴比妥类药物的基本结构中含有酰亚胺基团，故在适宜的碱性溶液中可与银盐溶液反应，首先生成可溶性白色的一银盐；若继续加入银盐溶液，则生成白色难溶性二银盐沉淀。这一反应可用于巴比妥类药物的鉴别和含量测定。其反应式为如下。

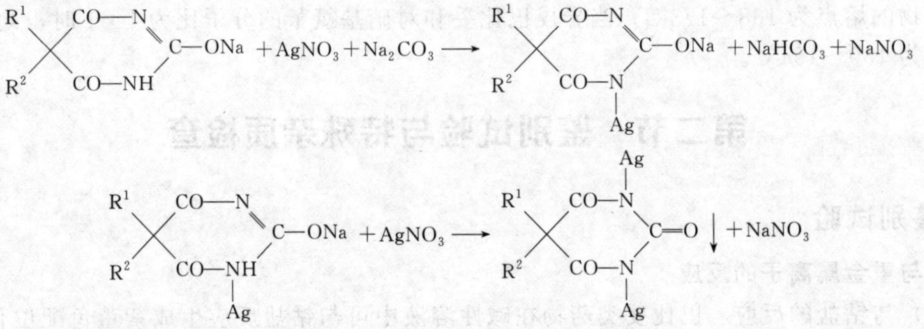

$$R^1R^2C(CO-N=)(CO-NH)C-ONa + AgNO_3 + Na_2CO_3 \longrightarrow \text{（银盐产物）} + NaHCO_3 + NaNO_3$$

$$R^1R^2C(CO-N=)(CO-NAg)C-ONa + AgNO_3 \longrightarrow \text{（二银盐沉淀）} \downarrow + NaNO_3$$

　　（4）与汞盐的反应　巴比妥类药物与硝酸汞或氯化汞试液反应，可生成白色汞盐沉淀，沉淀能溶于氨试液中。其反应式如下。

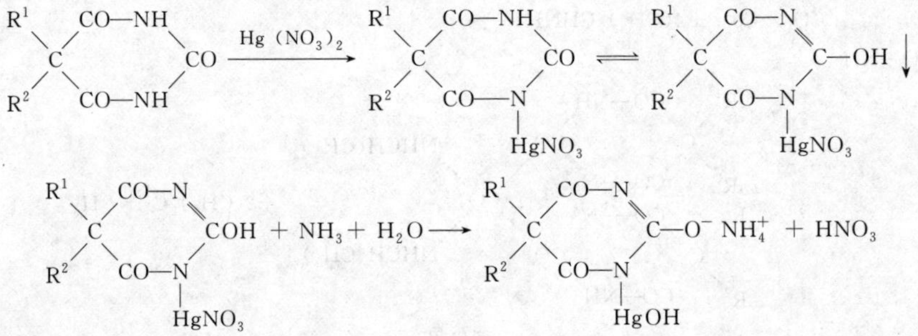

$$R^1R^2C(CO-NH)(CO-NH)CO \xrightarrow{Hg(NO_3)_2} \cdots \rightleftharpoons \cdots C-OH \downarrow$$

$$R^1R^2C(CO-N=)(CO-N(HgNO_3))C-OH + NH_3 + H_2O \longrightarrow \cdots C-O^- NH_4^+ + HNO_3$$

2. 呈色反应

　　（1）芳环的反应　含有芳环的药物，如苯巴比妥，可用下法进行鉴别。

　　① 与硫酸-亚硝酸钠的反应。含芳环取代基的巴比妥类药物，可与硫酸-亚硝酸钠作用，在苯环上发生亚硝基化反应，显橙黄色，随即变为橙红色。

　　② 与甲醛-硫酸的反应。具有芳环取代基的巴比妥类药物，与甲醛-硫酸反应，生成玫瑰红色产物。巴比妥和其他无苯基取代的巴比妥类药物无此反应，可供区别。

　　苯巴比妥的鉴别方法为：取本品 50mg，置试管中，加甲醛试液 1mL，加热煮沸，冷却，沿管壁缓缓加硫酸 0.5mL，使成两液层，置水浴中加热，接界面显玫瑰红色。

　　（2）含不饱和取代基的反应　含有不饱和取代基的药物，如司可巴比妥，可用下法进行鉴别。

　　① 与碘或溴试液的反应。含有不饱和取代基的巴比妥类药物，分子中含有丙烯基可与碘（或溴）试液发生加成反应，使碘（或溴）的颜色消退。其反应式如下。

$$CH_2=CHCH_2,\ C_3H_7-CH(CH_3) \text{（司可巴比妥钠）} + I_2 \longrightarrow \text{（加碘产物）}$$

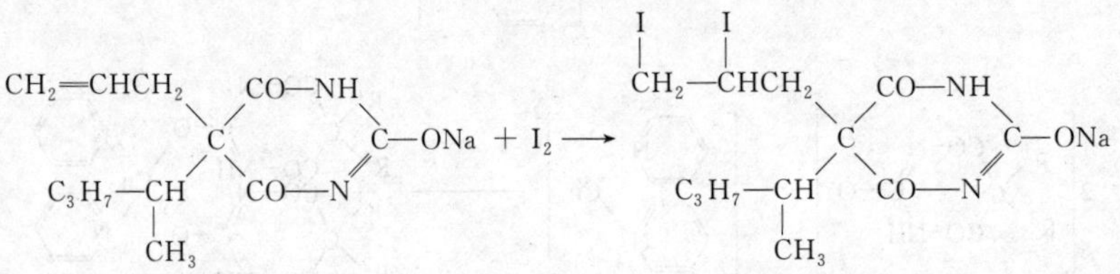

　　《中国药典》收载的司可巴比妥钠的鉴别方法：取本品 0.10g，加水 10mL 溶解后，加

碘试液 2mL，所显棕黄色在 5min 内消失。

② 与高锰酸钾的反应。巴比妥类药物分子结构中含不饱和取代基时，具有还原性。可在碱性溶液中与高锰酸钾反应，由于不饱和键被氧化断裂，使紫色的高锰酸钾还原为棕色的二氧化锰。反应式如下。

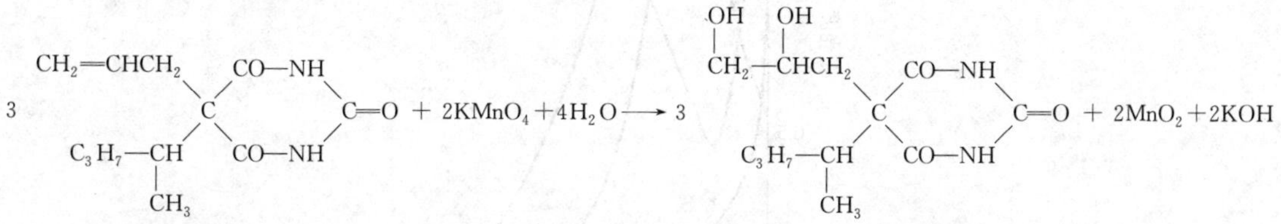

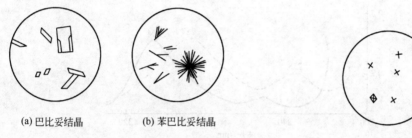

3. 显微结晶

（1）药物本身的晶形　取 1 滴温热的 1% 巴比妥类药物的酸性水溶液，放置在载玻片上，则即刻析出固定形状的结晶，可在显微镜下进行观察。

如供试药物为钠盐，可取 3~4 滴 5% 的水溶液，置于载玻片上，在其液滴边缘上加 1 滴稀硫酸，即生成其相应巴比妥类药物的特殊结晶。巴比妥为长方形；苯巴比妥在开始时呈球形，然后变成花瓣状的结晶，见图 5-1。

（a）巴比妥结晶　　　（b）苯巴比妥结晶

图 5-1　巴比妥与苯巴比妥的纤维结晶示意

图 5-2　巴比妥铜吡啶结晶示意

（2）反应产物的晶形　某些巴比妥类药物可与重金属离子反应，生成具有特殊晶形的沉淀。因此，可根据这一特性进行鉴别。例如，巴比妥可与硫酸铜-吡啶试液进行反应，生成具有十字形的紫色结晶，如图 5-2 所示；苯巴比妥反应后，则生成细小不规则或似菱形的浅紫色结晶；其他巴比妥类药物不能形成结晶。因此，可利用这一特性来区别它们。

4. 紫外吸收光谱特征

5,5-取代及 1,5,5-取代巴比妥类药物，在酸性溶液中不电离，故无明显的紫外吸收；在 pH=10 的碱性溶液中，发生一级电离，在 240nm 处有最大吸收，如图 5-3 所示。而硫代巴比妥类药物在酸性或碱性溶液中均有较明显的紫外吸收，如图 5-4 所示的硫代巴比妥的紫外吸收光谱，在盐酸溶液（0.1mol/L）中，两个吸收峰分别在 290nm 和 239nm 处，而在氢氧化钠溶液（0.1mol/L）中，在 305nm 和 255nm 处有吸收峰。

在强碱性溶液（pH=13）中，则发生二级电离：5,5-取代巴比妥类药物的最大吸收峰移至 255nm；1,5,5-取代巴比妥类药物的最大吸收峰在 240nm 处；硫代巴比妥类药物在 255nm 处吸收峰消失，只有一个吸收峰（304nm）。

根据巴比妥类药物在不同 pH 值溶液的紫外吸收光谱发生的变化，可用于该类药物的鉴别及含量测定。

5. 色谱行为特征

常见的巴比妥类药物的 R_f 值列于表 5-2 中。

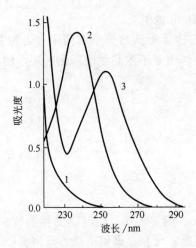

图 5-3 巴比妥类药物的紫外吸收光谱（2.5mg/100mL）

1—H_2SO_4 溶液（0.05mol/L）（未电离）；2—pH＝9.9 的缓冲溶液（一级电离）；

3—NaOH 溶液（0.1mol/L）(pH＝13，二级电离)

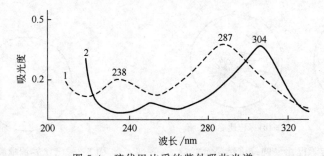

图 5-4 硫代巴比妥的紫外吸收光谱

1—在盐酸溶液（0.1mol/L）中；2—在氢氧化钠溶液（0.1mol/L）中

表 5-2 常见的巴比妥类药物在 TLC 上的 R_f 值

药　物	R_f 值	药　物	R_f 值
巴比妥	0.59	苯巴比妥	0.59
环己烯巴比妥	0.65	硫喷妥	0.92
戊巴比妥	0.74		

TLC 法亦适用于临床巴比妥类药物中毒急救时的检验，方法如下。

（1）胃液分析

① 供试品制备。临床巴比妥类药物中毒时所得到的生物检材，一般为尿液、胃液或洗胃液。

胃液或洗胃液需经提取、分离后，得到含巴比妥类药物的供试品。常用的方法是：取洗胃液约 10mL 左右置于分液漏斗中，首先进行酸化或碱化（视药物的性质而定），使检材中的药物游离，然后用有机溶剂（常用三氯甲烷或乙醚）提取 2～3 次，合并提取液；将此提取液通过装有无水硫酸钠的干燥漏斗，再用少量有机溶剂洗涤漏斗，合并滤液和洗涤液，于水浴上挥干，残渣用三氯甲烷（或乙醚）少许溶解，备用。

② 薄层系统。

a. 薄层板。用硅胶 G 或硅胶 CMC 板。

　　b. 展开剂。苯-二氧六环-二乙胺（7∶2∶1）；苯-丙酮（8∶2）；三氯甲烷-无水乙醇（36∶1）；苯-醋酸乙酯（7∶3）；石油醚-乙醚（2∶1）；苯-醋酸（9∶1）等。

　　c. 显色剂

　　ⓐ 硫酸汞液。2.5g 氧化汞溶于 100mL 稀硫酸中。

　　ⓑ 0.2%二苯偶氮碳酰肼液。0.2g 二苯偶氮碳酰肼溶于 100mL 乙醇中，贮于棕色瓶中，避光保存。

　　ⓒ 硝酸银丙酮液。1g 硝酸银，用加有 10%水的丙酮液溶解，取其上清饱和液使用，避光贮存。

　　③ 操作方法。当薄层展开后取出薄层板晾干，先喷硫酸汞溶液或硝酸银丙酮液，则巴比妥类药物显白色斑点，再喷二苯偶氮碳酰肼，则白色斑点变为紫堇色或蓝色；在紫外光照射下，喷硝酸银丙酮液的薄板背景较暗，斑点更明显。

　　（2）尿液分析　巴比妥类药物中毒者的尿液分析，用薄层色谱法更为简便、快速。由于尿中药物含量较高，样品不需提取纯化等操作手续，直接点样展开即可。方法为：采用 180～200 目的硅胶干板（用前临时铺制），展开剂为三氯甲烷-丙酮（9∶1），显色剂为 1%硝酸亚汞水溶液。以"上行法"展开后，取出薄层板，将其侧向置入硝酸亚汞试液中。随着硝酸亚汞试液的上行，如有巴比妥类药物存在，则可看到透明硅胶板上出现白色不透明的斑点，有时还可能出现药物代谢物的斑点。为了确证，可同时用已知巴比妥类药物对照。本法半小时即可得到结果，检出灵敏度为 30μg。

二、特殊杂质的检查

1. 苯巴比妥的特殊杂质的检查

　　根据苯巴比妥的合成工艺，产品中的特殊杂质主要是合成中产生的中间体以及副反应产物，通过检查酸度及中性或碱性物质来加以控制。

　　（1）酸度　酸度的检查主要是控制副产物苯基丙二酰脲。苯基丙二酰脲是由于中间体的乙基化反应不完全而产生的，其分子中 5 位碳原子上的氢受相邻两羰基的影响，酸性较苯巴比妥强，能使甲基橙指示剂显红色。检查方法为：取本品 0.20g，加水 10mL，煮沸搅拌 1min，放冷，滤过，取滤液 5mL，加甲基橙指示液 1 滴，不得显红色。

　　（2）中性或碱性物质　中性或碱性物质是由中间体形成的 2-苯基丁酰胺。2-苯基丁酰脲或分解产物等杂质，不溶于氢氧化钠试液但溶于乙醚；而苯巴比妥具有酸性，溶于氢氧化钠试液，所以采用提取重量法测定其含量。具体方法是：取本品 1.0g，置分液漏斗中，加氢氧化钠试液 10mL 溶解后，加水 5mL 与乙醚 25mL，振摇 1min，分取醚层，用水振摇洗涤三次，每次 5mL，取醚层经干燥滤纸滤过，滤液置 105℃ 恒重的蒸发皿中，蒸干，在 105℃ 干燥 1h，遗留残渣不得过 3mg。

2. 司可巴比妥钠的特殊杂质检查

　　（1）溶液的澄清度　司可巴比妥钠在水中极易溶解，水溶液应澄清，否则表明含有水不溶性杂质。因本品的水溶液易与空气中的二氧化碳作用，析出母体药物司可巴比妥，故进行该项目检查时，溶解样品的水应新沸放冷以消除水中二氧化碳的干扰。具体方法是：取本品 1.0g，加新沸过的冷水 10mL 溶解后，溶液应澄清。

　　（2）中性或碱性物质　中性或碱性物质是合成过程中产生的中性或碱性副产物以及司可巴比妥钠的分解产物，如酰脲和酰胺类化合物。这些物质不溶于氢氧化钠试液而溶于乙醚，可于碱性条件下用乙醚提取后，称重，控制其限量。检查方法与苯巴比妥相同。

第三节 含量测定

巴比妥类药物的含量测定方法较多，有银量法、溴量法、提取质量法、酸量法、紫外分光光度法、比色法及色谱法等。本节将简单介绍下列几种测定方法。

巴比妥类药物的
含量测定
（银量法）

一、银量法

将供试品溶于碳酸钠溶液中，保持温度在 $15 \sim 20℃$，用硝酸银直接滴定，在滴定过程中，首先形成可溶性一银盐，当被滴定的巴比妥类药物完全形成一银盐后，继续用硝酸银溶液滴定，稍过量的银离子就和巴比妥类药物形成难溶性的二银盐沉淀，使溶液变为浑浊，以此指示终点。

药典规定采用银量法测定苯巴比妥及其钠盐、异戊巴比妥及其钠盐以及它们制剂的含量。测定苯巴比妥的方法如下：取本品约 0.2g，精密称定，加甲醇 40mL 使溶解，再加新鲜配制的 3％无水碳酸钠溶液 15mL，用电位滴定法，以硝酸银滴定液（0.1mol/L）滴定，即得。每 1mL 硝酸银滴定液（0.1mol/L）相当于 23.22mg 的 $C_{12}H_{12}N_2O_3$。

含量测定结果的计算公式如下。

$$含量\% = \frac{VTF \times 10^{-3}}{W} \times 100\%$$

式中，V 为消耗硝酸银滴定液的体积，mL；T 为滴定度，mg/mL；F 为滴定液浓度校正因子，$F = C_{AgNO_3}/0.1$；W 为待测药物的称样量，g。

例如，测定时称取异戊巴比妥钠供试品 0.2010g，按以上方法测定，消耗硝酸银滴定液的体积为 7.18mL，硝酸银滴定液的实际浓度为 0.1122mol/L，1mL 硝酸银滴定液（0.1mol/L）相当于 24.83mg 的 $C_{11}H_{17}N_2O_3Na$，则含量计算如下。

$$C_{11}H_{17}N_2O_3Na\ 的含量 = \frac{7.18 \times 24.83 \times \dfrac{0.1122}{0.1} \times 10^{-3}}{0.2010} \times 100\% = 99.5\%$$

二、溴量法

凡取代基中含有双键的巴比妥类药物，如司可巴比妥，其不饱和键可与溴定量地发生加成反应，故可采用溴量法进行测定。

药典中测定司可巴比妥钠的方法为：取本品约 0.1g，精密称定，置 250mL 碘量瓶中，加水 10mL，振摇使溶解，精密加溴滴定液（0.05mol/L）25mL，再加盐酸 5mL，立即密塞并振摇 1min，在暗处静置 15min 后，注意微开瓶塞，加碘化钾试液（碘化钾 16.5g，加水使溶解成 100mL）10mL，立即密塞，振摇均匀后，用硫代硫酸钠滴定液（0.1mol/L）滴定，至近终点时，加淀粉指示液，继续滴定至蓝色消失，并将滴定结果用空白试验校正，即得。1mL 溴滴定液（0.05mol/L）相当于 13.01mg 的 $C_{12}H_{17}N_2O_3Na$（司可巴比妥钠的分子量为 260.27）。

滴定反应式如下。

CH₂=CHCH₂　CO—N
　　　　　　C　　　　C—ONa　＋　Br₂（过量已知）
C₃H₇CH　　CO—NH
　CH₃　（司可巴比妥钠）

Br　Br
｜　｜
CH₂—CHCH₂　CO—N
　　　　　　C　　　　C—ONa
C₃H₇CH　　CO—NH
　CH₃

$$Br_2 + 2KI \longrightarrow 2KBr + I_2$$
剩余
$$I_2 + 2Na_2S_2O_3 \longrightarrow 2NaI + Na_2S_4O_6$$

含量测定结果的计算公式如下。

$$含量 = \frac{(V_0 - V) \times \dfrac{c}{0.1} \times 13.01 \times 10^{-3}}{W} \times 100\%$$

式中，V_0 为空白试验消耗硫代硫酸钠滴定液的体积，mL；V 为回滴时所消耗硫代硫酸钠滴定液的体积，mL；c 为硫代硫酸钠滴定液的实际浓度，mol/L；0.1 为滴定度中规定的硫代硫酸钠滴定液的浓度，mol/L；W 为待测药物的称样量，g。

三、提取质量法

《美国药典》利用巴比妥钠盐易溶于水而巴比妥本身水溶性差的特点，测定异戊巴比妥钠的含量。

测定方法：准确称量异戊巴比妥钠 500mg 于一含水 15mL 的分液漏斗中，加入 2mL 盐酸，振摇，连续用 25mL 三氯甲烷完全提取游离异戊巴比妥，合并三氯甲烷溶液，空气流下蒸去溶剂；105℃下烘干 30min，称重，所得质量乘以 1.097，即得异戊巴比妥钠的含量。1.097 是将异戊巴比妥的量转换为异戊巴比妥钠的量的转换系数，它等于异戊巴比妥钠的摩尔质量除以异戊巴比妥的摩尔质量。

四、非水滴定法

基于巴比妥类药物的弱酸性，在非水溶液中可以作为一元酸直接以标准碱溶液滴定。巴比妥类药物在非水溶液中的酸性增强，当用碱性滴定液滴定时，终点较为明显，可得到比较满意的结果。最常用的有机溶剂为二甲基甲酰胺，其次为甲醇、三氯甲烷、丙酮、无水乙醇、苯、吡啶、甲醇-苯（15：85）、乙醇-三氯甲烷（1：10）等。常用的滴定液有甲醇钾（钠）的甲醇或乙醇溶液、氢氧化四丁基铵的氯苯溶液等。常用的指示剂为麝香草酚蓝等，也可用玻璃-甘汞电极电位法指示终点。

异戊巴比妥的含量测定　取供试品约 0.5g，精密称定，加二甲基甲酰胺 60mL 使溶解后，加麝香草酚蓝指示液 4 滴，在隔绝二氧化碳的条件下，以电磁搅拌器搅拌，用甲醇钠滴定液（0.1mol/L）滴定，并将滴定结果用空白试验进行校正，以麝香草酚酞为指示剂，滴定至淡蓝色为终点。1mL 甲醇钠滴定液（0.1mol/L）相当于 22.63mg 的异戊巴比妥（$C_{11}H_{18}N_2O_3$）。

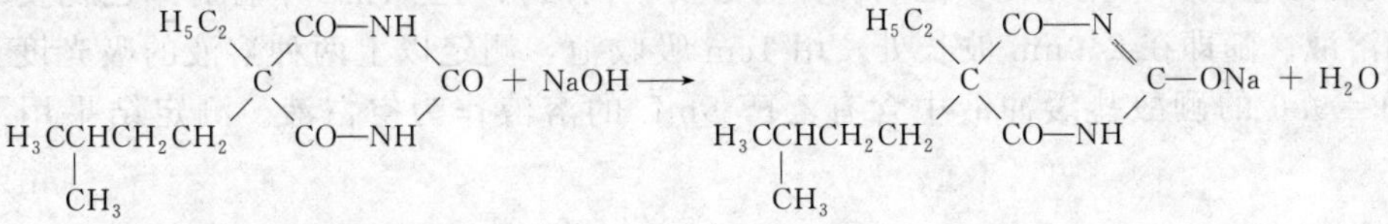

含量测定结果的计算公式如下。

$$C_{11}H_{18}N_2O_3\% = \frac{(V - V_0) \times \dfrac{c}{0.1} \times 22.63 \times 10^{-3}}{W} \times 100\%$$

式中，V_0 为空白试验消耗甲醇钠滴定液的体积，mL；V 为滴定时所消耗甲醇钠滴定液的体积，mL；c 为甲醇钠滴定液的实际浓度，mol/L；0.1 为滴定度中规定的甲醇钠滴定液的浓度，mol/L；W 为待测药物的称样量，g。

五、紫外吸收光谱法

基于巴比妥类药物的分子具有紫外吸收的性质，因而可采用紫外分光光度法测定其含量。本法灵敏度高，专属性强，被广泛应用于巴比妥类药物及其制剂的测定。

对于含有干扰性物质的样品，需用提取分离法将干扰物质除去后，再进行测定。巴比妥类药物紫外吸收的有关数据列于表 5-3 中。

表 5-3　某些巴比妥类药物紫外吸收的有关数据

药物	λ_{max}/nm	$E_{1cm}^{1\%}$	溶剂
异戊巴比妥	238	440	pH＝9.4 硼酸盐缓冲液
戊巴比妥	239	420	HCl 溶液(0.1mol/L)
司可巴比妥	240	330	pH＝9.4 硼酸盐缓冲液
苯巴比妥	253	320	NaOH 溶液(0.1mol/L)
戊巴比妥	240	310	pH＝9.4 硼酸盐缓冲液
硫喷妥	305	930	pH＝9.4 硼酸盐缓冲液

1. 经提取分离后的紫外分光光度法

本法可用于消除干扰物质的影响并对巴比妥类药物进行测定。

（1）分离除去干扰物质后的紫外分光光度法　取巴比妥类药物适量并使其溶解，加酸酸化后，用三氯甲烷提取巴比妥类药物，三氯甲烷提取液加 pH 为 7.2～7.5 的缓冲溶液〔水 10～15mL，加碳酸氢钠 1g，盐酸液（10％）3～4 滴〕，振摇，分离除去缓冲液的水层，再用氢氧化钠溶液（0.45mol/L）自三氯甲烷中提取巴比妥类药物，将碱提取液的 pH 值调节至适宜程度，然后选用相应的 λ_{max}（nm）进行测定。

（2）巴比妥类钠盐药物的紫外分光光度法测定　USP（43）测定苯巴比妥钠的方法为：取苯巴比妥钠约 50mg，精密称定，置盛有 15mL 水的分离器中，加盐酸 2mL，振摇使其溶解后，用三氯甲烷提取游离出的苯巴比妥，共提取 4 次，每次用三氯甲烷 25mL，合并三氯甲烷提取液，用棉花或其他的滤器滤过，并将滤过的三氯甲烷提取液收集在 250mL 量瓶中，用少量三氯甲烷洗涤分离器和滤器，洗涤液也并入量瓶中，加三氯甲烷稀释至刻度，摇匀。精密量取三氯甲烷液 5.0mL，置于烧杯中，在蒸气浴上蒸去三氯甲烷至近干，残渣先用乙醇，后用 pH＝9.6 的硼酸盐缓冲液转移至 100mL 容量瓶中，再用硼酸盐缓冲液稀释至刻度，摇匀。另取苯巴比妥对照品适量，精密称定，置于盛有 5mL 乙醇的 100mL 量瓶中，加 pH＝9.6 的硼酸盐缓冲液至刻度，摇匀。如有必要，同法稀释至 1mL 中含有苯巴比妥对照品 10μg 的溶液。随即在 240nm 波长处，用 1cm 吸收池，测定以上两种溶液的吸光度，以 100mL pH＝9.6 的硼酸盐缓冲液中含有乙醇 5mL 的溶液作为空白液。测定结果用下式计算。

$$苯巴比妥钠(mg) = \frac{5 \times 1.095 c A_u}{A_s}$$

式中，c 为对照品溶液的浓度，μg/mL；A_u 为被测溶液的吸光度；A_s 为对照品溶液的吸光度；5 为稀释倍数；1.095 为苯巴比妥钠和苯巴比妥的分子量比值。

2. 直接紫外分光光度法

本法是将样品溶解后，根据溶液的 pH 选用其相应的 λ_{max} 处进行直接测定。USP（43）测定硫喷妥钠的方法为：取硫喷妥钠约 100mg，精密称定，置于 200mL 容量瓶中，加氢氧化钠溶液（1→250）使溶解，并稀释至刻度，摇匀。精密量取该溶液 5mL 移入 500mL 容量瓶中，加氢氧化钠溶液（1→250）并稀释至刻度，摇匀。另取硫喷妥对照品适量，精密称定，加氢氧化钠溶液（1→250）溶解，并定量稀释至浓度约为 5μg/mL 的对照品溶液。随即以 1cm 吸收池，于大约 304nm 波长处分别测定以上两种溶液的吸光度，以氢氧化钠溶液（1→250）作空白。测定结果用下式计算。

$$硫喷妥钠(mg) = \frac{20 \times c \times 1.091 \times A_u}{A_s}$$

式中，c 为对照品溶液的浓度，μg/mL；A_u 为被测溶液的吸光度；A_s 为对照品溶液的吸光度；20 为稀释倍数；1.091 为硫喷妥钠和硫喷妥的分子量比值。

3. 差示紫外分光光度法

本法是利用巴比妥类药物在不同 pH 溶液中的电离级数不同，从而产生紫外吸收情况不同（图 5-3），以此设计的测定方法，一般有以下两种测定形式。

（1）于波长 240nm 处，测定 pH=10 和 pH=2 两种溶液的吸光度之差（ΔA）。因巴比妥类药物在 pH=2 的溶液中不电离，故在 240nm 处几乎无吸收，如这时有吸收则为杂质吸收。因此，可利用巴比妥类药物在两种 pH 溶液中的吸光度之差消除杂质吸收的干扰。

（2）于波长 260nm 处，测定 pH=10 和强碱溶液的吸光度之差（由于两种溶液在 260nm 处的吸光度的差值最大，灵敏度高，故不采用 255nm 波长处的吸光度之差）。pH=10 的溶液可用硼酸盐缓冲液或碳酸盐缓冲液或 0.1%～1% 的氨试液配制。pH=2 的溶液可用盐酸或硫酸配制。

被测巴比妥类药物溶液的浓度在两种不同 pH 的溶液中必须相同，应为 1～2.5mg/100mL。

六、高效液相色谱法

《中国药典》（2020）苯巴比妥片含量测定照高效液相色谱法（通则 0512）测定。

色谱条件与系统适用性试验　用辛烷基硅烷键合硅胶为填充剂；以乙腈-水（30：70）为流动相；检测波长为 220nm。理论板数按苯巴比妥峰计算不低于 2000，苯巴比妥峰与相邻色谱峰间的分离度应符合要求。

测定法　取本品 20 片，精密称定，研细，精密称取适量（约相当于苯巴比妥 30mg），置 50mL 量瓶中，加流动相适量，超声 20min 使苯巴比妥溶解，放冷，用流动相稀释至刻度，摇匀，滤过，精密量取续滤液 1mL，置 10mL 量瓶中，用流动相稀释至刻度，摇匀，作为供试品溶液，精密量取 10μg 注入液相色谱仪，记录色谱图；另取苯巴比妥对照品，精密称定，加流动相溶解并定量稀释制成每 1mL 中约含苯巴比妥 60μg 的溶液，同法测定。按外标法以峰面积计算，即得。

本　章　小　结

本章介绍巴比妥类药物结构，巴比妥类药物结构及其性质（弱酸性、水解反应、重金属离子反应、铜盐反应、钴盐反应、汞盐反应、不饱和取代基侧链反应等）；定量方法中的银量法原理、方法；溴量法原理、方法；非水滴定原理、方法；紫外分光光度法原理、方法；各种定量方法计算及注意事项。

本章还介绍利用鉴别反应区别某些巴比妥类药物；利用紫外吸收特点区别 5,5-二取代巴比妥与 1,5,5-三取代巴比妥；巴比妥类与硫喷妥类药物的区别；典型药物定量原理和结果计算。

习　题

1. 如何利用巴比妥类药物的紫外吸收光谱特征来区别不同类型的巴比妥和进行含量测定？

2. 说明溴量法测定司可巴比妥含量的原理、滴定度和含量计算。

3. 如何区别硫喷妥钠、苯巴比妥、司可巴比妥和异戊巴比妥？

4. 司可巴比妥钠胶囊含量测定：精密称取内容物 0.1385g，置碘量瓶中，加水 10mL，振摇使溶解，精密加溴滴定液（0.1mol/L）25mL，再加盐酸 5mL，立即密塞并振摇 1min，暗处静置 15min 后，加碘化钾试液 10mL，立即密塞，摇匀，用硫代硫酸钠滴定液（0.1mol/L，$F=0.992$）滴定，至近终点时加淀粉指示液，继续滴定至蓝色消失，并将滴定结果用空白试验校正。已知：样品消耗硫代硫酸钠滴定液（0.1mol/L）17.05mL，空白试验消耗 25.22mL，1mL 溴滴定液（0.1mol/L）相当于 13.01mg 的司可巴比妥钠。问：

(1) 溴滴定液是如何配制的？在本方法中需要标定吗？在滴定反应中，加盐酸后溴滴定液起了怎样的化学反应？

(2) 空白试验在本方法中起什么作用？

(3) 为什么要待近终点时加入淀粉指示液？

(4) 计算本品相当于标示量的百分含量（规格 0.1g，20 粒胶囊内容物重 2.7506g）。

5. 称取苯巴比妥类药物 0.1585g，加 pH＝9.6 缓冲溶液稀释至 100.0mL，精密量取 5mL，同法稀释至 200mL，摇匀，滤过，再取续滤液 25.0mL 稀释至 100.0mL 作为供试品溶液；另精密称取苯巴比妥对照品适量，同法稀释制成 10.1μg/mL 的溶液作为对照品溶液。取上述两种溶液，照分光光度法，在 240nm 的波长处分别测得供试品溶液和对照品溶液的吸光度分别为 0.427 和 0.438，试计算苯巴比妥的含量。

6. 异戊巴比妥钠的取样量为 0.2052g，依法用硝酸银滴定液（0.1010mol/L）滴定，消耗 8.10mL，1mL 硝酸银滴定液（0.1mol/L）相当于 24.83mg 的异戊巴比妥钠，试计算异戊巴比妥钠的含量。

第六章　芳酸类药物的分析

【学习目标】
　　掌握水杨酸、苯甲酸类药物化学结构与分析方法间的关系；鉴别与含量测定的方法；特殊杂质的检验方法与杂质限量计算；两步滴定法和双相测定法的原理。熟悉紫外分光光度法、高效液相色谱法在芳酸类药物中的应用。了解其他芳酸类药物的分析。

　　本类药物分子的结构特点是：既有苯环，又具有羧基，羧基可成盐、成酯。若羧基与苯环相连，属于水杨酸类或苯甲酸类，若通过烃基等基团与苯环相连，则属于其他芳酸类。

第一节　水杨酸类药物的分析

一、几种常见药物的化学结构及理化性质

1. 化学结构

　　《中国药典》（2020）收载的水杨酸类药物有用于消毒防腐的水杨酸，用于解热、消炎镇痛的阿司匹林和贝诺酯，用于治疗结核病的对氨基水杨酸钠等。它们的结构如下。

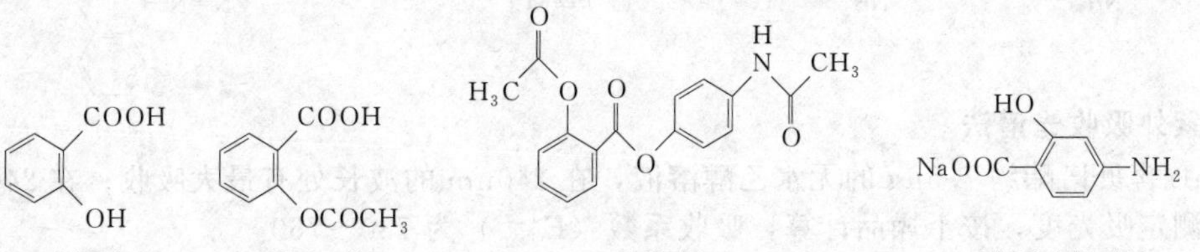

水杨酸　　　　阿司匹林　　　　　　　贝诺酯　　　　　　对氨基水杨酸钠

2. 理化性质

　　（1）性状　水杨酸为白色细微的针状结晶或白色结晶性粉末；无臭或几乎无臭，味微甜，后转不适；水溶液显酸性反应；在乙醇或乙醚中易溶，在沸水中溶解，在三氯甲烷中略溶，在水中微溶。阿司匹林为白色结晶或结晶性粉末；无臭或微带醋酸臭，味微酸；遇湿气即缓缓水解；在乙醇中易溶，在三氯甲烷或乙醚中溶解，在水或无水乙醚中微溶，在氢氧化钠溶液或碳酸钠溶液中溶解，但同时分解。贝诺酯为白色结晶或结晶性粉末；无臭，无味；在沸乙醇中易溶；在沸甲醇中溶解，在甲醇或乙醇中微溶，在水中不溶。对氨基水杨酸钠为白色或类白色的结晶或结晶性粉末；无臭、味甜带咸；在水中易溶，在乙醇中略溶，在乙醚中不溶。

　　（2）具有酸性　水杨酸和阿司匹林的结构中具有游离羧基。可与碱发生中和反应，用于鉴别及含量测定。

　　（3）具酚羟基　水杨酸和对氨基水杨酸钠的结构中具有酚羟基，可与三氯化铁试液作用显色，可用于鉴别。

　　（4）具芳伯氨基　对氨基水杨酸钠的结构中具有芳伯氨基，可发生重氮化-偶合反应，

生成猩红色的沉淀，可用于鉴别。

（5）具酯键　阿司匹林和贝诺酯的结构中具有酯键，在碱性条件下易水解产生酚羟基和羧酸，常利用其水解产物的特殊性质进行鉴别。

二、鉴别试验

1. 三氯化铁反应

此反应为芳环上酚羟基的反应。

（1）水杨酸、对氨基水杨酸钠　其分子结构中均具有酚羟基，在中性或弱酸性条件下，与三氯化铁试液作用，生成紫堇色的配位化合物，可供鉴别。以对氨基水杨酸为例。

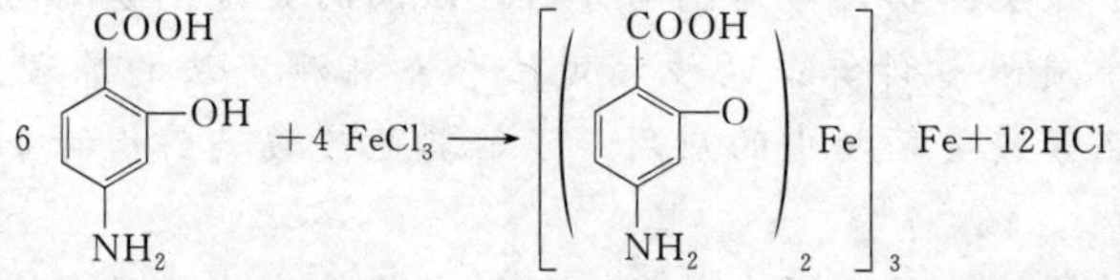

$$6 \left[\text{苯环-COOH, OH, NH}_2\right] + 4\,FeCl_3 \longrightarrow \left(\left[\text{苯环-COOH, O, NH}_2\right]_2 Fe\right)_3 Fe + 12HCl$$

（2）阿司匹林、贝诺酯　其分子结构均无游离酚羟基，与三氯化铁试液不发生显色反应。但加入 NaOH 试液加热使其水解，产生具有酚羟基的水杨酸，也可与三氯化铁试液作用，显示紫堇色。

2. 重氮化-偶合反应

此反应为芳伯氨基的反应。对氨基水杨酸钠和贝诺酯的水解产物对氨基酚分子结构中均具有芳香伯胺，在酸性溶液中与亚硝酸钠作用，生成重氮盐，再加碱性 β-萘酚，生成猩红色的偶氮化合物沉淀，可用于鉴别。以对氨基水杨酸钠为例。

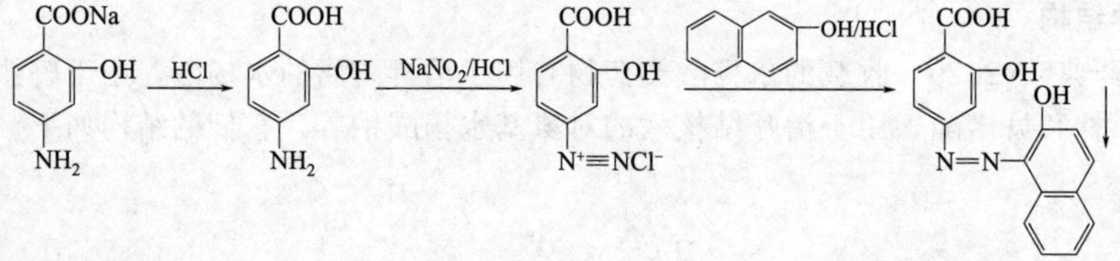

$$\text{COONa, OH, NH}_2 \xrightarrow{HCl} \text{COOH, OH, NH}_2 \xrightarrow{NaNO_2/HCl} \text{COOH, OH, N}^+\equiv NCl^- \xrightarrow{\beta\text{-萘酚 OH/HCl}} \text{偶氮化合物}$$

3. 紫外吸收光谱法

1mL 含贝诺酯约 7.5μg 的无水乙醇溶液，在 240nm 的波长处有最大吸收；在 240nm 的波长处测定吸光度，按干燥品计算，吸收系数（$E_{1cm}^{1\%}$）为 730～760。

4. 红外分光光度法

《中国药典》（2020）水杨酸、阿司匹林、贝诺酯、对氨基水杨酸钠均采用红外分光光度法鉴别，其红外吸收图谱应依次与对照的图谱（光谱集 57 图、5 图、42 图、132 图）一致。

水杨酸与对氨基水杨酸钠的红外吸收图谱见图 6-1、图 6-2，水杨酸与阿司匹林红外光谱的主要区别见表 6-1。

三、特殊杂质检查

1. 阿司匹林中特殊杂质检查

一般来说，药物杂质检查的内容应根据药物的生产工艺及稳定性来确定，阿司匹林合成工艺如下。

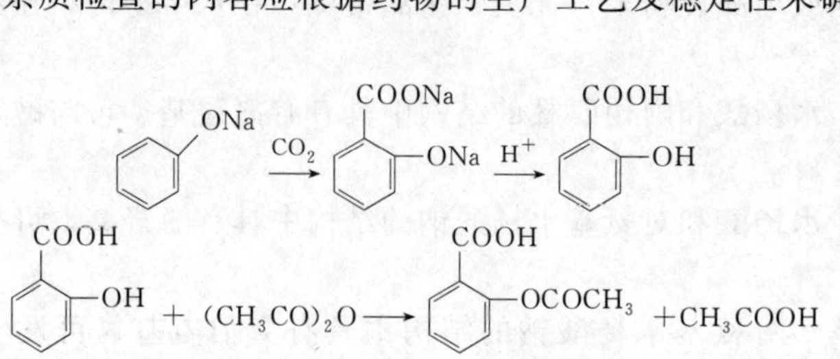

$$\text{ONa} \xrightarrow{CO_2} \text{COONa, ONa} \xrightarrow{H^+} \text{COOH, OH}$$

$$\text{COOH, OH} + (CH_3CO)_2O \longrightarrow \text{COOH, OCOCH}_3 + CH_3COOH$$

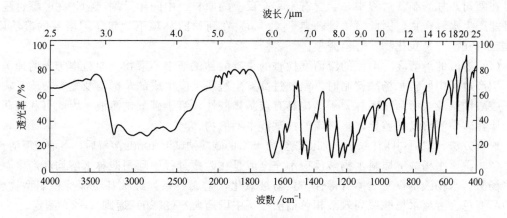

图 6-1　水杨酸的红外吸收图谱（溴化钾压片）

波数/cm^{-1}	归属
3300～2300	羧基及羟基 ν_{O-H}
1660	羧酸 $\nu_{C=O}$
1610,1570,1480,1440	苯环 $\nu_{C=C}$
775	邻位取代苯 ν_{C-H}
890	苯环 $\delta_{环}$

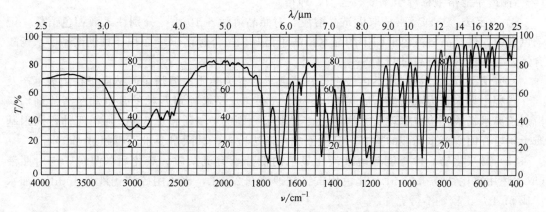

图 6-2　对氨基水杨酸钠的红外吸收图谱

波数/cm^{-1}	归属
3390	氨基 ν_{N-H} 及羟基 ν_{O-H}
1680,1388	羧基 ν_{COOH}
1592,1502,1448	苯环 $\nu_{C=C}$
1300	芳胺 ν_{N-C}
1188	酚 ν_{C-O}
810	取代苯 ν_{C-H}

表 6-1　水杨酸与阿司匹林红外光谱的主要区别

水杨酸	阿司匹林
羟基 ν_{O-H} 3230cm^{-1}	—
—	乙酰基 $\nu_{C=O}$ 1755cm^{-1}
—	乙酸酯 ν_{C-O} 1180cm^{-1}

　　在阿司匹林的制备过程中，会含有未完全反应的原料、中间体及副产物，在贮藏过程中还可能产生水解产物，因此《中国药典》（2020）在阿司匹林项下规定了"溶液的澄清度""游离水杨酸""易炭化物"等检查项。

　　（1）溶液的澄清度　溶液的澄清度检查的是碳酸钠试液中不溶物。原料中带入的酚类物质，生产过程中原料水杨酸精制时，温度过高发生脱羧反应生成的苯酚类及酯类杂质，均不溶于碳酸钠试液，而阿司匹林分子结构具有羧基显酸性，溶于碳酸钠溶液。因此可利用药物与杂质在碱中溶解度的差异，检查碳酸钠试液中不溶物。

　　检查方法：取阿司匹林 0.5g，加温热至约 45℃ 的碳酸钠试液 10mL 溶解后，溶液应澄清。

　　（2）游离水杨酸　原料水杨酸反应不完全或是在贮藏过程中阿司匹林水解均会产生游离的水杨酸。水杨酸不仅对人体有毒性，且易被氧化，生成一系列红棕甚至深棕色醌型物质，使药品变色。游离水杨酸照高效液相色谱法［《中国药典》（2020）通则 0512］测定。

　　① 色谱条件与系统适用性试验。用十八烷基硅烷键合硅胶为填充剂；以乙腈-四氢呋喃-冰醋酸-水（20∶5∶5∶70）为流动相；检测波长为 303nm。理论板数按水杨酸峰计算不低于 5000，阿司匹林主峰与水杨酸主峰分离度应符合要求。

　　② 供试品溶液的制备。取本品约 100mg，精密称定，置 10mL 量瓶中，加 1% 冰醋酸甲醇溶液适量，振摇使溶解，并稀释至刻度，摇匀，即得（临用前新配）。

　　③ 对照品溶液的制备。取水杨酸对照品约 10mg，精密称定，置 100mL 量瓶中，加 1%冰醋酸甲醇溶液适量使溶解，并稀释至刻度，摇匀；精密量取 5mL，置 50mL 量瓶中，用 1%冰醋酸甲醇溶液稀释至刻度，摇匀，即得。

　　④ 测定法。立即精密量取供试品溶液、对照品溶液各 10μL，分别注入液相色谱仪，记录色谱图。供试品溶液色谱图中如显水杨酸色谱峰，按外标法以峰面积计算供试品中水杨酸含量，含水杨酸不得超过 0.1%。

　　一般情况下，药物制剂不再检查原料药项下的有关杂质，但阿司匹林由于在制剂生产及贮存过程中易水解为水杨酸，故《中国药典》（2020）要求阿司匹林的片剂和肠溶片剂均应检查游离水杨酸，检查原理及方法同上，其限量分别为 0.3% 和 1.5%。阿司匹林栓剂因基质干扰检查而游离水杨酸的检查用高效液相色谱法检查，其限量要求不得超过 1.0%。

　　（3）易炭化物　检查能被硫酸炭化显色的低分子有机杂质。炭化后如显色，与对照液（取比色用氯化钴液 0.25mL，比色用重铬酸钾液 0.25mL，比色用硫酸铜液 0.40mL，加水使成 5mL）比较，不得更深。

　　（4）有关物质　照高效液相色谱法（通则 0512）测定。

　　① 色谱条件与系统适用性试验。用十八烷基硅烷键合硅胶为填充剂，以乙腈-四氢呋喃-冰醋酸-水（20∶5∶5∶70）为流动相 A，乙腈为流动相 B，按下表进行线性梯度洗脱；检测波长为 276nm。阿司匹林峰的保留时间约为 8min，理论板数按阿司匹林峰计算不低于 5000，阿司匹林峰与水杨酸峰分离度应符合要求。

　　② 测定法。取本品约 0.1g，精密称定，置 10mL 量瓶中，加 1%冰醋酸甲醇溶液适量，振摇使溶解，并稀释至刻度，摇匀，即得供试品溶液；精密量取供试品溶液 1mL，置 200mL 量瓶中，用 1%冰醋酸甲醇溶液稀释至刻度，摇匀，即得对照溶液；精密量取对照溶液 10mL，置 100mL 量瓶中，用 1%冰醋酸甲醇溶液稀释至刻度，摇匀，即得灵敏度试验溶液。分别精密量取供试品溶液、对照溶液、灵敏度试验溶液及水杨酸检查项下的水杨酸对照品溶液各 10μL，注入液相色谱仪，记录色谱图。供试品溶液色谱图中如显杂质峰，除小于灵敏度试验溶液中阿司匹林主峰面积的单个杂质峰、溶剂峰及水杨酸峰不计外，其余各杂质峰面积之和不得大于对照溶液主峰峰面积（0.5%）。

2. 对氨基水杨酸钠特殊杂质检查

对氨基水杨酸钠需检查特殊杂质间氨基酚。有两条途径可引入间氨基酚：一是未反应的原料，对氨基水杨酸钠的合成方法有多种，以间氨基酚为原料合成路线比较普遍，若反应不完全，易带入产品中；二是对氨基水杨酸钠又很不稳定，在潮湿的空气中，置日光中或遇热受潮时，易发生脱羧反应生成间氨基酚，间氨基酚易被氧化成二苯醌型化合物，继而氧化生成棕色的联苯醌化合物，不仅使药物变色，且对人体有毒，故在检查项下进行限量控制。

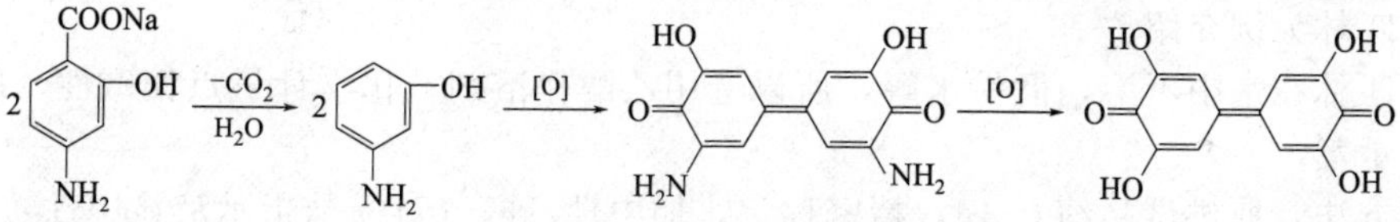

检查方法 避光操作。取本品适量，精密称定，加流动相溶解并稀释制成 1mL 中含 0.7mg 的溶液，作为供试品溶液；精密量取供试品溶液 1mL，置 100mL 量瓶中，加流动相溶解并稀释至刻度，摇匀，作为对照溶液 A。另取间氨基酚对照品适量，精密称定，加流动相稀释制成 1mL 中含 1.2μg 的溶液，作为对照品溶液 B。照含量测定项下的色谱条件，检测波长为 280nm 测定，理论板数按对氨基水杨酸钠峰计算应不低于 3000，对氨基水杨酸钠峰与杂质峰之间的分离度应符合要求。取对照溶液 A 20μL，注入液相色谱仪，调节检测灵敏度，使对氨基水杨酸钠色谱峰的峰高为满量程的 20%～25%。另精密量取供试品溶液、对照溶液 A 与对照品溶液 B 各 20μL，分别注入液相色谱仪，记录色谱图至主成分峰保留时间的 3.5 倍。供试品溶液的色谱图中如有与间氨基酚峰保留时间一致的峰，按外标法以峰面积计算，其含量不得超过 0.25%，其他单个杂质峰面积不得大于对照溶液 A 主峰面积的 1/10（0.1%），其他各杂质峰面积之和不得大于对照溶液 A 主峰面积（1.0%）。

3. 贝诺酯中特殊杂质检查

由于贝诺酯在生产和贮藏过程中容易水解，因此《中国药典》（2020）在贝诺酯项下规定了"对氨基酚""游离水杨酸"和有关物质的检查。

（1）对氨基酚

① 原理。利用对氨基酚在一定条件下可与碱性亚硝基铁氰化钠作用显色，而贝诺酯无此呈色反应的原理，于供试品甲醇溶液中加入碱性亚硝基铁氰化钠试液，观察有无蓝绿色出现，以不显色为合格，即以该检测条件下反应的灵敏度来控制杂质限量。

$$Na_2[Fe(CN)_5NO] + H_2O \longrightarrow Na_2[Fe(CN)_5H_2O] + NO$$

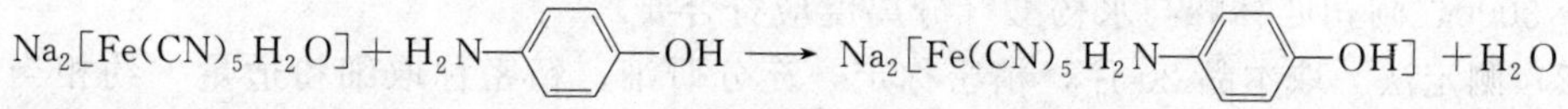

（蓝绿色）

② 检查方法。取供试品 1.0g，加甲醇溶液（1→2）20mL 搅匀，加入碱性亚硝基铁氰化钠试液 1mL，摇匀，静置 30min，不得显蓝绿色。

（2）游离水杨酸 同阿司匹林中水杨酸检查。

（3）有关物质 取本品适量，加甲醇溶解并制成 1mL 中含 0.4mg 的溶液，摇匀，作为供试品溶液（临用前配制）；精密量取 1mL，置 100mL 量瓶中，用甲醇稀释至刻度，摇匀，作为对照溶液。另取对乙酰氨基酚对照品适量，用甲醇配制成 1mL 中含 0.01mg 的溶液，作为对乙酰氨基酚对照品溶液。照含量测定项下的色谱条件，取对照溶液 10μL 注入液相色谱仪，调节检测灵敏度，使主成分色谱峰的峰高约为满量程的 10%～20%；再精密量取对乙酰氨基酚对照品溶液，供试品溶液和对照溶液各 10μL，分别注入液相色谱仪，记录色谱图至主成分峰保留时间的 2.5 倍，供试品溶液的色谱图中如显杂质峰（溶剂峰除外），与对乙酰氨基酚保留时间一致的峰，其峰面积不得大于对照溶液主峰面积的 1/10（0.1%），其余单个杂质峰面积均不得大于对照溶液主峰面积的 1/2（0.5%），各杂质峰面积之和不得大于对照溶液主峰面积（1.0%）。

四、含量测定

1. 酸碱滴定法

水杨酸及阿司匹林结构中具有羧基，酸性比较强，原料采用直接酸碱滴定法测定含量。现以阿司匹林为例介绍。

阿司匹林在水中不溶，但易水解，所以选用乙醇作溶剂；化学计量点偏碱性，所以选用酚酞作指示剂。

测定方法：取供试品约 0.4g，精密称定，加中性乙醇（对酚酞指示液显中性）20mL 溶解后，加酚酞指示液 3 滴，用氢氧化钠滴定液（0.1mol/L）滴定。1mL 氢氧化钠滴定液（0.1mol/L）相当于 18.02mg 的 $C_9H_8O_4$。

$$供试品含量 = \frac{TVF}{W \times 100} \times 100\%$$

式中，V 为样品消耗的氢氧化钠滴定液的体积，mL；T 为滴定度，mg/mL；F 为氢氧化钠滴定液的浓度校正因子；W 为待测药物的称样量，g。

高效液相色谱法
测定阿司匹林
肠溶片的含量

2. 高效液相色谱法

阿司匹林片和阿司匹林肠溶片中除了加入少量酒石酸或枸橼酸稳定剂外，在制剂的过程中也会有水解产物水杨酸、醋酸产生，如果制剂含量测定采用直接酸碱滴定法，则所加枸橼酸或酒石酸以及水解产物水杨酸、醋酸就会消耗氢氧化钠滴定液，使测定结果偏高，所以不能采用直接酸碱滴定法。

《中国药典》（2020）中阿司匹林的制剂、对氨基水杨酸钠原料和制剂、贝诺酯原料和制剂均采用高效液相色谱法。以阿司匹林片剂含量分析为例介绍。

照高效液相色谱法［《中国药典（2020）》通则 0512］测定。

（1）色谱条件与系统适用性试验　用十八烷基硅烷键合硅胶为填充剂，以乙腈-四氢呋喃-冰醋酸-水（20：5：5：70）为流动相；检测波长为 276nm。理论板数按阿司匹林峰计算不低于 3000，阿司匹林峰与水杨酸峰分离度应符合要求。

（2）测定法　取本品 20 片，精密称定，充分研细，精密称取细粉适量（约相当于阿司匹林 10mg），置 100mL 量瓶中，用 1% 冰醋酸的甲醇溶液强烈振摇使溶解，并用 1% 冰醋酸的甲醇溶液稀释至刻度，摇匀，用有机相滤膜（孔径为 0.45μm）滤过，精密量取续滤液 10μL，注入液相色谱仪，记录色谱图；另取阿司匹林对照品约 20mg，精密称定，置 200mL 量瓶中，用 1% 冰醋酸的甲醇溶液强烈振摇使溶解，并用 1% 冰醋酸的甲醇稀释到刻度，摇匀，同法测定。按外标法以峰面积计算，即得。

第二节　苯甲酸类药物的分析

一、几种常见药物的化学结构及理化性质

1. 化学结构

《中国药典》（2020）收载的本类药物有用于消毒防腐的苯甲酸、用于抗痛风病的丙磺舒

等，结构如下。

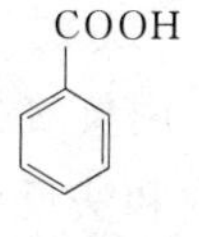

苯甲酸 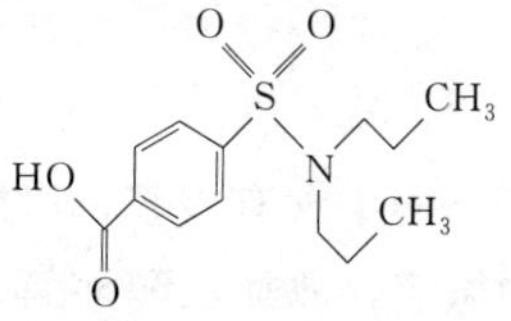　　　　　　　　　　丙磺舒

2. 理化性质

（1）性状　苯甲酸为白色有丝光的鳞片或针状结晶或结晶性粉末；质轻；无臭或微臭；在空气中微有挥发性；水溶液显酸性反应；在乙醇、三氯甲烷或乙醚中易溶，在沸水中溶解，在水中微溶。丙磺舒为白色结晶性粉末；无臭，味微苦；在丙酮中溶解，在乙醇或三氯甲烷中略溶，在水中几乎不溶；在稀氢氧化钠溶液中溶解，在稀酸中几乎不溶。

（2）具有酸性　苯甲酸、丙磺舒的结构中具有游离羧基，可利用其酸性，用酸碱滴定法测定含量。

（3）三氯化铁反应　此类药物大多数可与三氯化铁试液作用，生成带有特殊颜色的铁盐沉淀，可用于鉴别。

（4）易分解性　某些药物在一定条件下可发生分解，其分解产物可发生特殊反应，用于鉴别及含量测定。

二、鉴别试验

1. 三氯化铁反应

（1）苯甲酸　苯甲酸水溶液与三氯化铁试液作用生成碱式苯甲酸铁盐的赭色沉淀，再加稀盐酸，变成白色沉淀。

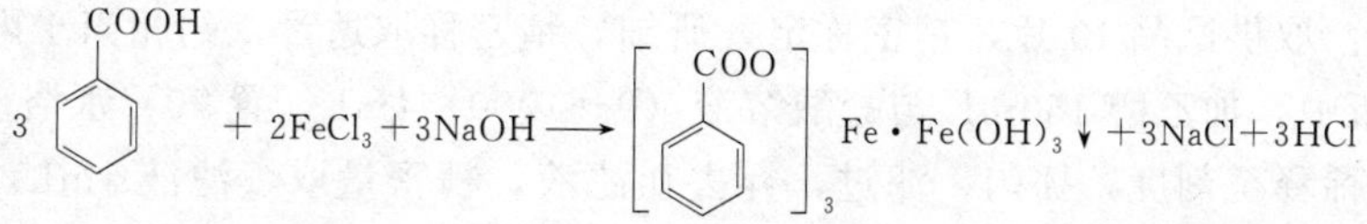

（2）丙磺舒　丙磺舒的钠盐水溶液与三氯化铁试液作用，生成米黄色的沉淀，产物为：

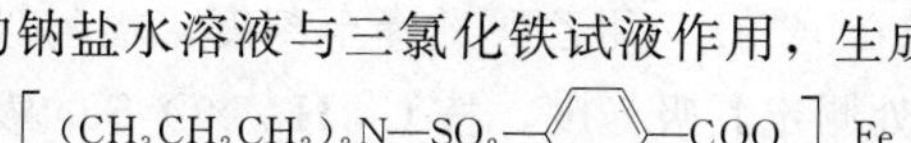

$$\left[(CH_3CH_2CH_2)_2N-SO_2- \bigcirc -COO \right]_3 Fe$$

2. 分解产物的反应

丙磺舒为含硫药物，加碱熔融后分解生成亚硫酸盐，加硝酸氧化为硫酸盐，显硫酸盐的鉴别反应，也可以利用加热放出 SO_2 进行鉴别。

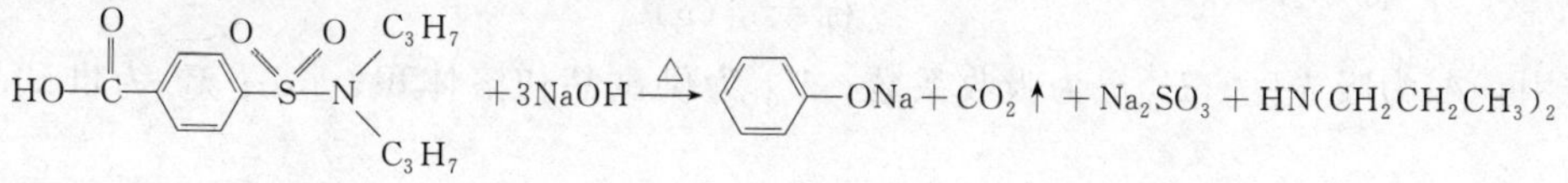

$$Na_2SO_3 + H_2O \xrightarrow{[O]} Na_2SO_4$$

3. 紫外吸收光谱法

取丙磺舒，用含盐酸的乙醇［盐酸溶液（9→1000）2mL，加乙醇制成 100mL］制成 1mL 中含 $20\mu g$ 的溶液，分光光度法测定，在 225nm 与 249nm 的波长处有最大吸收，在 249nm 波长处的吸光度约为 0.67。

4. 红外分光光度法

苯甲酸、苯甲酸钠、丙磺舒均采用红外分光光度法鉴别，其红外吸收图谱应依次与对照图谱（《中国药典》光谱集 233 图、234 图、73 图）一致。

三、含量测定

1. 直接酸碱滴定法

苯甲酸、丙磺舒分子结构中含有羧基，以酚酞为指示剂，用氢氧化钠滴定液（0.1mol/L）滴定。由于苯甲酸在水中微溶，故加乙醇溶解。苯甲酸直接中和法反应原理如下式所示。

测定方法：取本品约 0.25g，精密称定，加中性乙醇（对酚酞指示液显中性）25mL 溶解后，加酚酞指示液 3 滴，用氢氧化钠滴定液（0.1mol/L）滴定。1mL 的氢氧化钠滴定液（0.1mol/L）相当于 12.21mg 的 $C_7H_6O_2$。

2. 高效液相色谱法

丙磺舒的原料采用高效液相色谱法［《中国药典》（2020）通则 0512］测定。

（1）色谱条件与系统适用性试验　用十八烷基硅烷键合硅胶为填充剂；以 0.05mol/L 磷酸二氢钠［含 1% 冰醋酸（用磷酸调节 pH 为 3.0）］-乙腈（50：50）为流动相；流速为每分钟约 1mL，检测波长为 245nm。理论板数按比丙磺舒计算不低于 3000。

（2）测定法　取本品适量，精密称定，加流动相制成 1mL 中含 $60\mu g$ 的供试品溶液，精密量取 $20\mu L$ 注入液相色谱仪，记录色谱图；另取丙磺舒对照品，同法测定。按外标法以峰面积计算供试品中 $C_{13}H_{19}NO_4S$ 的含量。

3. 紫外分光光度法

丙磺舒在盐酸乙醇溶液中，在 249nm 的波长处有最大吸收，可用于其片剂的含量测定。

测定方法：取供试品 10 片，精密称定，研细，精密称取适量（约相当于丙磺舒 60mg），置 200mL 量瓶中，加乙醇 150mL 与盐酸溶液（9→1000）4mL，置 70℃水浴上加热 30min，放冷，用乙醇稀释至刻度，摇匀，滤过，弃去初滤液，精密量取续滤液 5mL，置 100mL 量瓶中，加盐酸溶液（9→1000）2mL，用乙醇稀释至刻度，摇匀。于 1cm 吸收池中，以溶液为空白，在 249nm 的波长处测定其吸光度，按 $C_{13}H_{19}NO_4S$ 的吸收系数为 338 计算。

计算供试品标示量百分含量：

$$标示量\% = \frac{\dfrac{A}{E_{1cm}^{1\%}} \times \dfrac{V_0}{100} \times \dfrac{1}{W} \times 稀释倍数 \times 平均片重(g)}{标示量(g)} \times 100\%$$

式中，A 为吸光度；$E_{1cm}^{1\%}$ 为吸收系数；V_0 为供试品初溶体积，mL；W 为供试品的质量，g。

第三节　其他芳酸类药物的分析

一、几种常用药物的结构及理化性质

1. 化学结构

《中国药典》（2020）收载的其他芳酸类药物有非甾体抗炎药布洛芬和用于降血脂的氯贝丁酯等药物，结构式如下所示。

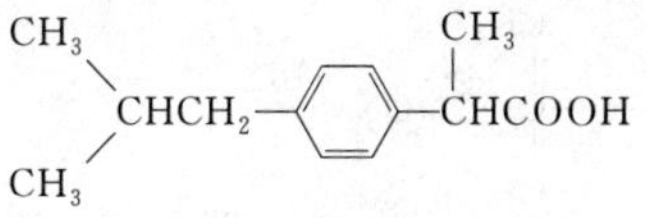

布洛芬 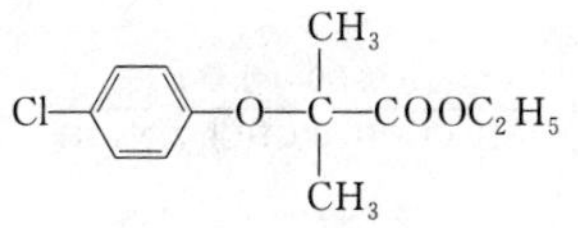　　　　　　　　　　氯贝丁酯

2. 理化性质

（1）性状　氯贝丁酯为无色或黄色的澄清油状液体，在乙醇、丙酮、三氯甲烷、乙醚或石油醚中易溶，在水中几乎不溶。布洛芬，在乙醇、丙酮、三氯甲烷或乙醚中易溶，在水中几乎不溶，在氢氧化钠或碳酸钠试液中易溶。

（2）异羟肟酸铁反应　本类药物为脂肪酸及其酯，其酯与盐酸羟胺及三氯化铁试液作用，可生成带有颜色的异羟肟酸铁，可用于鉴别。

二、鉴别试验

1. 异羟肟酸铁反应

（1）氯贝丁酯　分子结构中含有酯基，在碱性溶液中可与盐酸羟胺作用生成异羟肟酸盐，在弱酸性条件下与三氯化铁作用生成紫色的异羟肟酸铁，可用于鉴别。

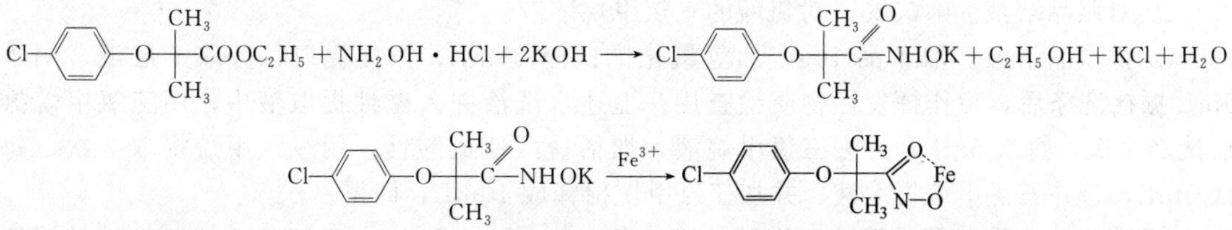

（2）布洛芬　布洛芬加氯化亚砜生成酰氯，与乙醇酯化后也呈羟肟酸铁反应，生成红色至暗米色的异羟肟酸铁。

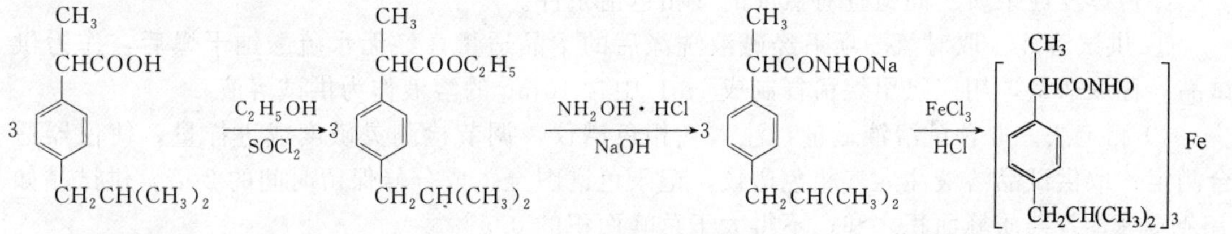

2. 紫外分光光度法

（1）氯贝丁酯鉴别方法　取供试品，加无水乙醇制成 1mL 中含 0.10mg 的溶液 a 与 1mL 中含 $10\mu g$ 的溶液 b，照分光光度法测定，溶液 b 在 226nm 的波长处有最大吸收，溶液 a 在 280nm 与 288nm 的波长处有最大吸收。

（2）布洛芬鉴别方法　取供试品，加 0.4% 氢氧化钠制成 1mL 中含有 0.25mg 的溶液，照分光光度法测定，在 265nm 与 273nm 的波长处有最大吸收，在 245nm 与 271nm 的波长处有最小吸收，在 259nm 的波长处有一肩峰。

3. 红外光谱法

布洛芬的红外光谱吸收图谱应与对照图谱（光谱集 943 图）一致。

三、杂质检查

1. 氯贝丁酯杂质检查

氯贝丁酯合成工艺如下。

$$Cl-\langle\bigcirc\rangle-OH \xrightarrow[\text{CH}_3\text{COCH}_3\text{, CHCl}_3\text{, NaOH}]{\text{（缩合）（水解）}} Cl-\langle\bigcirc\rangle-O-\underset{\text{CH}_3}{\overset{\text{CH}_3}{\text{C}}}-COONa \xrightarrow{\text{HCl}}$$

$$Cl-\langle\bigcirc\rangle-O-\underset{\text{CH}_3}{\overset{\text{CH}_3}{\text{C}}}-COOH \xrightarrow[\text{C}_2\text{H}_5\text{OH, H}_2\text{SO}_4]{\text{（酯化）}} Cl-\langle\bigcirc\rangle-O-\underset{\text{CH}_3}{\overset{\text{CH}_3}{\text{C}}}-COOC_2H_5$$

氯贝丁酯在生产过程中的中间体为对氯苯氧异丁酸，在放置过程中也可能分解生产时对氯苯氧异丁酸；另外制备中加入的盐酸、硫酸均可影响成品的酸度。所以，需要控制其酸度。除此之外，起始原料为对氯酚，成品常有微量存在，因其毒性大，药典采用气相色谱法检查对氯酚。在制备过程中试剂等挥发性杂质的检查也采用气相色谱法。各项检查方法如下。

（1）酸度　取供试品 2.0g，加中性乙醇（对酚酞指示液中呈中性）10mL 溶解后，加酚酞指示液数滴与氢氧化钠滴定液（0.1mol/L）0.15mL 应显粉红色。以对氯苯氧异丁酸计，限度为 0.5%。

（2）对氯酚

① 色谱条件。玻璃色谱柱，长 2m，以甲基硅橡胶（SE-30）为固定液，涂布浓度为 5%，柱温 160℃，载气为氮气；检测器为氢火焰离子检测器。

② 对照品溶液。0.0025% 对氯酚的三氯甲烷溶液。

③ 供试品溶液。取本品 10g，加氢氧化钠试液 20mL，振摇提取，分取下层液，用水 5mL 振摇洗涤后，留作挥发性物质检查用。上述水洗液并入碱性提取液中，用三氯甲烷振摇洗涤 2 次，每次 5mL，弃去三氯甲烷液，加稀盐酸使成酸性，用三氯甲烷提取 2 次，每次 5mL，合并三氯甲烷提取液，并加三氯甲烷稀释成 10mL，即得。

④ 测定法。取对照品溶液和供试品溶液各一定量，分别注入气相色谱仪，供试品溶液中对氯酚峰面积应小于对照品溶液中对氯酚峰面积。限度为 0.0025%。

（3）挥发性杂质　同检查对氯酚的气相色谱条件。

① 供试溶液。取对氯酚项下经碱液洗涤后的本品适量，经无水硫酸钠干燥后，作为供试品。称取适量，用三氯甲烷稀释制成 1mL 中含 10mg 的溶液作为供试溶液。

② 测定法。取预试溶液适量，注入气相色谱仪，调节检测灵敏度或进样量，使仪器适合测定；取供试品溶液注入气相色谱仪，记录色谱图至主成分峰保留时间的 2 倍。供试品如有杂质峰，各杂质峰面积之和，不得大于总峰面积的 0.5%。

2. 布洛芬有关物质检查

《中国药典》（2020）采用薄层色谱法中主成分自身对照法检查布洛芬中有关物质。检查方法如下。取供试品，加三氯甲烷制成 1mL 含 100mg 的溶液，为供试品溶液，精密量取适量，加三氯甲烷稀释成 1mL 含 1.0mg 的溶液，为对照溶液。取供试品溶液与对照溶液各 5μL 点于同一硅胶 G 薄层板上，以正己烷-乙酸乙酯-冰醋酸（15：5：1）为展开剂，展开后，喷 1% $KMnO_4$ 的稀酸溶液，于 120℃加热 20min，在紫外光灯（365nm）下检视。供试品溶液如显杂质斑点，不得深于对照溶液主斑点（杂质限量 1.0%）。

四、含量测定

1. 直接酸碱滴定法

布洛芬结构中含羧基，遇碱发生中和反应，可采用直接酸碱滴定法测定含量。

方法：取供试品约 0.5g，精密称定，加中性乙醇（对酚酞指示液显中性）50mL 溶液后，加酚酞指示液 3 滴，用氢氧化钠滴定液（0.1mol/L）滴定。1mL 的氢氧化钠滴定液

（0.1mol/L）相当于 20.63mg 的 $C_{13}H_{18}O_2$。

2. 两步滴定法

氯贝丁酯含量测定采用两步滴定法，方法如下：取供试品 2g 精密称定，置锥形瓶中，加中性乙醇（对酚酞指示液显中性）10mL 与酚酞指示剂数滴，滴加氢氧化钠滴定液（0.1mol/L）至显粉红色。再精密加氢氧化钠滴定液（0.5mol/L）20mL，加热回流 1h 至油珠完全消失，放冷，用新沸过的冷水洗涤冷凝管，洗液并入锥形瓶中，加酚酞指示液数滴，用盐酸滴定液（0.5mol/L）滴定，并将滴定的结果用空白试验校正。1mL 的氢氧化钠滴定液（0.5mol/L）相当于 121.43mg 的 $C_{12}H_{15}ClO_3$。

3. 高效液相色谱法

布洛芬缓释胶囊含量测定 照高效液相色谱法［《中国药典》（2020）通则 0512］测定。

（1）色谱条件与系统适用性试验 用十八烷基硅烷键合硅胶为填充剂；以醋酸钠缓冲液（取醋酸钠 6.13g，加水 750mL，振摇使溶解，用冰醋酸调节 pH 值至 2.5)-乙腈（40：60）为流动相；检测波长为 263nm。理论板数按布洛芬峰计算不低于 2500。

（2）测定法 取装量差异项下的内容物，混合均匀，精密称取适量（约相当于布洛芬 0.1g），置 200mL 量瓶中，加甲醇 100mL，振摇 30min，加水稀释至刻度，摇匀，滤过，取续滤液 20μL 注入液相色谱仪，记录色谱图；另取布洛芬对照品适量，精密称定，同法测定。按外标法以峰面积计算，即得。

（3）讨论 外标法定量原理：在同样条件下分别制备对照品溶液与样品溶液，在选定的色谱条件下进样，测定对照品溶液与样品溶液的峰高或峰面积，按下式计算供试品的浓度。

$$c_X = c_R \times \frac{A_X}{A_R}$$

式中，c_R 为对照品的浓度；A_X 为供试品峰面积或峰高；A_R 为对照品峰面积或峰高。

本 章 小 结

芳酸类药物（包括其酯类及盐类）根据其结构特点，又可分为水杨酸类、苯甲酸类、其他芳酸类。

阿司匹林与对氨基水杨酸钠为水杨酸类药物的代表，鉴别反应可依据其结构中羧基、氨基及酚性羟基，分别采用三氯化铁反应、重氮化-偶合反应等化学法鉴别，亦可采用红外吸收光谱法鉴别；阿司匹林根据其合成工艺及稳定性可能含水杨酸等杂质，采用高效液相色谱法进行检查；对氨基水杨酸钠中需检查间氨基酚，采用高效液相色谱法进行检查。阿司匹林含量测定依据其含有羧基，采用中和法测定其原料药，其制剂采用高效液相色谱法测定含量。

苯甲酸及其钠盐为苯甲酸类药物的代表，可采用三氯化铁反应，反应进行鉴别；苯甲酸利用其酸性，采用直接酸碱滴定法测定。

其他芳酸类药物以氯贝丁酯为代表，可采用异羟肟酸铁反应及紫外光谱法鉴别；氯贝丁酯中对氯酚检查采用气相色谱法，含量测定采用两步滴定法。

习题

习题答案

第七章　芳胺及芳烃胺类药物的分析

【学习目标】

通过本章学习，了解芳胺及芳烃胺类药物分类及代表性药物，熟悉芳胺及芳烃胺类药物结构、性质与分析方法的关系，掌握各类药物质量控制分析方法的依据、原理、方法、注意事项和计算。培养建立类似结构药物分析方法的能力。

本章药物具有芳胺或芳烃胺的基本结构。根据本类药物的结构特点可归纳为酰胺类、对氨基苯甲酸酯类、苯乙胺类及苯异丙胺类等，涉及面较广。本章将对对氨基苯甲酸酯类、酰胺类、苯乙胺类中比较典型的药物的分析方法与有关质量问题加以讲述。

第一节　芳胺类药物的分析

芳胺类药物基本结构有两类，包括对氨基苯甲酸酯类、酰胺类药物。

一、几种常用药物的化学结构及理化性质

1. 对氨基苯甲酸酯类药物

本类药物的基本结构，是由对氨基苯甲酸酯母核和取代基 R^1、R^2 构成。如盐酸普鲁卡因（procaine hydrochloride）、盐酸丁卡因（tetracaine hydrochloride）和盐酸苯佐卡因（benzocaine hydrochloride）等。

（1）基本结构

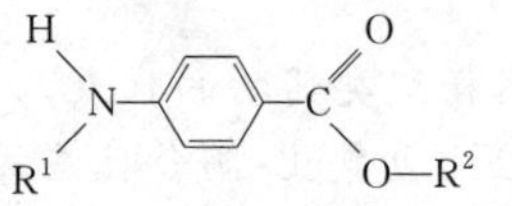

（2）典型药物

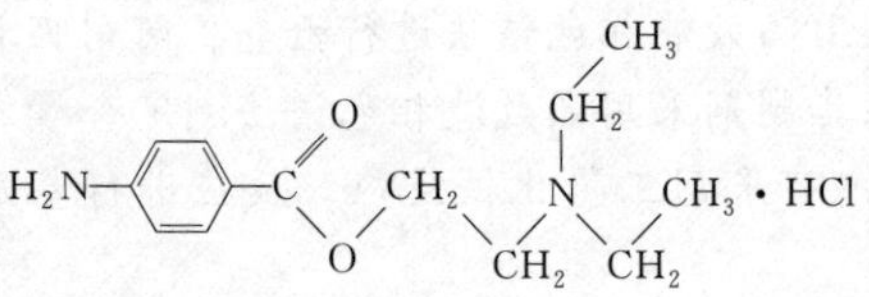

盐酸普鲁卡因 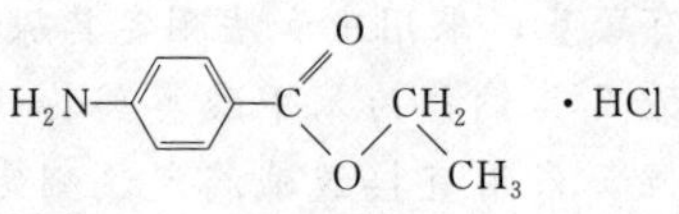　　　　　盐酸苯佐卡因

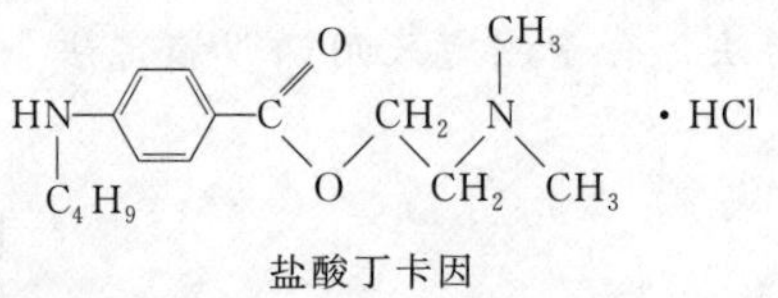

盐酸丁卡因

（3）本类药物的结构特点和理化性质

① 具有芳伯氨基，显芳伯氨基特性。

② 具有脂烃胺侧链，游离碱多为碱性，能与生物碱沉淀剂发生反应。

③ 具有酯键（或酰胺键），易水解，尤其受碱或光、热的影响能促使水解，而影响药品

质量，所以必须对水解产物的限量加以控制；盐酸普鲁卡因的水解产物为对氨基苯甲酸，盐酸丁卡因水解后产生丁氨基苯甲酸等。以上性质，可用于鉴别、区别和含量测定。

本类药物苯环上多具有芳伯氨基或同时具有脂烃胺侧链，故它们的游离碱多为碱性油状液体或低熔点固体，难溶于水，可溶于有机溶剂；它们的盐酸盐多为白色结晶性粉末，易溶于水和乙醇，难溶于有机溶剂。如苯佐卡因为白色结晶性粉末；遇光色渐变黄；在乙醇、三氯甲烷或乙醚中易溶，在脂肪油中略溶，在水中极微溶解，在稀酸中溶解。

2. 酰胺类药物

临床常用的本类药物有对乙酰氨基酚（paracetamol）、贝诺酯（benorylate）、盐酸利多卡因（lidocaine hydrochloride）和盐酸布比卡因（bupivacaine hydrochloride）等。它们的基本结构为苯胺的酰基衍生物，在苯环上有若干取代基。

（1）基本结构

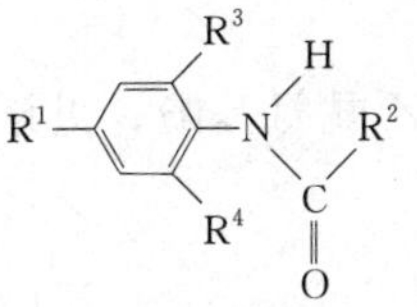

（2）典型药物

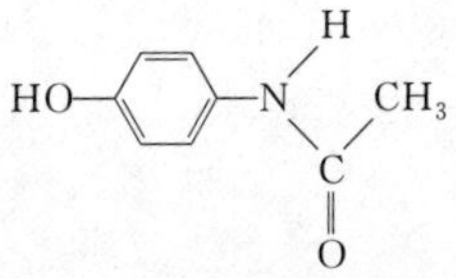

对乙酰氨基酚

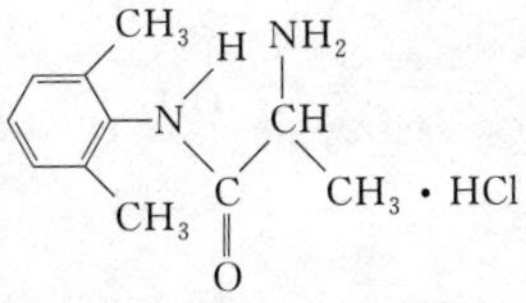

盐酸妥卡尼

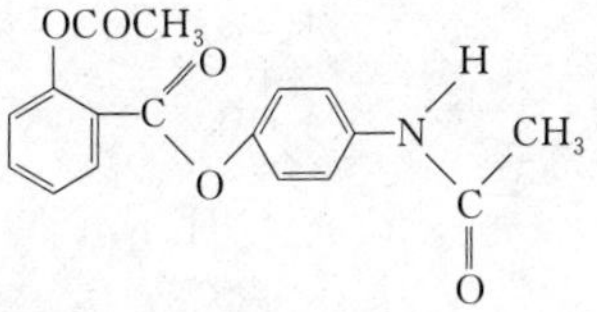

贝诺酯

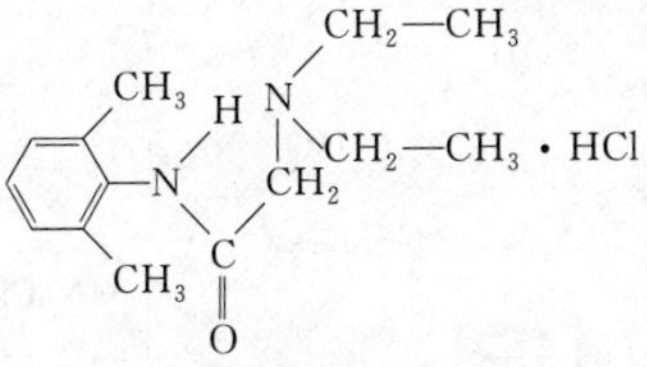

盐酸利多卡因

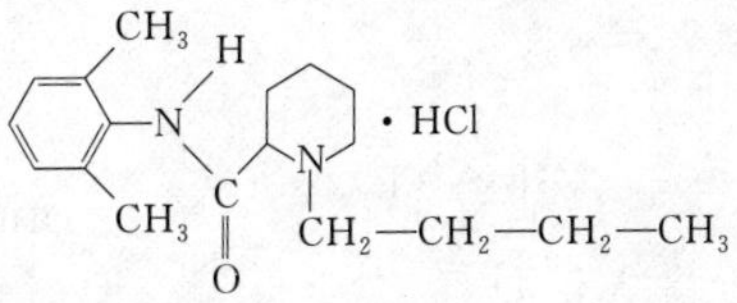

盐酸布比卡因

（3）本类药物结构特点和理化性质

① 具有酰氨基结构，为本类药物的共同性，可水解为芳伯氨基有重氮化及偶合反应，水解反应的速度与分子结构有关，如在酰氨基邻位存在两个甲基的药物（利多卡因、布比卡因），由于空间位阻影响，较难水解，因此它们的水解反应的速度依次为对乙酰氨基酚＞利多卡因、布比卡因。

② 具有酚羟基或水解后能产生酚羟基，可与三氯化铁作用呈色。

③ 具有脂烃胺侧链，显弱碱性，能与生物碱沉淀剂或重金属离子反应。以上性质可用于鉴别、区别和含量测定。

本类药物多为白色结晶或结晶性粉末；药物的游离碱在水中溶解性不好，它们的盐酸盐可溶于水、乙醇。如盐酸布比卡因为白色结晶性粉末；在乙醇中易溶，在水中溶解，在三氯甲烷中微溶，在乙醚中几乎不溶。

二、鉴别试验

1. 重氮化-偶合反应

凡具芳伯氨基的药物，如苯佐卡因、盐酸普鲁卡因等，均可在酸性溶液中与亚硝酸钠试液作用，生成重氮盐，再与碱性 β-萘酚偶合产生红色偶氮化合物。如盐酸普鲁卡因的鉴别反应式如下。

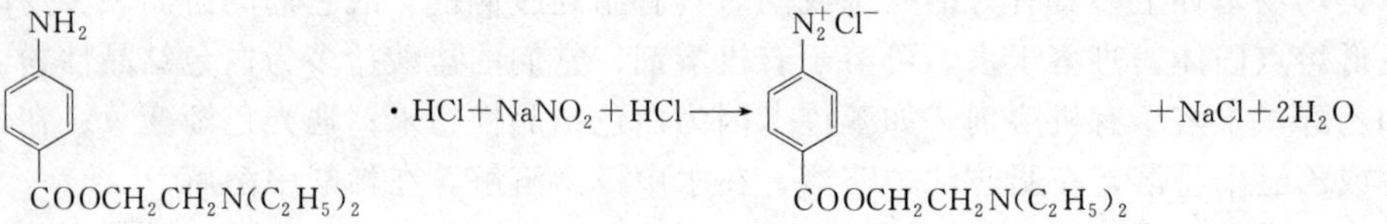

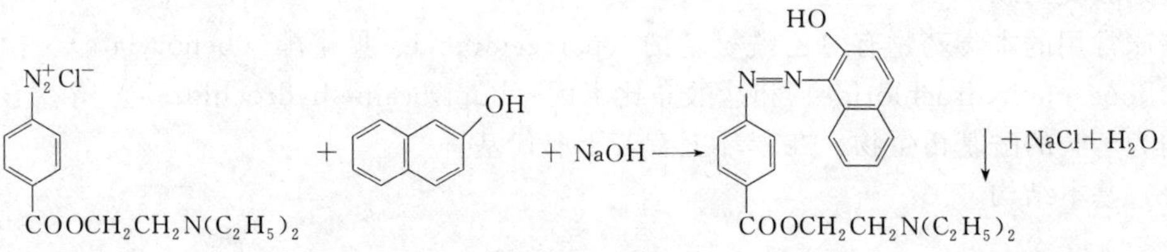

$$\cdot HCl + NaNO_2 + HCl \longrightarrow \qquad + NaCl + 2H_2O$$

$$+ NaOH \longrightarrow \qquad \downarrow + NaCl + H_2O$$

具有潜在芳伯氨基的药物，如对乙酰氨基酚、贝诺酯有酰胺结构，可加酸水解为芳伯氨基后，用重氮化-偶合反应鉴别。

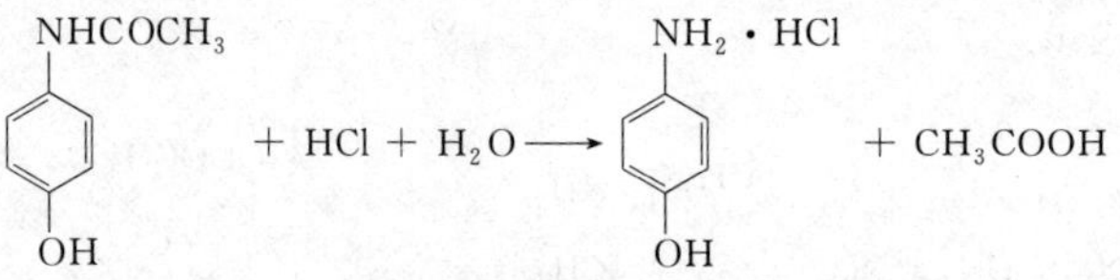

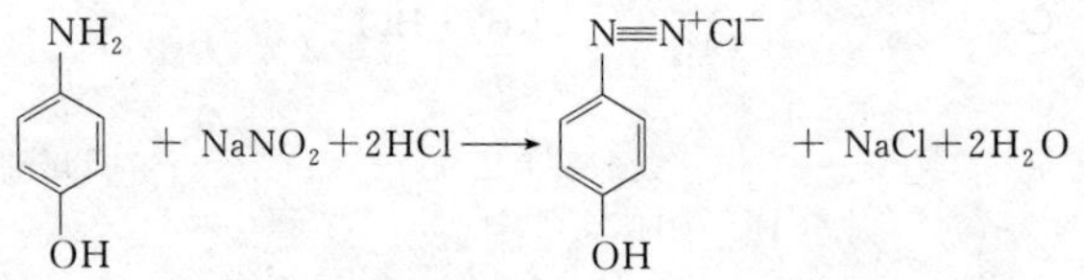

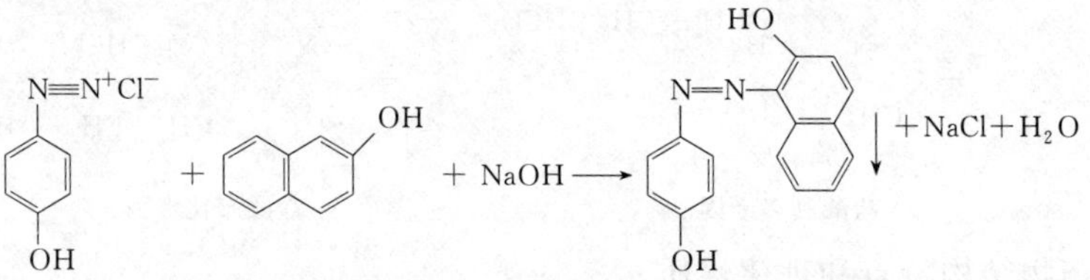

$$+ HCl + H_2O \longrightarrow \qquad + CH_3COOH$$

$$+ NaNO_2 + 2HCl \longrightarrow \qquad + NaCl + 2H_2O$$

$$+ NaOH \longrightarrow \qquad \downarrow + NaCl + H_2O$$

盐酸丁卡因不具芳伯氨基，无重氮化反应，但分子中的芳香第二胺结构，在酸性溶液中可与亚硝酸钠作用，生成乳白色的 N-亚硝基化合物沉淀，可与含芳伯氨基的同类药物区别。

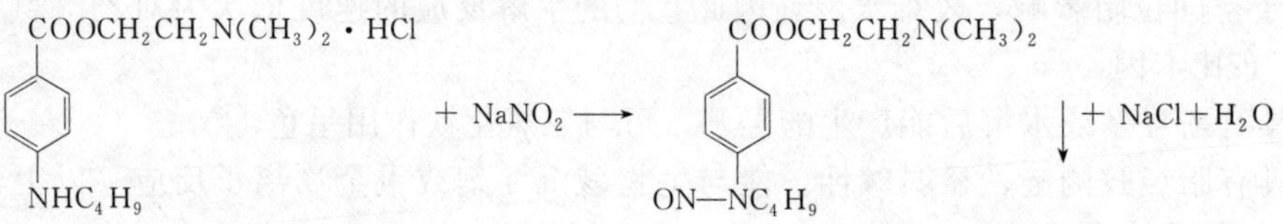

$$+ NaNO_2 \longrightarrow \qquad \downarrow + NaCl + H_2O$$

2. 与三氯化铁反应

对乙酰氨基酚及苯乙胺类药物的结构中具有酚羟基，与三氯化铁试液作用，即显蓝紫色。

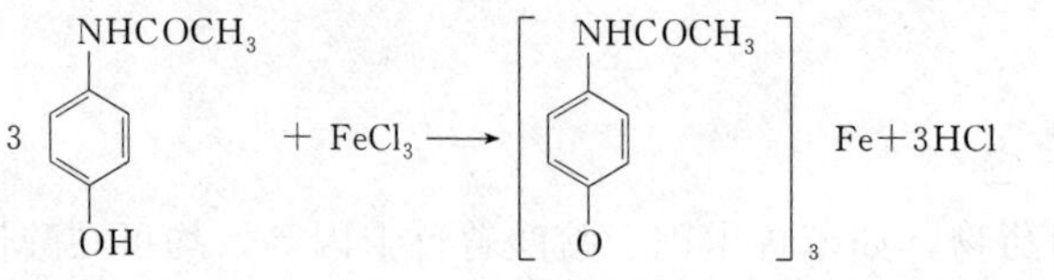

$$3 \qquad + FeCl_3 \longrightarrow \left[\qquad \right]_3 Fe + 3HCl$$

3. 与重金属离子反应

$$2 \text{(2,6-二甲苯基)NHCOCH}_2\text{N}(\text{C}_2\text{H}_5)_2 \cdot \text{HCl} + \text{CuSO}_4 + 2\text{Na}_2\text{CO}_3 \longrightarrow \text{Cu络合物} + 2\text{NaCl} + \text{Na}_2\text{SO}_4$$

蓝紫色

4. 水解产物反应

本类药物分子中有些具有酯的结构（如苯佐卡因、盐酸普鲁卡因等），在碱性溶液中可水解，利用其水解产物与试剂的反应进行鉴别试验。

（1）苯佐卡因的鉴别试验 本品在氢氧化钠试液中加热，水解生成对氨基苯甲酸钠与乙醇，加碘试液后，乙醇与碘产生碘仿臭气，同时有黄色沉淀析出。反应式如下。

$$\text{对氨基苯甲酸乙酯(COOC}_2\text{H}_5, \text{NH}_2\text{)} + \text{NaOH} \longrightarrow \text{对氨基苯甲酸钠(COONa, NH}_2\text{)} + \text{C}_2\text{H}_5\text{OH}$$

$$\text{C}_2\text{H}_5\text{OH} + 4\text{I}_2 + 6\text{NaOH} \longrightarrow \text{CHI}_3 + \text{HCOONa} + 5\text{NaI} + 5\text{H}_2\text{O}$$

本品鉴别试验方法为：取本品 0.1g，加氢氧化钠试液 5mL，煮沸，即有乙醇生成，加碘试液，加热，即生成黄色沉淀，并发生碘仿的臭气。

（2）盐酸普鲁卡因的鉴别试验 本品水溶液与氢氧化钠溶液作用，生成普鲁卡因的白色沉淀。加热时沉淀变为油状物，继续加热，普鲁卡因的酯键水解，产生对氨基苯甲酸钠和二乙氨基乙醇。后者为碱性气体，能使湿润的红色石蕊试纸变蓝。溶液放冷后，加盐酸酸化，则析出对氨基苯甲酸的白色沉淀，此沉淀能在过量的盐酸中溶解。

$$\text{H}_2\text{N}-\text{C}_6\text{H}_4-\text{COOCH}_2\text{CH}_2\text{N}(\text{C}_2\text{H}_5)_2 \cdot \text{HCl} \xrightarrow{\text{NaOH}} \text{H}_2\text{N}-\text{C}_6\text{H}_4-\text{COOCH}_2\text{CH}_2\text{N}(\text{C}_2\text{H}_5)_2 \downarrow$$

$$\xrightarrow{\text{NaOH}} \text{H}_2\text{N}-\text{C}_6\text{H}_4-\text{COONa} + \text{HOCH}_2\text{CH}_2\text{N}(\text{C}_2\text{H}_5)_2 \uparrow$$

$$\text{H}_2\text{N}-\text{C}_6\text{H}_4-\text{COONa} + \text{HCl} \longrightarrow \text{H}_2\text{N}-\text{C}_6\text{H}_4-\text{COOH} \downarrow + \text{NaCl}$$

$$\text{H}_2\text{N}-\text{C}_6\text{H}_4-\text{COOH} + \text{HCl} \longrightarrow \text{HOOC}-\text{C}_6\text{H}_4-\text{NH}_2 \cdot \text{HCl}$$

5. 制备衍生物测其熔点

本类药物的衍生物如三硝基苯酚衍生物或硫氰酸盐衍生物具有固定的熔点，可用于鉴别，《中国药典》对盐酸利多卡因、盐酸布比卡因及盐酸丁卡因即采用此法进行鉴别。

熔点测定法

（1）三硝基苯酚衍生物 盐酸布比卡因的鉴别方法为：取供试品约 0.15g，加水 10mL溶解后，加三硝基苯酚试液 15mL，有三硝基苯酚布比卡因的黄色沉淀析出，滤过，沉淀用少量水洗涤后，再以少量甲醇和乙醚冲洗，在 105℃干燥后，其熔点约为 194℃。

$$\text{布比卡因} \cdot \text{HCl} + \text{三硝基苯酚} \longrightarrow$$

盐酸布比卡因

盐酸利多卡因与三硝基苯酚按此法制备的三硝基苯酚利多卡因衍生物，其熔点约为228～232℃，熔融的同时分解。

（2）硫氰酸盐衍生物　盐酸丁卡因在醋酸溶液中，与硫氰酸铵反应，析出硫氰酸盐的白色结晶；经洗涤、干燥后，其熔点约为131℃。

6. 紫外吸收光谱法

本类药物分子结构都具有苯环，在紫外光区有特征吸收，可用以鉴别。其吸收数值见表7-1。

表 7-1　用紫外吸收光谱鉴别的芳胺及芳烃胺类药物

药物名称	溶　剂	浓度/($\mu g/mL$)	λ_{max}/nm	A 或 $E_{1cm}^{1\%}$
对乙酰氨基酚	HCl(0.1mol/L)-MeOH(1∶99)	5	249	约 880
苯佐卡因	CHCl₃	5	278	
盐酸丁卡因	10%磷酸盐缓冲溶液 pH=6	10	310	
盐酸普鲁卡因	NaOH(0.02mol/L)	20	275	约 1.2
盐酸异丙肾上腺素	H₂O	50	280	约 0.50

7. 红外吸收光谱法

用红外吸收光谱法鉴别化合物，方法特征性强、专属性好。因此，国内外药典均把红外吸收光谱作为药物鉴别的重要指标。以盐酸布比卡因为例，其红外吸收光谱图见图7-1，主要特征吸收峰见表7-2。

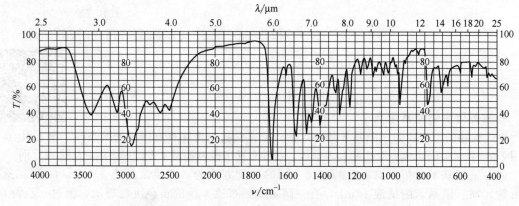

图 7-1　盐酸布比卡因红外吸收光谱

表 7-2　盐酸布比卡因的红外光谱中主要特征吸收峰

波数/cm⁻¹	吸收峰的归属		波数/cm⁻¹	吸收峰的归属	
785	取代苯	δ_{C-H}	3060～2400	叔胺盐	ν_{N^+-H}
1540	酰胺	ν_{C-H} δ_{N-H}	3140,3120	酰胺	ν_{N-H}
1680	酰胺	ν_{C-O}			

三、特殊杂质的检查

1. 盐酸普鲁卡因注射液中对氨基苯甲酸的检查

本品在干燥状态较稳定，但其水溶液稳定性较差，易水解和氧化。经试验，本品水溶液最适宜的 pH＝4.1，pH 为 3.5～4.5 较稳定，若 pH 过低或 pH 在 5.0 以上时易于分解。

盐酸普鲁卡因注射液在制备时，由于灭菌温度过高或时间过长，pH 过高或过低，贮存时间过久以及受光线和金属离子等因素的影响，均可发生水解作用，生成对氨基苯甲酸。经久贮或高温加热，对氨基苯甲酸还可进一步脱羧转化为苯胺，而苯胺又可氧化为有色物质使注射液变黄，不仅疗效下降，且毒性也增加。故《中国药典》（2020）规定，本品注射液需检查分解产物对氨基苯甲酸。采用高效液相色谱法检查，精密量取本品适量，加水稀释制成 1mL 中含盐酸普鲁卡因 0.2mg 的溶液，作为供试品溶液；精密称取对氨基苯甲酸对照品适量，加水溶解并定量制成 1mL 中含对氨基苯甲酸 1μg 的溶液，作为对照品溶液。照高效液相色谱法 ［《中国药典》（2020）通则 0512］测定，用十八烷基硅烷键合硅胶为填充剂；以甲醇-缓冲液（0.05mol/L 磷酸二氢钾，0.1％庚烷磺酸钠，pH 3.0）（32：68）为流动相；检测波长为 290nm，理论板数按对氨基苯甲酸峰计应不低于 2000。取对照品溶液 10μL 注入液相色谱仪，调节检测灵敏度，使主成分色谱峰的峰高约为满量程的 20％；盐酸普鲁卡因和对氨基苯甲酸之间的分离度应大于 2.0。精密量取供试品溶液与对照品溶液各 10μL，分别注入液相色谱仪，记录色谱图。供试品溶液色谱图中如有与对氨基苯甲酸对照品相应的杂质峰，按外标法以峰面积计算，含量不得过盐酸普鲁卡因标示量的 0.5％。

2. 对乙酰氨基酚中特殊杂质的检查

对乙酰氨基酚中杂质的主要来源于合成工艺。本品是以对硝基氯苯为原料，水解制得对硝基酚，经还原为对氨基酚后，再乙酰化得对乙酰氨基酚；或以酚为原料，经亚硝化及还原反应得氨基酚，再经乙酰化得本品。由于生产过程中可能带入的杂质、中间体及副产物等，因此，药典规定需检查：酸度、乙醇溶液的澄清度与颜色、对氨基酚、有关物质等项目。

（1）酸度　因生产过程中可能引进酸性杂质，本品水解以后也有醋酸生成，所以应检查酸度。《中国药典》（2020）规定，本品 1％的水溶液 pH 应为 5.5～6.5。因为在此 pH 范围内对乙酰氨基酚比较稳定，偏酸或偏碱条件下均易水解产生醋酸和对氨基酚，而影响质量。

（2）乙醇溶液的澄清度与颜色　本品外观应为白色结晶或结晶性粉末，易溶于乙醇。如其乙醇液产生浑浊，则为生产工艺中使用的还原剂可能带入成品中所致；如果其乙醇液的色泽深于标准比色液，即为中间体对氨基酚的氧化呈色物的存在。这些杂质的存在往往影响本品质量，而使之不合格。检查时，取供试品 1.0g，加乙醇 10mL 溶解后，溶液应澄清，无色；如显浑浊，与 1 号浊度标准液（通则 0902 第一法）比较，不得更浓；如显色，与红棕色 2 号或橙红色 2 号标准比色液（通则 0902）比较，不得更深。

（3）对氨基酚　本品在制备过程中乙酰化不完全或贮存不当发生水解，均可引入对氨基酚，使本品产生色泽并对人体有毒性，应严加控制。

$$Na_2[Fe(CN)_5NO]+H_2O \longrightarrow Na_2[Fe(CN)_5H_2O]+NO$$

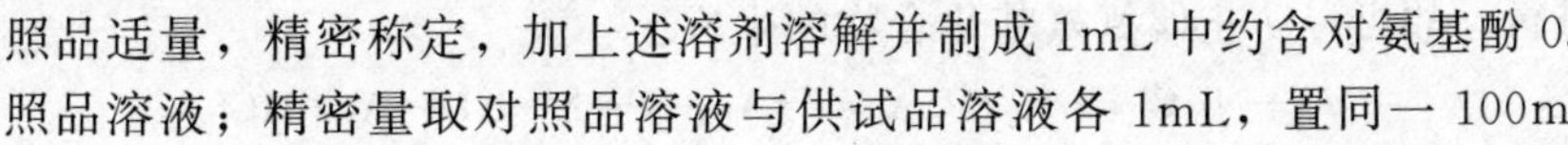

$$Na_2[Fe(CN)_5H_2O]+ H_2N-\!\!\!\!\bigcirc\!\!\!\!-OH \longrightarrow Na_2[Fe(CN)_5H_2N-\!\!\!\!\bigcirc\!\!\!\!-OH]+H_2O$$

《中国药典》（2020）对乙酰氨基酚中对氨基酚的检查如下：临用新配。取本品适量，精密称定，加溶剂 ［甲醇-水（4：6）］制成 1mL 中约含 20mg 的溶液，作为供试品溶液；取对氨基酚对照品适量，精密称定，加上述溶剂溶解并制成 1mL 中约含对氨基酚 0.1mg 的溶液，作为对照品溶液；精密量取对照品溶液与供试品溶液各 1mL，置同一 100mL 量瓶中，用上述溶剂稀释至刻度，摇匀，作为对照品溶液，照高效液相色谱法［《中国药典》（2020）通则0512］试验。用辛烷基硅烷键合硅胶为填充剂；以磷酸盐缓冲液（取磷酸氢二钠8.95g，磷酸二氢钠3.9g，加水溶解至1000mL，加10％四丁基氢氧化铵溶液12mL)-甲醇（90：10）为流动相；检测波长为245nm；柱温为40℃；理论板数按对乙酰氨基酚峰计算不低于2000，对氨基酚峰与对乙酰氨基酚的分离度应符合要求。精密量取对照液与供试品溶液各20μg，分别注入液相色谱仪，记录色谱图至主峰保留时间的4倍。供试品溶液色谱图中如有与对氨基酚保留时间一致的色谱峰，按外标法以峰面积计算，含对氨基酚不得过0.005％，其他单个杂质峰面积不得大于对照溶液中对乙酰氨基酚峰面积的0.1倍（0.1％），其他单个杂质峰面积的和不得大于对照溶液中对一项氨基酸峰面积的0.5倍（0.5％）。

（4）有关物质　由于本品用对硝基氯苯为原料，可能引入对氯乙酰苯胺。《中国药典》对此项杂质采用照高效液相色谱法检查。

检查方法：取对氨基酚检查项下供试品溶液作为供试品溶液；另取对氯苯乙酰胺对照品适量，精密称定，加上述溶剂制成1mL中约含1μg的溶液，作为对照品溶液。照高效液相色谱法［《中国药典》（2020）通则0512］测定。用辛烷基硅烷键合硅胶为填充剂；磷酸盐缓冲液（取磷酸氢二钠8.95g，磷酸二氢钠3.9g，加水溶解至1000mL，加入10％四丁基氢氧化铵12mL)-甲醇（60：40）为流动相；检测波长为245nm；柱温为40℃；理论板数按对乙酰氨基酚峰计算应不低于2000，对氯苯乙酰胺与对乙酰氨基酚峰之间的分离度应符合要求。取对照品溶液20μL，注入液相色谱仪，调节检测灵敏度，使对氯苯乙酰胺色谱峰的峰高约为满量程的10％，再精密量取供试品溶液与对照品溶液各20μL，分别注入液相色谱仪，记录色谱图；按外标法以峰面积计算，含对氯苯乙酰胺不得过0.005％。

亚硝酸钠滴定法
认知

四、含量测定

1. 亚硝酸钠滴定法（重氮化滴定法）

分子结构中具有芳伯氨基的药物（如盐酸普鲁卡因、苯佐卡因）以及水解后具有芳伯氨基的药物（如对乙酰氨基酚），在酸性溶液中可与亚硝酸钠反应，因而可用亚硝酸钠滴定法测定含量。

（1）原理　芳伯氨基药物在酸性溶液中与亚硝酸钠定量反应，生成重氮盐。

$$Ar{-}NHCOR + H_2O \xrightarrow[\triangle]{H^+} Ar{-}NH_2 + RCOOH$$

$$Ar{-}NH_2 + NaNO_2 + 2HCl \longrightarrow Ar{-}N_2^+ Cl^- + NaCl + 2H_2O$$

值得注意的是，当芳伯氨基邻位被较大基团取代时，由于空间位阻影响重氮化反应的定量完成，不宜采用此法进行含量测定。

（2）测定的主要条件　重氮化法为《中国药典》收载的具有芳伯氨基以及水解后具有芳伯氨基结构的药物含量测定的通用方法。重氮化反应的速度受多种因素的影响，因此应用亚硝酸钠滴定法测定药物的含量时，应注意下列反应条件。

① 酸的种类及其浓度。重氮化反应的速度与酸的种类及浓度有关，一般的药物含量测定是在盐酸溶液中进行。理论上，1mol的芳胺发生重氮化反应时仅需2mol的盐酸，但实际测定时盐酸用量要大得多，加入过量的盐酸有利于：重氮化反应速度加快；酸度增高能增加重氮盐的稳定性；防止生成偶氮氨基化合物。酸度不足时已生成的重氮化合物可与尚未被重氮化的芳胺偶合，生成偶氮氨基化合物，影响测定结果。从下面反应可以看出，酸度加大，反应向左进行，故可以防止偶氮氨基化合物的生成。

$$Ar{-}N_2^+ Cl^- + H_2N{-}Ar \rightleftharpoons Ar{-}N{=}N{-}NH{-}Ar + HCl$$

但酸度不可过高，否则将引起亚硝酸的分解，也会抑制芳伯氨基的游离，使重氮化反应速度变慢。所以，盐酸的实际用量通常都为理论值的 2.5～6 倍。

② 反应速度。在盐酸酸性溶液中，重氮化反应的历程为如下。

$$NaNO_2 + HCl \longrightarrow HNO_2 + NaCl$$

$$HNO_2 + HCl \longrightarrow NO^+Cl + H_2O$$

$$Ar-NH_2 \xrightarrow[\text{慢}]{NO^+Cl} Ar-NH-NO \xrightarrow{\text{快}} Ar-N\!=\!N-OH \xrightarrow{\text{快}} Ar-N\!\equiv\!N^+Cl^-$$

由反应历程知，重氮化反应的速度取决于速度慢的第一步反应，若能使第一步加快，则整个反应也相应地加快；而第一步反应的快慢与芳伯氨基化合物中芳伯氨基的游离程度有密切关系。如果芳伯氨基的碱性较弱，则在一定强度酸性溶液中成盐的比例较小，即游离芳伯氨基多，重氮化反应速度就快；反之，芳伯氨基碱性较强，与酸成盐的比例较大，游离芳伯氨基较少，则重氮化反应速度就慢。

对于碱性较强的芳胺类药物，在测定中一般向供试溶液中加入适量溴化钾［《中国药典》规定加入 2g］，使重氮化反应速度加快，其作用机理如下。

溴化钾与盐酸作用产生溴化氢，后者与亚硝酸作用生成 NOBr。

$$HNO_2 + HBr \longrightarrow NOBr + H_2O \tag{7-1}$$

若供试溶液中仅有 HCl，则生成 NOCl。

$$HNO_2 + HCl \longrightarrow NOCl + H_2O \tag{7-2}$$

由于式（7-1）的平衡常数比式（7-2）的平衡常数大 300 倍，即生成的 NOBr 量大得多，也就是在供试液中 NO^+ 的浓度大得多，故能加速重氮化反应的进行。

③ 反应温度。重氮化反应速度随温度的升高而加快，一般温度每升高 10℃，重氮化反应速度加快 2.5 倍，但所形成重氮盐亦随温度的升高而迅速分解。

$$[\,Ar-N\!\equiv\!N\,]^+Cl^- + H_2O \longrightarrow Ar-OH + N_2\uparrow + HCl$$

滴定温度过高亦会促使亚硝酸的分解。

$$3HNO_2 \longrightarrow HNO_3 + H_2O + 2NO\uparrow$$

所以滴定应在低温下进行。但低温时反应速度缓慢。经试验，可在室温（10～30℃）条件下采用"快速滴定法"。

④ 快速滴定法。为了避免滴定过程中亚硝酸挥发和分解，滴定时将滴定管尖端插入液面下约 2/3 处，事先通过计算，一次将反应所需的大部分亚硝酸钠滴定液在搅拌条件下迅速加入，使其尽快反应。然后将滴定管尖端提出液面，用少量水淋洗尖端，再缓缓滴定。尤其是在近终点时，由于溶液中未经重氮化的芳伯氨基药物的浓度也降至极少量，需在最后一滴加入后，搅拌 1～5min，再确定终点是否真正到达。这样可以缩短滴定时间，也不影响滴定结果。

（3）指示终点的方法　指示终点有电位法、永停滴定法、外指示剂法和内指示剂法等。《中国药典》规定用永停法指示亚硝酸钠滴定法的终点，其装置如图 7-2。永停法用作重氮化法的终点指示时，调节 R_1 使加于电极上的电压约为 50mV。

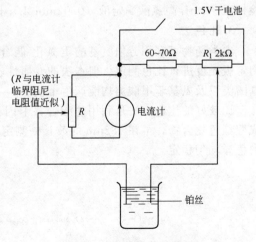

图 7-2　永停滴定仪的装置

取供试品适量，精密称定，置烧杯中，除另有规定外，可加水 40mL 与盐酸溶液（1→2）15mL，然后置于电磁搅拌器上，搅拌使溶解，再加溴化钾 2g，插入铂-铂电极后，用亚硝酸钠液滴定。终点前，溶液中无亚硝酸，线路无电流通过，电流计指针指零。当溶液中有微量亚硝酸存在时，电极即起氧化还原反应，线路中遂有电流通过，此时电流计指针突然偏转，并不再回复，即为滴定终点。

2. 非水溶液滴定法

盐酸丁卡因、盐酸利多卡因、盐酸布比卡因、盐酸妥卡尼侧链的氮具有弱碱性，可采用非水滴定法测定含量。测定时将供试品溶解在冰醋酸中，并加入醋酸汞试液，以结晶紫为指示剂，用高氯酸液（0.1mol/L）滴定至终点。盐酸盐药物用高氯酸滴定时有氢卤酸生成，故在滴定前加入醋酸汞溶液，使成为难解离氯化汞，以除去氢卤酸的干扰。

在滴定盐酸丁卡因时，因其在冰醋酸中显较弱的碱性，因此加入适量醋酐。因醋酐解离生成的醋酐合乙酰氧离子比醋酸合质子的酸性还强，有利于丁卡因碱性的增强，使滴定突跃敏锐。

$$2(CH_3CO)_2O \longrightarrow (CH_3CO)_3O^+ + CH_3COO^-$$

滴定至终点时，溶液显蓝色。

盐酸利多卡因无需加醋酐，滴定至终点时，溶液显绿色。

盐酸布比卡因非水溶液滴定法反应过程如下。

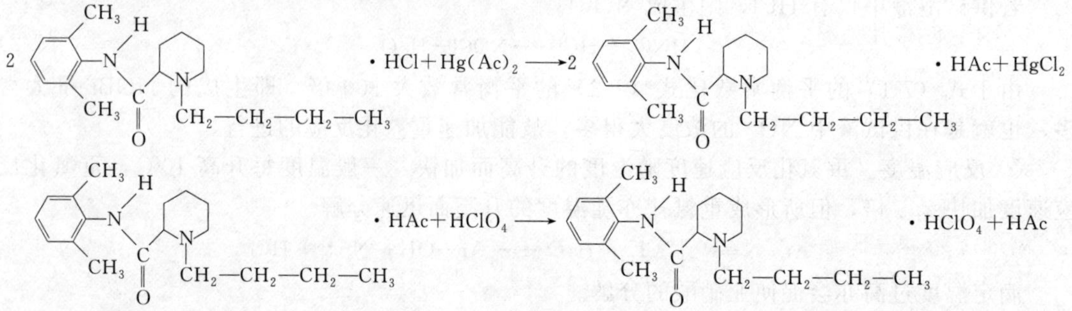

《中国药典》收载的盐酸布比卡因注射液的含量测定方法为：取供试品适量（约相当于盐酸布比卡因 25mg），加色谱用硅藻土约 15g，加入 10％氢氧化钠溶液 0.5mL 使布比卡因游离，搅拌均匀使呈疏松颗粒状，填装于垂熔玻璃漏斗（或色谱柱）中，用温热三氯甲烷液抽滤提取多次，使抽提完全；提取液将三氯甲烷蒸至近干后，加冰醋酸 40mL 与萘酚苯甲醇指示液 5 滴，用高氯酸滴定液（0.02mol/L）滴定至溶液显绿色，并将滴定的结果用空白试验校正。1mL 高氯酸滴定液（0.02mol/L）相当于 6.498mg 的 $C_{18}H_{28}N_2O \cdot HCl$。

3. 比色法

本类药物可利用芳伯氨基的重氮化-偶合反应，生成的有色偶氮染料，在可见光范围内测定吸光度进行比色测定。但本法的专属性较低，凡能重氮化的有机化合物如磺胺类、对氨基酚类以及氨基苯甲酸类均能产生干扰。

比较好的比色方法是利用盐酸普鲁卡因在水溶液中与 1,2-萘醌-4-磺酸钠溶液反应，生成棕红色化合物，可在 482nm 的波长处测定吸光度进行比色测定。本法在 pH 为 4～9 范围内色泽均匀稳定。

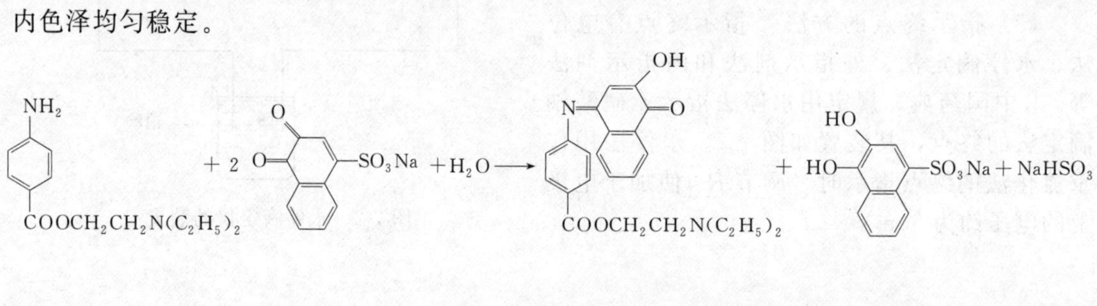

测定方法：取盐酸普鲁卡因约 100mg，精密称定，置 100mL 量瓶中，加水溶解并稀释至刻度，取此液 0.8mL，置 50mL 量瓶中，加水 20mL 及 0.1% 1,2-萘醌-4-磺酸钠溶液 2mL，放置 1h，加水至刻度，于 1cm 吸收池中，在 482nm 波长处测定吸光度，同样条件下做不含供试品的溶液的空白。从标准曲线 [分别取盐酸普鲁卡因对照品溶液（0.1mg/mL）适量，配成系列浓度（0.2~1.0mg/mL）溶液，用同法处理测定后即得] 计算盐酸普鲁卡因的含量。

本法准确、简便，适用于盐酸普鲁卡因及其制剂的常规分析。此法也适用于普鲁卡因青霉素及其注射液的测定。肾上腺素、青霉素、焦亚硫酸钠、硝酸苯汞及氯甲酚等不干扰测定。

4. 分光光度法

对乙酰氨基酚在 0.4% 氢氧化钠溶液中，于 257nm 波长处有最大吸收，其紫外吸收光谱特征可用于其原料及其制剂的含量测定。该法较亚硝酸钠滴定法灵敏度高，操作简便。《中国药典》（2020）采用百分吸收系数（$E_{1cm}^{1\%}$）法，测定对乙酰氨基酚原料、片剂、注射液、栓剂及胶囊剂的含量。

（1）对乙酰氨基酚的测定　取本品约 40mg，精密称定，置 250mL 量瓶中，加 0.4% 氢氧化钠溶液 50mL 溶解后，加水至刻度，摇匀，精密量取 5mL，置 100mL 量瓶中，加 0.4% 氢氧化钠溶液 10mL，加水至刻度，摇匀，在 257nm 的波长处测定吸光度，按 $C_8H_9NO_2$ 的吸收系数（$E_{1cm}^{1\%}$）为 715 计算，即得。本品按干燥品计算，含 $C_8H_9NO_2$ 应为 98.0%~102.0%。

（2）片剂溶出度测定　取本品，照溶出度测定法，以稀盐酸 24mL 加水至 1000mL 为溶剂，转速为 100r/min，依法操作，经 30min，取溶液 5mL，滤过，精密量取续滤液 1mL，加 0.4% 氢氧化钠溶液稀释至 50mL，摇匀，在 257nm 的波长处测定吸光度，按 $C_8H_9NO_2$ 的吸收系数（$E_{1cm}^{1\%}$）为 715 计算出每片的溶出度。限度为标示量的 80%，应符合规定。

5. 高效液相色谱法

制剂产品一般比较复杂，往往含有多种成分和辅料等添加剂，通常要分离后再做定量分析。高效液相色谱法是一种专属性的分离分析方法，在制剂的含量分析中得到了广泛的应用。《中国药典》（2020）采用高效液相色谱法（通则 0512），对盐酸利多卡因注射液中盐酸利多卡因的含量进行测定。

（1）色谱条件与系统适用性试验　用十八烷基硅烷键合硅胶为填充剂；以磷酸盐缓冲液（取 1mol/L 磷酸二氢钠溶液 1.3mL 与 0.5mol/L 磷酸氢二钠溶液 32.5mL，用水稀释至 1000mL，摇匀）-乙腈（50:50）（用磷酸调节 pH 值至 8.0）；检测波长为 254nm，在 20~30℃下操作。理论板数按利多卡因峰计算应不低于 2000。

（2）测定方法　精密量取供试品适量（约相当于盐酸利多卡因 100mg），置于 50mL 量瓶中，用流动相稀释至刻度，摇匀，精密量取 20μL 进样，记录色谱图；另取利多卡因对照品约 100mg，精密称定，置 50mL 量瓶中，加 1mol/L 盐酸溶液 0.5mL 溶解后，用流动相稀释至刻度，摇匀，同法测定。按外标法以峰面积计算，并乘以 1.156（盐酸利多卡因与利多卡因的分子量之比），即得。

第二节　苯乙胺类药物的分析

一、几种常用药物的化学结构及理化性质

1. 典型药物的结构

本类药物的分子中含有苯乙胺的基本结构。其中肾上腺素、盐酸异丙肾上腺素和盐酸多

巴胺分子结构中苯环的 3,4-位上都有 2 个邻位酚羟基，与儿茶酚类似，都属于儿茶酚胺类药物。药典中收载本类原料药物近 20 种，本节在表 7-3 中仅列举了 11 种在鉴别、检查和含量测定等方面具有代表性的药物供分析用。本类药物的基本结构如下。

$$R^1-CH-CH-NH-R^2$$
$$\qquad\ \ \overset{|}{OH}\ \ \overset{|}{R^3}$$

表 7-3　苯乙胺类典型药物

药物名称	R^1	R^2	R^3	HX
肾上腺素 （adrenaline）	3,4-二羟基苯基	$-CH_3$	$-H$	
重酒石酸间羟胺 （metaraminol bitartrate）	3-羟基苯基	$-H$	$-CH_3$	CH(OH)COOH | CH(OH)COOH
重酒石酸去甲肾上腺素 （noradrenaline bitartrate）	3,4-二羟基苯基	$-H$	$-H$	CH(OH)COOH | CH(OH)COOH
盐酸去氧肾上腺素 （phenylephrine hydrochloride）	3-羟基苯基	$-CH_3$	$-H$	HCl
盐酸异丙肾上腺素 （isoprenaline hydrochloride）	3,4-二羟基苯基	$-CH(CH_3)_2$	$-H$	HCl
盐酸多巴胺 （dopamine hydrochloride）	3,4-二羟基苯基	$-H$ 侧链无—OH取代	$-H$	HCl
盐酸甲氧明 （methoxamine hydrochloride）	2,5-二甲氧基苯基	$-H$	$-CH_3$	HCl
盐酸芬氟拉明 （fenfluramine hydrochloride）	3-三氟甲基苯基	$-C_2H_5$	$-CH_3$	HCl
盐酸苯乙双胍 （phenformin hydrochloride）	苯基	$-CNHCNH_2$ 　||　|| 　NH　NH	$-H$	HCl
盐酸氯丙那林 （clorprenaline hydrochloride）	2-氯苯基	$-CH(CH_3)_2$	$-H$	HCl
盐酸克仑特罗 （clenbuterol hydrochloride）	4-氨基-3,5-二氯苯基	$-C(CH_3)_3$	$-H$	HCl

2. 主要理化性质

（1）**弱碱性**　本类药物结构中含有烃氨基侧链，其氮为仲胺氮，故显弱碱性。其游离碱难溶于水，易溶于有机溶剂，其盐可溶于水。

（2）**酚羟基特性**　本类药物结构中多含有苯酚或邻苯二酚的结构，可与重金属离子配位呈色，露置空气中或遇光、热易氧化，色渐变深，在碱性溶液中更易变色。

（3）具有旋光性　多数药物结构中含有手性碳原子，具有旋光性，可供分析用。

此外，药物结构中苯环上的其他取代基，如盐酸克仑特罗的芳伯氨基，也各具特性，均可供分析用。还可利用其紫外吸收与红外吸收光谱进行定性或定量分析。

二、鉴别试验

1. 三氯化铁反应

肾上腺素和盐酸去氧肾上腺素等药物的结构中含有酚羟基，与 Fe^{3+} 离子配位显色，加入碱性溶液，随即被高铁离子氧化而显紫色或紫红色，见表 7-4。

2. 与甲醛-硫酸反应

肾上腺素和盐酸去氧肾上腺素等药物可与甲醛在硫酸中反应，形成具有醌式结构的有色化合物。见表 7-4。

表 7-4　肾上腺素类药物与三氯化铁和甲醛-硫酸反应显色

药　　物	三氯化铁	甲醛-硫酸
肾上腺素	0.1mol/L 盐酸液中翠绿，加氨试液显紫色→紫红色	红色
重酒石酸去甲肾上腺素	翠绿色，加碳酸氢钠试液显蓝色→红色	淡红
盐酸去氧肾上腺素	紫色	玫瑰红→红橙→深棕红
盐酸异丙肾上腺素	深绿色，滴加新制的 5% 碳酸钠溶液，显蓝紫色→红色	棕→暗紫
盐酸多巴胺	墨绿色，滴加 1% 氨试液，紫红色	

3. 氧化反应

本类药物结构中含有的酚羟基易被碘、过氧化氢、铁氰化钾等氧化剂氧化而呈现不同的颜色。如肾上腺素在中性或酸性条件下被碘或过氧化氢氧化后，生成肾上腺素红，放置可变为棕色多聚体；盐酸异丙肾上腺素在偏酸性条件下被碘迅速氧化，生成异丙肾上腺素红，加硫代硫酸钠使碘的棕色消退，溶液显淡红色。

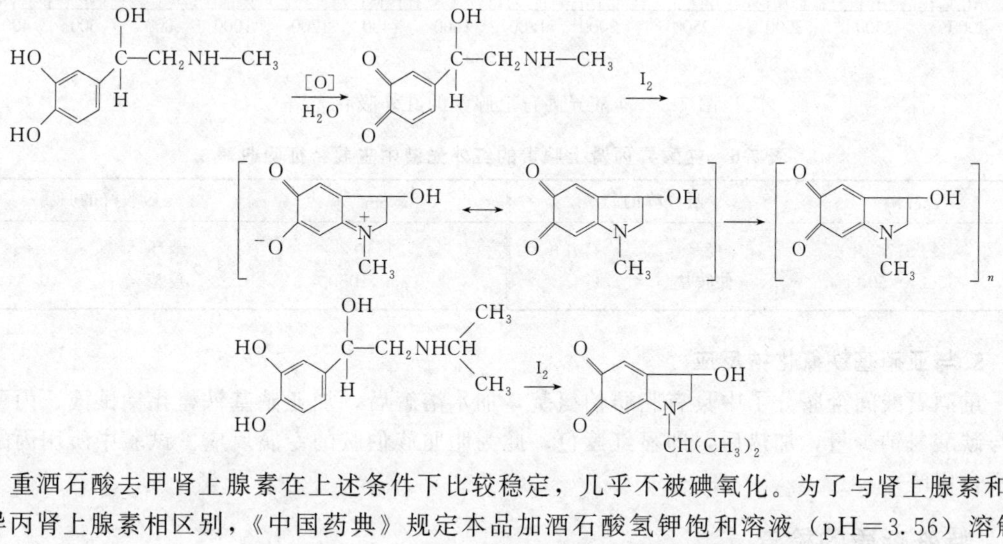

重酒石酸去甲肾上腺素在上述条件下比较稳定，几乎不被碘氧化。为了与肾上腺素和盐酸异丙肾上腺素相区别，《中国药典》规定本品加酒石酸氢钾饱和溶液（pH=3.56）溶解，加碘试液放置 5min 后，加硫代硫酸钠试液，溶液为无色或仅显微红色或淡紫色。在此条件下肾上腺素和盐酸异丙肾上腺素可被氧化产生明显的红棕色或紫色。在 pH=6.5 的缓冲液中，这三种药物均可被碘氧化产生红色。故在 pH=6.5 条件下加碘试液，无法区别这三种

药物。

4. 紫外吸收光谱与红外吸收光谱

《中国药典》规定，利用紫外特征吸收光谱进行鉴别的苯乙胺药物见表 7-5。

表 7-5   用紫外特征吸收光谱鉴别的苯乙胺类药物

药　物	溶　剂	浓度/(mg/mL)	λ_{max}/nm	A
重酒石酸间羟胺	水	0.10	272	
盐酸异丙肾上腺素	水	0.05	280	0.50
盐酸多巴胺	0.5％硫酸	0.03	280	
盐酸芬氟拉明	0.1mol/L 盐酸	0.25	263,270	
盐酸苯乙双胍	水	0.01	234	0.60
盐酸克仑特罗	0.1mol/L 盐酸	0.03	243,296	
硫酸沙丁胺醇	水	0.08	274	

《中国药典》规定，盐酸异丙肾上腺素供试品的水溶液（50μg/mL），于 240～350nm 波长范围内，仅在 280nm 的波长处有最大吸收，吸光度约为 0.50。

盐酸异丙肾上腺素与盐酸去氧肾上腺素亦可采用红外吸收光谱进行鉴别。盐酸异丙肾上腺素的红外吸收光谱见图 7-3，主要的特征吸收峰的归属情况见表 7-6。

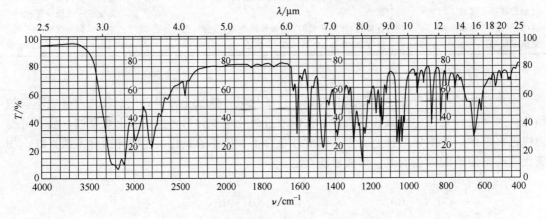

图 7-3   盐酸异丙肾上腺素的红外吸收光谱

表 7-6   盐酸异丙肾上腺素的红外光谱中主要特征吸收峰

ν/cm^{-1}	吸收峰的归属		ν/cm^{-1}	吸收峰的归属	
约 3170	羟基	ν_{O-H}	1610	苯环	$\nu_{C=C}$
3000～2500	仲胺盐	ν_{N^+-H}	1250,1050	羟基	ν_{C-O}

5. 与亚硝基铁氰化钠反应

重酒石酸间羟胺分子中具有脂肪伯氨基，加水溶解后，加亚硝基铁氰化钠试液、丙酮数滴与碳酸氢钠少量，加热后，即显红紫色，此为脂肪族伯胺的专属反应。试验中所用丙酮必须不含甲醛。

三、特殊杂质的检查

1. 酮体的检查

肾上腺素、去甲肾上腺素等药物在合成过程中都是经过酮体氢化还原而得。如肾上腺素由肾上腺素酮、去甲肾上腺素由去甲肾上腺素酮经氢化而成。若氢化不完全，可能引进酮体杂质，所以药典规定应检查酮体。检查原理是利用酮体在 310nm 波长处有最大吸收，而药物本身在此波长几乎没有吸收。检查条件及要求见表 7-7。

表 7-7　紫外分光光度法检查某些苯乙胺类药物中酮体

药　　物	被检杂质	溶剂	样品浓度 /(mg/mL)	测定波长/nm	A
肾上腺素	酮体	0.05mol/L HCl	2.0	310 ± 1	不大于 0.05
盐酸去氧肾上腺素	酮体	H_2O	2.0	310 ± 1	不大于 0.20
重酒石酸去甲肾上腺素	酮体	H_2O	2.0	310 ± 1	不大于 0.05
盐酸异丙肾上腺素	酮体	H_2O	2.0	310 ± 1	不大于 0.15

2. 有关物质的检查

硫酸沙丁胺醇和盐酸去氧肾上腺素均需检查有关杂质，主要指生产过程中可能引入的酮体等杂质。其检验方法均用薄层色谱法检查。盐酸去氧肾上腺素检查有关杂质的方法：取供试品，加甲醇制成 20mg/mL 的供试品溶液；精密量取适量，加甲醇制成 0.10mg/mL 的溶液，作为对照品溶液。取上述两种溶液 $10\mu L$，分别点于同一硅胶 G 薄层板上，以异丙醇-三氯甲烷-浓氨试液（80∶5∶15）为展开剂，展开后，晾干，喷以重氮苯磺酸试液，立即检视。供试品溶液如显杂质斑点，与对照溶液主斑点比较，不得更深。

四、含量测定

1. 非水溶液滴定法

利用本类药物分子中的芳伯氨基或侧链脂烃胺的碱性，在冰醋酸溶液中，用高氯酸液滴定，以结晶紫为指示剂，也可用电位法指示终点。如供试品碱性较弱，终点不明显，可加入醋酸酐，提高其碱度，使终点突跃明显。

以硫酸沙丁胺醇的测定为例。

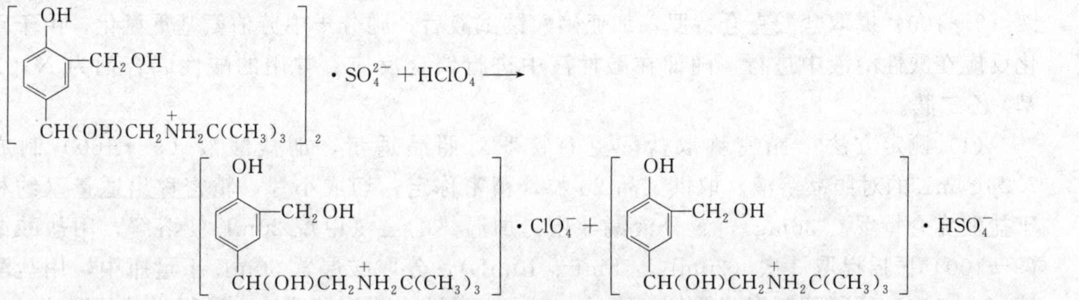

（1）测定方法　取供试品约 0.4g，精密称定，加冰醋酸 10mL，微热使溶解，放冷，加醋酸酐 15mL 与结晶紫指示液 1 滴，用高氯酸滴定液（0.1mol/L）滴定，至溶液显蓝绿色，并将滴定结果用空白试验校正，即得。1mL 的高氯酸滴定液（0.1mol/L）相当于 57.67mg 的 $(C_{13}H_{21}NO_3)_2 \cdot H_2SO_4$。

（2）测定中应注意　冰醋酸溶解样品后，应放冷后再加醋酐。这样可防止氨基被乙酰化，乙酰化物碱性很弱。如为伯氨基的乙酰化物，以结晶紫为指示剂时不能被滴定，用电位滴定法才可测定，但突跃很小；仲氨基的乙酰化物以指示剂法和电位滴定法都不能被滴定，这样就会使测定结果偏低。但在低温时可防止乙酰化。

2. 溴量法

重酒石酸间羟胺、盐酸去氧肾上腺素及其注射液均采用溴量法测定含量。其测定原理系药物分子中具有苯酚结构，在酸性溶液中酚羟基的邻、对位活泼氢能与过量的溴定量地发生溴代反应，再以碘量法测定剩余的溴，根据消耗的硫代硫酸钠滴定液的量，即可计算供试品的含量。以盐酸去氧肾上腺素的溴量法为例，简述其测定原理。

（1）测定原理　以下面反应式表示。

$$Br_2 + 2KI \longrightarrow 2KBr + I_2$$
$$I_2 + 2Na_2S_2O_3 \longrightarrow 2NaI + Na_2S_4O_6$$

（2）测定方法　取本品约 0.1g，精密称定，置碘量瓶中，加水 20mL 使溶解，精密加溴液（0.1mol/L）50mL，再加盐酸 5mL，立即密塞，放置 15min 并振摇，注意微开瓶塞，加碘化钾试液 10mL，立即密塞，振摇后，用硫代硫酸钠液（0.1mol/L）滴定，至近终点时加淀粉指示液，继续滴定至蓝色消失，并将滴定结果用空白试验校正。1mL 溴滴定液（0.1mol/L）相当于 3.395mg 的 $C_9H_{12}NO_2 \cdot HCl$。

从以上滴定反应可以看出，1mol 的 Br 相当于 $\frac{1}{6}$mol 的盐酸去氧肾上腺素，所以 1mL 溴滴定液（0.1mol/L）相当于 0.01667mmol 的盐酸去氧肾上腺素，即相当于盐酸去氧肾上腺素 3.395mg（盐酸去氧肾上腺素的分子量为 203.67）。根据滴定度，按剩余滴定的计算方法，即可计算出盐酸去氧肾上腺素的含量。

3. 比色法

利用药物分子中有酚羟基与亚铁离子配位显色，采取比色法进行药物含量测定是常用的方法，也可利用分子结构中的芳伯氨基进行重氮化-偶合反应显色。

以盐酸克仑特罗栓的含量测定为例：测定时，先加三氯甲烷使栓剂基质溶解后，用盐酸液（9→100）提取盐酸克仑特罗，加亚硝酸钠试液后，则分子中芳伯氨基重氮化，由于重氮化反应在酸性溶液中进行，随即在酸性液中进行偶合反应。常用的酸性偶合剂为 N-(1-萘基)-乙二胺。

（1）测定方法　精密称取盐酸克仑特罗对照品适量，加盐酸液（9→100）制成含 7.2μg/mL 的对照品溶液。取供试品 20 粒，精密称定，切成小片，精密称出适量（约相当于盐酸克仑特罗 0.36mg），置分液漏斗中，加温热的三氯甲烷 20mL 使溶解，用盐酸溶液（9→100）振摇提取 3 次（20mL、15mL、10mL），分取酸层置 50mL 量瓶中，用盐酸溶液（9→100）稀释至刻度，摇匀，滤过，弃去初滤液，收集续滤液，即得供试品溶液。精密量取对照液和供试液 15mL，分别置 25mL 容量瓶中，各加盐酸溶液（9→100）5mL 与 0.1%亚硝酸钠溶液 1mL，摇匀，放置 3min 后，各加 0.5%氨基磺酸铵溶液 1mL，振摇 10min，再各加 0.1%盐酸萘乙二胺溶液 1mL，混匀，放置 10min，用盐酸溶液（9→100）稀释至刻度，摇匀，照紫外-可见分光光度法（通则 0401），在 500nm 波长处分别测定吸光度，计算，即得。

（2）操作中注意　需加入氨基磺酸盐除去剩余的亚硝酸，因偶合剂遇亚硝酸也能变色。所以经重氮化后，应以氨基磺酸盐将剩余的亚硝酸分解除去。

本法也适用于其他含芳伯氨基的药物，如磺胺类药物（特别是体液中微量磺胺类药物）的分析。

4. 高效液相色谱法

《中国药典》中，盐酸肾上腺素注射液和重酒石酸去甲肾上腺素注射液均采用此法测定含量。现以盐酸肾上腺素注射液的含量测定为例，介绍这一方法的应用。

（1）色谱条件与系统适用性试验 用十八烷基硅烷键合硅胶为填充剂；以 0.14％庚烷磺酸钠溶液-甲醇（65：35），用磷酸调节 pH＝3.0±0.1，作为流动相；检测波长为 280nm。理论板数按肾上腺素峰计算应不低于 3000。

（2）测定法 精密量取本品适量，用流动相定量稀释制成每 1mL 中含肾上腺素 0.2mg 的溶液，作为供试品溶液；另取肾上腺素对照品适量，精密称定，加流动相适量，加冰醋酸 2～3 滴，振摇使肾上腺素溶解，用流动相定量稀释制成每 1mL 中含肾上腺素 0.2mg 的溶液，摇匀，作为对照品溶液。除检测波长为 280nm 外，照肾上腺素有关物质项下的色谱条件，精密量取供试品溶液和对照品溶液各 20μL，分别注入液相色谱仪，记录色谱图，按外标法以峰面积计算，即得。

本 章 小 结

本章介绍了芳胺及芳烃胺药物的结构、性质及分析方法；典型代表药物的鉴别反应（重氮化-偶合反应、三氯化铁反应、生物碱沉淀试剂反应、与重金属离子反应、水解产物反应等）；对乙酰氨基酚中杂质检查（酸度、对氨基酚、有关物质检查的意义、原理和方法）；对乙酰氨基酚的含量测定方法（紫外分光光度法）；盐酸利多卡因及其注射液含量测定方法的选择；对氨基苯甲酸酯类药物分析；盐酸普鲁卡因的含量测定方法（重氮化）；苯乙胺类药物分析本类药物的结构特征和分析方法。

习 题

1. 用亚硝酸钠滴定法测定芳胺类药物时，为什么要加溴化钾？解释其作用原理。

2. 试述永停滴定法指示终点的原理。

3. 对乙酰氨基酚中对氨基酚是如何产生的？《中国药典》采用什么方法检查？

4. 有三瓶药物，它们是对乙酰氨基酚、肾上腺素和盐酸苯海拉明，因标签掉了，请区别之。

5. USP 测定对乙酰氨基酚的含量：取本品 120mg 置 500mL 量瓶中，加甲醇 100mL 溶解，加水至刻度，取此液 5mL，置 100mL 量瓶中，加水至刻度，作为供试液。另用相同溶剂配成 12μg/mL 的标准溶液，于 244nm 处，以水为空白测定吸光度，按 $10C\ (A_{样}/A_{标})$ 计算供试品中对乙酰氨基酚的含量（mg）。式中 C 为标准液浓度（μg/mL），10 是如何得来的？

6. 非水碱量法测定重酒石酸去甲肾上腺素含量，测定时室温 20℃。精密称取本品 0.2160g，加冰醋酸 10mL 溶解后，加结晶紫指示液 1 滴，用高氯酸滴定液（0.1mol/L）滴定，至溶液显蓝绿色，并将滴定结果用空白试验校正。已知：高氯酸滴定液（0.1mol/L）的 $F＝1.027$（23℃），冰醋酸体积膨胀系数为 $1.1×10^{-3}/℃$，1mL 高氯酸滴定液（0.1mol/L）相当于 31.93mg 的 $C_8H_{11}N_3O·C_4H_4O_6$，样品消耗高氯酸滴定液体积为 6.50mL，空白消耗 0.02mL。问：

（1）样品测定时高氯酸滴定液（0.1mol/L）的 F 值是 1.027 吗？为什么？

（2）求重酒石酸去甲肾上腺素的百分含量。

7. 取规格为 0.5g/片的对乙酰氨基酚片，照转篮法测定溶出度，以稀盐酸 24mL 加水至 1000mL 为溶剂；转速为 100r/min，依法操作，经 30min 时，取溶液 5mL，滤过，精密量取续滤液 1mL，加 0.04％氢氧化钠溶液稀释至 50mL，摇匀，在 257nm 的波长处测定吸光度为 0.632，按吸收系数（$E_{1cm}^{1\%}$）为 715 计算出每片的溶出度。

第八章 磺胺类和喹诺酮类药物的分析

【学习目标】

了解磺胺类药物的分类及常用药物；熟悉磺胺及喹诺酮类药物常用的检查方法；掌握磺胺及喹诺酮类药物的基本结构与化学性质；掌握磺胺及喹诺酮类药物鉴别试验的方法及原理。掌握磺胺及喹诺酮类药物常用的含量测定方法及原理。

磺胺类药物是一类用于治疗细菌性感染的合成药物，是人工合成的应用最早的化学药品。本类药物能有效地控制细菌性疾病。临床应用较广泛的磺胺类药物有磺胺甲噁唑、磺胺嘧啶、磺胺异噁唑和磺胺醋酰钠等。磺胺药与增效剂配伍的制剂在临床上占有重要地位，在临床上的应用仅次于抗生素。但磺胺类药品同时也存在用量大、不良反应较多、细菌易产生耐药性等缺点。如使用不当会出现很多药品安全问题。

自 1962 年发现第一个喹诺酮类药物（萘啶酸）以来，许多学者致力于这类抗菌药的研究，特别是 1978 年第三代喹诺酮类药物问世后的十余年，取得了飞跃发展，优良品种不断涌现。近年来喹诺酮类合成抗菌药发展很快，特别是氟喹诺酮类抗菌药广泛用于临床。新一代喹诺酮类药物的抗菌作用与疗效完全可以与第三、第四代头孢菌素相媲美。头孢菌素结构修饰中侧链与尾链由于愈变愈繁，成本也随之愈来愈高。因而喹诺酮类抗菌药更加引起各国重视，形成了竞相开发之势。本章也将对喹诺酮类药物进行简单介绍。

第一节 磺胺类药物的分析

磺胺类药物是对氨基苯磺酰胺的衍生物。基本结构为对氨基苯磺酰胺。

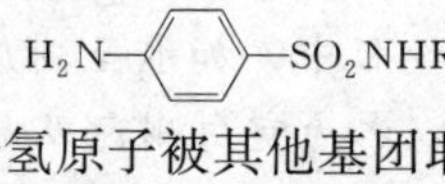

$$H_2N-\!\!\!\!-\!\!\!\!-SO_2NHR$$

其母体结构中磺酰氨基上的一个氢原子被其他基团取代后的衍生物，称为 N-1 取代物，如磺胺嘧啶、磺胺林（去掉）、磺胺多辛、磺胺异噁唑和磺胺甲噁唑等，这类药使用较多。其分子结构中的芳伯氨基是进行化学鉴别和含量测定的重要基团。磺胺母体结构中对位氨基上的一个氢原子被其他基团取代后的衍生物，称为 N-4 取代物，母体结构中 N-1 和 N-4 上各有一个氢原子被取代的衍生物，称为 N-1、N-4 取代物，如酞磺胺噻唑等，这两类药较为少用。

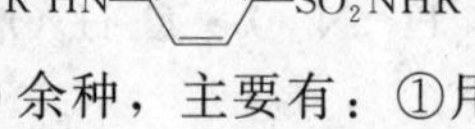

$$R'HN-\!\!\!\!-\!\!\!\!-SO_2NHR$$

《中国药典》收载此类药物有 20 余种，主要有：①用于肠道感染的柳氮磺吡啶；②外用的磺胺嘧啶银和磺胺醋酰钠；③用于全身性感染的短效药磺胺异噁唑、中效药磺胺甲噁唑和磺胺嘧啶、长效药磺胺多辛等。

一、几种常用药物的化学结构及理化性质

常用的磺胺药有磺胺甲噁唑（sulfamethoxazole）、磺胺异噁唑（sulfafurazole）、磺胺嘧啶（sulfadiazine）、磺胺多辛（sulfadoxine）等，它们均为 N-1 取代物，其结构如下：

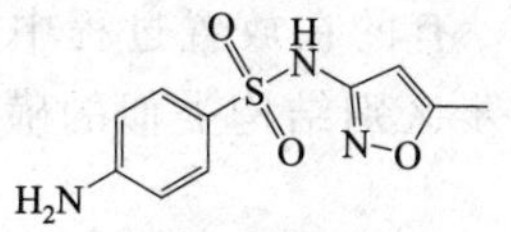

磺胺甲噁唑 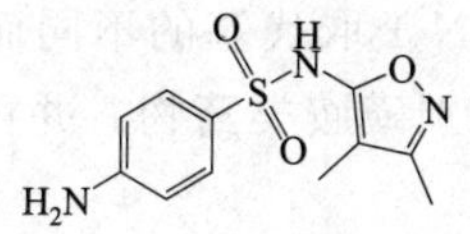　　　　　　　　　磺胺异噁唑

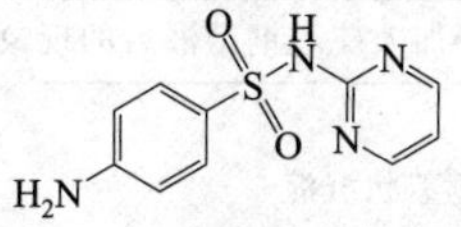

磺胺嘧啶 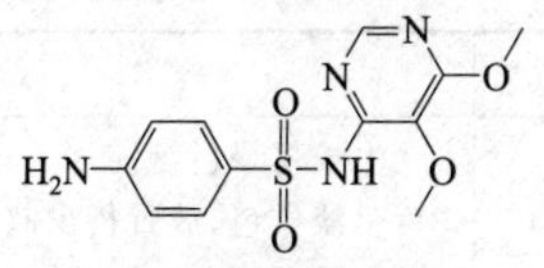　　　　　　　　　　磺胺多辛

本类药物多为白色或类白色结晶性粉末。如磺胺嘧啶为白色或类白色的结晶或粉末；遇光分解色渐变暗。在乙醇或丙酮中微溶，在水中几乎不溶；易溶于氢氧化钠试液或氨试液中，也易溶解在稀盐酸中。

本类药物中，凡 N-4 未被取代而形成—NH_2，显示弱碱性；受磺酰基吸电子效应的影响，磺酰胺基上的氢原子比较活泼，即具有一定的酸性。因此上述四个典型的磺胺类药物均为两性化合物，可溶于酸性或碱性溶液中。

磺胺类药物还可以和一些金属离子如铜盐或钴盐等反应，生成金属取代物的沉淀。其中，铜盐沉淀的颜色，随 N-1 取代基的不同而异，有的还有颜色变化过程，常用于磺胺类药物的鉴别。

磺胺甲噁唑、磺胺异噁唑、磺胺嘧啶和磺胺多辛均含有芳伯氨基，在酸性条件下可与亚硝酸钠发生重氮化反应，生成重氮盐，进一步与碱性 β-萘酚偶合，产生有色沉淀。此外，芳伯氨基还可以与多种芳醛（如对二甲氨基苯甲醛、香草醛和水杨醛等）在酸性溶液中缩合生成有色的希夫碱。芳伯氨基经乙酸酐酰化（即乙酰化）后，在显微镜下观察，都具有特殊的结晶形状，可做鉴别反应。

N-1 上的芳杂环取代基具有碱性，可以和有机碱沉淀剂反应，生成沉淀。

二、磺胺类药物的鉴别

磺胺类药物的 N-1 取代物分子中存在着芳伯氨基和磺酰亚氨基的特点，普遍采用芳伯胺鉴别反应和生成铜盐的反应进行鉴别。由于化学鉴别法专属性不强，还必须用红外光谱配合进行鉴别。

1. 化学鉴别法

（1）铜盐反应　磺胺类药物 N-1 取代物分子中的磺酰亚氨基呈酸性，能与氢氧化钠试液作用生成易溶于水的钠盐，磺胺类药物的钠盐可与铜盐反应，生成相应的铜盐沉淀，如磺胺嘧啶铜、磺胺二甲嘧啶铜等。

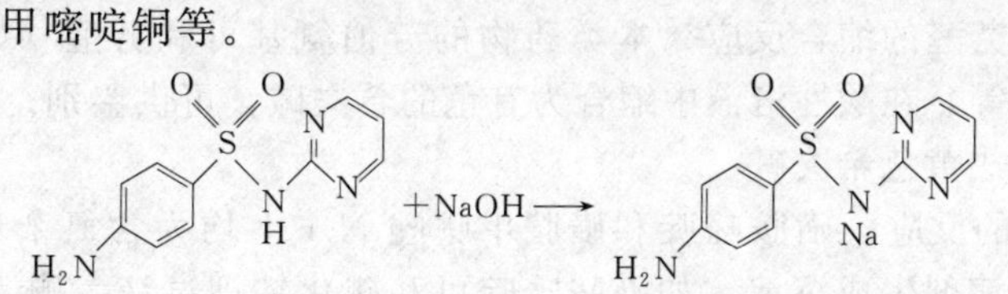

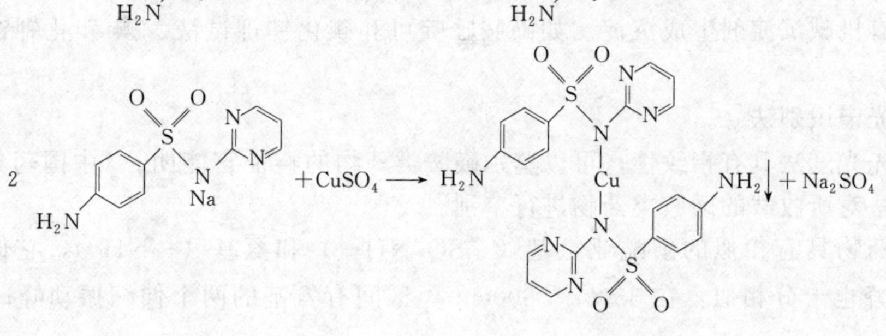

铜盐沉淀的颜色随 N-1 取代基的不同而异，有的在放置过程中还发生颜色变化，见表 8-1，可以根据此性质鉴别磺胺类药物，并可初步区别结构类似的磺胺药。因此，铜盐反应常用于此类药物的鉴别。

表 8-1　磺胺类药物与铜盐的反应

药物名称	加入硫酸铜试液后的现象
磺胺甲噁唑	生成草绿色沉淀
磺胺异噁唑	呈淡棕色，放置析出暗绿色絮状沉淀
磺胺嘧啶	生成黄绿色沉淀，放置后变为紫色
磺胺多辛	生成黄绿色沉淀，放置后变淡蓝色

鉴定方法：取磺胺药供试品 0.1g，加水和氢氧化钠液（0.1mol/L）各 3mL（注意氢氧化钠液不可过量），振摇使溶解，过滤，取部分滤液，加硫酸铜试液即发生如表 8-1 所示的有色沉淀。注意观察沉淀颜色和放置过程中沉淀颜色的变化情况，进行鉴别。

（2）重氮化-偶合反应　磺胺药的 N-1 取代物分子中含有芳伯氨基，可在盐酸存在下与亚硝酸钠溶液于低温下发生重氮化反应，生成重氮盐。重氮盐在碱性溶液中与 β-萘酚偶合生成由橙黄色到猩红色的偶氮染料。不仅《中国药典》用此法鉴别磺胺类药物，美、英、日等国家药典也广泛采用此法鉴别磺胺类药物。

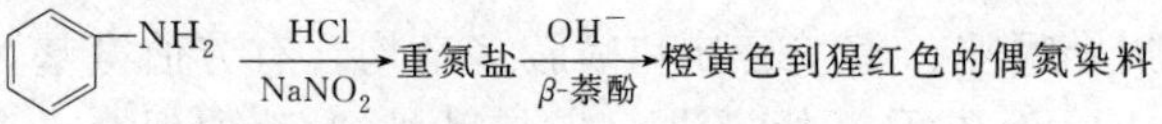

磺胺嘧啶、磺胺多辛、磺胺甲噁唑和磺胺异噁唑都有此反应。

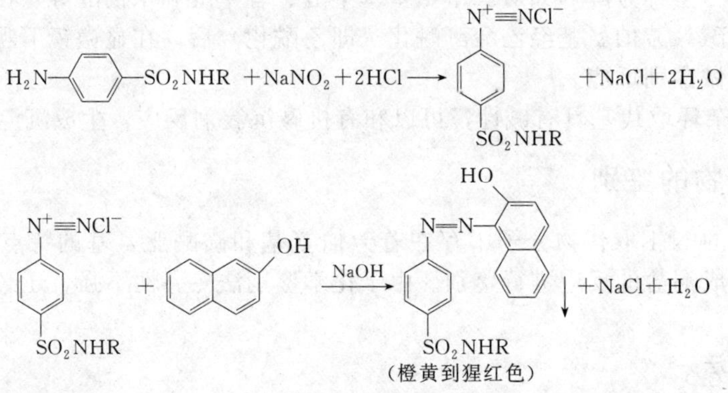

鉴定方法：取供试品约 50mg，加稀盐酸 1mL，必要时缓缓煮沸使溶解，放冷，加 0.1mol/L 亚硝酸钠溶液数滴，滴加碱性 β-萘酚试液数滴，生成橙黄色到猩红色沉淀。

（3）芳伯氨基与芳醛的缩合反应　本类药物的芳伯氨基可和芳醛（如对二甲氨基苯甲醛、香草醛、水杨醛等）在酸性溶液中缩合为有色的希夫碱，可供鉴别。如与对二甲氨基苯甲醛在酸性溶液中生成黄色希夫碱。

（4）N-1 取代基的反应　磺胺嘧啶和磺胺甲噁唑 N-1 上均为含氮杂环取代，有一定碱性，可以和有机碱沉淀剂生成沉淀。如磺胺嘧啶可和碘化铋钾试液、碘-碘化钾试液生成红棕色沉淀。

2. 红外光谱识别法

红外分光光度法具有指纹性，可以鉴别磺胺类药物的特征官能团。《中国药典》采用红外分光光度法对所收载的磺胺类药物进行鉴别。

磺胺类药物具有相似的磺酰亚氨基（—SO₂NH—）和氨基（—NH₂），它们的红外光谱特征吸收峰也十分相似：在 3500～3300cm⁻¹ 区间有氨基的两个伸缩振动峰；在 1650～

1600cm^{-1} 区间有一个较强的氨基面内弯曲振动峰；在 1600～450cm^{-1} 区间有苯环的骨架振动峰；在 1350cm^{-1} 和 1150cm^{-1} 附近有两个强的吸收峰，此为磺酰基特征峰；在 900～650cm^{-1} 区间有苯环芳氢的面外弯曲振动峰；磺胺类药物为对位二取代苯，在 850～800cm^{-1} 区间有一个强的特征峰。磺胺嘧啶的红外吸收光谱见图 8-1。

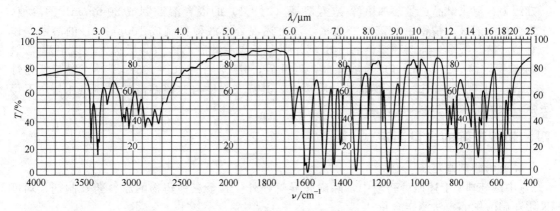

图 8-1 磺胺嘧啶的红外吸收光谱

三、磺胺嘧啶的检查

磺胺嘧啶的检查项目有酸度、溶液澄清度与颜色、氯化物、干燥失重、炽灼残渣、重金属。

1. 酸度

检查方法：取本品 2.0g，加水 100mL，置水浴中振摇加热 10min，立即放冷，滤过；分取滤液 25mL，加酚酞指示液 2 滴与氢氧化钠滴定液（0.1mol/L）0.20mL，应显粉红色。

2. 溶液澄清度与颜色

磺胺类药物常常在自然贮存条件下，被氧化成有颜色的偶氮化合物，故现行药典规定将磺胺嘧啶等磺胺类药物溶解于稀碱后进行澄清度与颜色的检查。

例如，磺胺嘧啶可被氧化生成有色的偶氮苯化合物，结构式如下。

$$H_3N_2C_4HNO_2S-\!\!\!-\!\!\!\text{<苯环>}\!\!\!-\!\!\!N=\!\!\!N-\!\!\!\text{<苯环>}\!\!\!-\!\!\!SO_2NHC_4N_2H_3$$

《中国药典》对磺胺嘧啶碱性溶液的色泽进行检查，控制该有色杂质的量。其检查方法为：取供试品 2.0g，加氢氧化钠试液 10mL 使溶解，加水至 25mL，溶液应澄清无色；如显色，与黄色 3 号标准比色液［《中国药典》（2020）通则 0901 第一法］比较，不得更深。

3. 氯化物

检查方法：取上述酸度项下剩余的滤液 25mL，依法检查［《中国药典》（2020）通则 0801］，与标准氯化钠溶液 5.0mL 制成的对照液比较，不得更浓（0.01%）。

4. 干燥失重

检查方法：取本品，在 105℃干燥至恒重，减失重量不得过 0.5%［《中国药典》（2020）通则 0831］。

5. 炽灼残渣

不得过 0.1%［《中国药典》（2020）通则 0841］。

6. 重金属

检查方法：取本品 1.0g，依法检查［《中国药典》（2020）通则 0821 第三法］，含重金属不得过百万分之十。

《中国药典》规定，磺胺嘧啶（去掉）、磺胺多辛、磺胺醋酰钠、磺胺甲噁唑、磺胺异噁唑及磺胺异噁唑片均需检查有关物质，以控制药物的纯度。

如磺胺异噁唑的原料药，《中国药典》采用薄层色谱法中的主成分自身对照法进行检查，其方法为：取供试品适量，加甲醇-浓氨溶液（24∶1）的混合溶液制成 20mg/mL 的溶液，作为供试品溶液；精密量取该溶液适量，加上述混合溶液稀释制成 100μg/mL 的溶液，作为对照溶液。吸取上述两种溶液各 5μL，分别点于同一硅胶 GF$_{254}$ 薄层板上，以甲醇-二氯甲烷-浓氨溶液（25∶75∶1）为展开剂，展开后，晾干，在 100～105℃ 干燥，置紫外光灯（254nm）下观察，供试品溶液如显杂质斑点，其荧光强度与对照溶液的主斑点比较，不得更强。杂质的限度为 0.5%。

四、磺胺嘧啶的含量测定

1. 亚硝酸钠滴定法

《中国药典》上述四种药物中，除磺胺异噁唑外，其余三种药物的原料药及制剂，均可采用亚硝酸钠滴定法测定含量。

（1）测定原理　利用磺胺类药物的 N-1 取代物分子中含有芳伯氨基，可在盐酸介质中；0～5℃低温状态下与亚硝酸盐发生重氮化反应，测定磺胺类药物的含量。

$$H_2N-\!\!\!-\!\!\!-\!\!\!-SO_2NHR + NaNO_2 + 2HCl \longrightarrow N\!\!\equiv\!\!\overset{+}{N}-\!\!\!-\!\!\!-\!\!\!-SO_2NHR\ Cl^- + NaCl + 2H_2O$$

（2）磺胺嘧啶的测定方法　取供试品约 0.5g，精密称定，置烧杯中，加水 40mL 与盐酸溶液（1+2）15mL，然后置于电磁搅拌器上，搅拌使溶解，再加溴化钾 2g，插入铂-铂电极后，将滴定管的尖端插入液面下约 2/3 处，用亚硝酸钠液滴定液迅速滴定，随滴随搅拌。至近终点时，将滴定管的尖端提出液面，用少量的水淋洗，将洗液并入溶液中，继续缓缓滴定，直到电流计指针突然偏转，并不再回复，即为滴定终点（永停法）。1mL 的亚硝酸钠滴定液（0.1mol/L）相当于 25.03mg 的 $C_{10}H_{10}N_4O_2S$。

$$磺胺嘧啶含量 = TVF/m_s \times 100\%$$

式中，V 为滴定液体积，mL；m_s 为供试品质量，g；F 为浓度校正因子，本测定中为滴定液实际浓度/0.1；T 为滴定度，1mL 滴定液相当于多少质量；本测定中 1mL 亚硝酸钠滴定液相当于磺胺嘧啶 0.02503g。

（3）注意事项　①滴定前加溴化钾 2g 作为催化剂，可加快滴定反应速度。②为避免亚硝酸钠在酸性条件下形成的亚硝酸挥发和分解，滴定时应将滴定管尖端插入液面下 2/3 处。

2. 非水溶液滴定法

磺胺异噁唑虽含有芳伯氨基，但按一般重氮化方法滴定时，亚硝酸钠不与其按一定的计量关系反应，因此不能定量测定。利用该化合物的磺酰胺基具有酸性的特点，《中国药典》采用非水酸量法测定其含量，以二甲基甲酰胺为溶剂，偶氮紫为指示剂，用甲醇钠标准滴定溶液滴定。

含量测定方法为：取供试品约 0.5g，精密称定，加二甲基甲酰胺 40mL 溶解后，加偶氮紫指示液 3 滴，用甲醇钠滴定液（0.1mol/L）滴定，至溶液恰显蓝色，并将滴定的结果用空白试验校正。1mL 甲醇钠滴定液（0.1mol/L）相当于 26.73mg 的 $C_{11}H_{13}N_3O_3S$。

$$磺胺异噁唑含量 = \dfrac{(V-V_0) \times T \times \dfrac{C_{甲醇钠}}{0.1} \times 10^{-3}}{W} \times 100\%$$

式中，V 为滴定液体积，mL；V_0 为空白试验消耗滴定液体积，mL；W 为待测药物磺胺异噁唑的称样量，g；$C_{甲醇钠}$为甲醇钠标准滴定液的试剂浓度，mol/L；T 为滴定度，1mL 滴定液相当于多少质量；本测定中 1mL 甲醇钠滴定液相当于磺胺异噁唑 0.02673g。

本法测定结果准确，终点明显，不仅适用于原料药物的测定，也适用于磺胺异噁唑片的含量测定。但所用试剂昂贵，与亚硝酸钠滴定法相比，甲醇钠滴定溶液配制与标定过程复杂，溶液也不太稳定，易受空气中二氧化碳的干扰，且有机溶剂挥发会使浓度改变，应临用前标定。为保证分析结果的可靠性，整个滴定最好在隔绝空气中二氧化碳的情况下进行。

USP（43）亦采用本法测定磺胺异噁唑，但所用指示剂为麝香草酚蓝，滴定液为甲醇锂滴定液。

3. 紫外分光光度法

对于仅有单一组分或虽有多种组分，但组分间互不干扰的制剂，可直接采用紫外分光光度法，在待测组分的最大吸收波长处测定吸光度，以对照品比较法或吸收系数法计算含量与溶出度等。若制剂中各组分的吸收光谱互相重叠，不能直接测定时，则需采用双波长分光光度法等计算分光光度法。

本类药物的制剂中，多数仅含一种有效成分，如磺胺嘧啶片，有效成分仅为磺胺嘧啶；此外还有复方制剂，如复方磺胺嘧啶片与复方磺胺甲噁唑片，有效成分不止一种。以上制剂在含量测定时，应根据组分的紫外光谱性质选择合适的方法，保证结果的准确、可靠。

4. 吸收系数法

磺胺嘧啶片中有效成分仅为磺胺嘧啶，辅料对其测定无干扰。《中国药典》采用吸收系数法，在磺胺嘧啶的最大吸收波长处测定溶出液的吸光度，计算溶出度。磺胺二甲嘧啶片的片剂也需要检查溶出度，也可以用紫外分光光度法。

磺胺嘧啶在 0.01mol/L 的氢氧化钠溶液中，在 241nm 和 254nm 波长处各有 1 个吸收峰，两峰吸收值接近。考虑到 254nm 波长较为常用，《中国药典》规定选用此波长为测定波长。溶出度的检查方法为：取供试品，照溶出度测定浆法，以盐酸溶液（9→1000）1000mL 为溶剂，转速为 100r/min，依法操作，经 60min，取溶液 5mL 滤过，精密量取续滤液 1mL，置 50mL 量瓶中，加 0.01mol/L 氢氧化钠溶液稀释至刻度，摇匀，在 254nm 的波长处测定吸光度，按磺胺嘧啶（$C_{10}H_{10}N_4O_2S$）的吸收系数（$E_{1cm}^{1\%}$）为 866 计算出每片的溶出量，限度为标示量的 70%，应符合规定。计算公式如下。

$$溶出量 = \frac{\dfrac{A \times 1\%}{866} \times 稀释倍数 \times 溶液总体积}{标示量} \times 100\%$$

说明：① 磺胺嘧啶几乎不溶于水，在稀盐酸中溶解，在氢氧化钠溶液中易溶。采用 pH 接近于人的胃液的盐酸溶液（9→1000）为溶出溶剂，可以较好地模拟制剂在体内的释放环境。②吸收系数法系在待测物质的吸收系数（$E_{1cm}^{1\%}$）已知的情况下，测得一定浓度待测溶液的吸光度来计算含量的方法，目前应用最为普遍。本法由于受仪器精度、操作及环境因素等的影响较对照品法显著，一般不用于原料药的含量测定。

5. 高效液相色谱法

高效液相色谱法具有样品用量小、灵敏度高、分离效果好、快速等优点，可用于磺胺嘧啶片、磺胺嘧啶混悬液及磺胺类药物的复方制剂的含量测定。

磺胺嘧啶等分子中具有苯环及杂环共轭结构，在紫外光区有特征吸收。为了避免辅料和杂质的干扰，采用高效液相色谱法分离后，可以用紫外检测器进行定量。

磺胺嘧啶片的含量测定方法为：取本品 20 片，精密称定，研细，精密称取适量（约相当于磺胺嘧啶 0.1g），置 100mL 量瓶中，加 0.1mol/L 氢氧化钠溶液 10mL，振摇使磺胺嘧啶溶解，用流动相稀释至刻度，摇匀，滤过，精密量取续滤液 5mL，置 50mL 量瓶中，用流动相稀释至刻度，摇匀，精密量取 $10\mu L$，注入液相色谱仪，记录色谱图；另取磺胺嘧啶对照品约 25mg，精密称定，置 50mL 量瓶中，加 0.1mol/L 氢氧化钠溶液 2.5mL 溶解后，用流动相稀释至刻度，摇匀，精密量取 10mL，置 50mL 量瓶中，用流动相稀释至刻度，摇匀，同法测定。按外标法以峰面积计算，即得。

第二节　喹诺酮类药物的分析

喹诺酮类药物是一类化学合成抗菌药，由于具有抗菌谱广、抗菌作用强、使用安全及易于制造等优点，自喹诺酮类药物萘啶酸（nalidixic acid）发明以来，得到了迅速发展。20 世纪 80 年代合成的 4-氟喹诺酮类如环丙沙星、氧氟沙星等由于具有广谱、口服有效、副作用较少、耐药性还未大量产生等优点，发展迅速，临床广为使用，代表了重要的治疗进展。喹诺酮类药物种类繁多，如今主要使用的喹诺酮类一般为第三代。第三代以诺氟沙星（氟哌酸）的问世为起点，先后合成了一系列氟代和多氟代喹诺酮类药物。《中国药典》收载此类药物有 46 种，其中原料药 12 种，制剂 34 种。现临床应用较多的是氟喹诺酮类药物，如诺氟沙星（norfloxacin）、环丙沙星（ciprofloxacin）、培氟沙星（pefloxacin）、依诺沙星（enoxacin）、氧氟沙星（ofloxacin）、洛美沙星（lomefloxacin）与妥舒沙星（tosufloxacin）等。因此类药物都含有 6-氟-4-喹诺酮-3-羧酸的母核结构，故称为氟喹诺酮类药物。

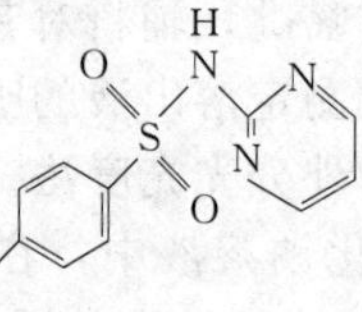

6-氟-4-喹诺酮-3-羧酸的母核结构

一、几种常用药物的化学结构及理化性质

几种常用的氟喹诺酮类药物的结构如下。

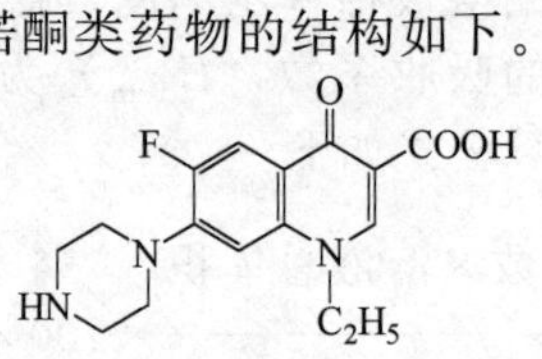

诺氟沙星 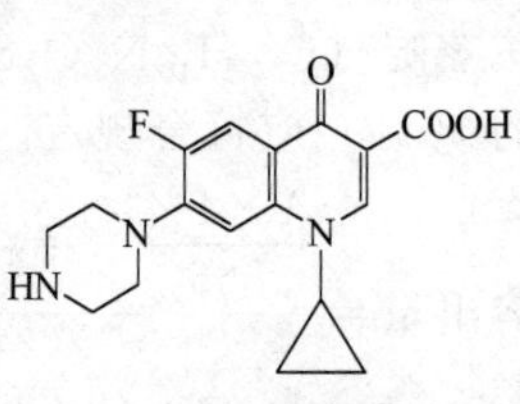　　　　　　环丙沙星

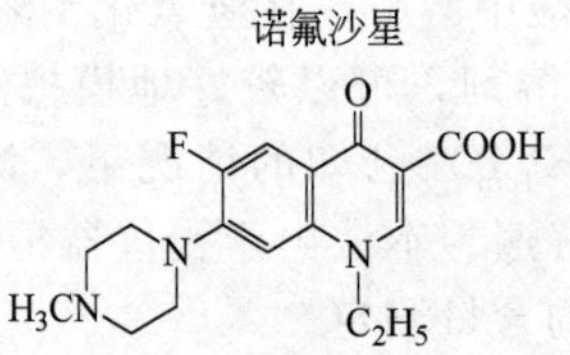

培氟沙星 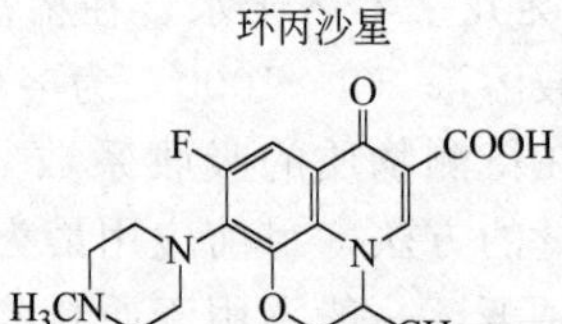　　　　　　氧氟沙星

氟喹诺酮类药物结构分子中都含有羧基及碱性氮原子，故显酸碱两性，易溶于碱和酸，在水和乙醇中极微溶解，都具有共轭系统，在紫外光区有特征吸收，可利用这些性质进行分析。本章主要介绍当今临床广泛应用的诺氟沙星及环丙沙星的分析。

二、诺氟沙星的分析

《中国药典》（2020）收载有诺氟沙星（norfloxacin）、诺氟沙星片、诺氟沙星软膏、诺氟沙星乳膏、诺氟沙星胶囊及诺氟沙星滴眼液。

诺氟沙星的化学名称为 1-乙基-6-氟-4-氧代-1,4-二氢-7-(1-哌嗪基)-3-喹啉羧酸，结构如下。

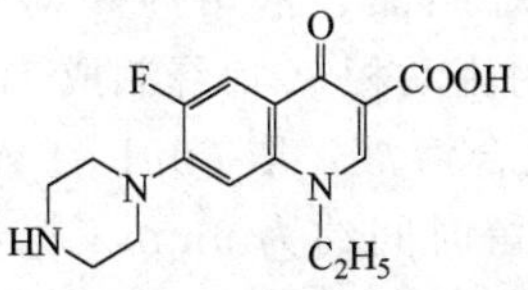

诺氟沙星

诺氟沙星分子结构中有羧基，显酸性，同时含有哌嗪基，显碱性，是两性化合物。

1. 鉴别试验

（1）薄层色谱法　操作方法：取本品与诺氟沙星对照品适量，加三氯甲烷-甲醇（1∶1）制成 1mL 中含 2.5mg 的溶液，照薄层色谱法试验，吸取上述两种溶液各 10μL，分别点于同一硅胶 G 薄层板上，以三氯甲烷-甲醇-浓氨溶液（15∶10∶3）为展开剂，展开，晾干，置紫外光灯（365nm）下检视。供试品溶液所显主加斑点的位置与荧光应与对照品溶液主斑点的位置与荧光相同。

（2）高效液相色谱法　在含量测定项下记录的色谱图中，供试品溶液主峰的保留时间应与对照品溶液主峰的保留时间一致。

以上可选做（1）项或（2）项。

此外，还可采用以下方法鉴别。

① 本品分子结构中 N-1 含有叔胺基，与丙二酸、醋酐共热显红棕色。

操作方法：取本品 10mg，置干燥试管中，加丙二酸约 10mg，加醋酐 10 滴，在水浴中加热 10min，溶液显红棕色。

② 本品显有机氟化物的鉴别反应。

$$F^- + 茜素氟蓝 + Ce^{3+} \xrightarrow{pH\ 4.3} 蓝紫色$$

2. 检查试验

（1）溶液的澄清度　为了控制碱不溶性杂质的限量，需要检查溶液的澄清度。

检查方法：取本品 5 份，各 0.5g，分别加氢氧化钠试液 10mL 溶解后，溶液应澄清；如显浑浊，与 2 号浊度标准液［《中国药典》（2020）通则 0902 第一法］比较，均不得更浓。

（2）氟　本品理论含氟量为 5.95%，控制限度为 5.4% 以上。合成所用原料氟氯苯胺是用二氯硝基苯先经氟化钾置换，再经还原制得的。如置换不完全或还原时有副反应，均可使含氟量偏低。

（3）有关物质　此类药物原料 12 个品种均规定检查有关物质，制剂 34 个品种除 6 个品种乳膏剂、胶囊、软膏未规定检查有关物质外，其余品种均有有关物质检查。环丙沙星、盐酸环丙沙星、氧氟沙星、诺氟沙星的有关物质检查，EP、BP、USP 均采用 TLC、HPLC 两种方法进行控制。《中国药典》（2020）用 HPLC 梯度洗脱方法，将 EP 用 TLC、HPLC 两种方法检测的杂质，一次检测，提高工作效率。

诺氟沙星有关杂质的检查方法：取本品适量，精密称定，加 0.1mol/L 盐酸溶液适量（每 12.5mg 诺氟沙星加 0.1mol/L 盐酸溶液 1mL）使溶解，用流动相 A 定量稀释制成 1mL 中约含 0.15mg 的溶液，作为供试品溶液；精密量取适量，用流动相 A 定量稀释制成 1mL 中约含 0.75μg 的溶液，作为对照溶液。另精密称取杂质 A 对照品约 15mg，置 200mL 量瓶中，加乙腈溶解并稀释至刻度，摇匀，精密量取适量，用流动相 A 定量稀释制成 1mL 中约含 0.3μg 的溶液，作为杂质 A 对照品溶液。照高效液相色谱法［《中国药典》（2020）通则 0512］测定，用十八烷基硅烷键合硅胶为填充剂；以 0.025mol/L 磷酸溶液（用三乙胺调节

pH 值至 3.0±0.1)-乙腈（87：13）为流动相 A，乙腈为流动相 B；线性梯度洗脱（表 8-2）。称取诺氟沙星对照品、环丙沙星对照品、依诺沙星对照品和杂质 B 对照品各适量，加0.1mol/L 盐酸溶液适量使溶解，用流动相 A 稀释制成 1mL 中含诺氟沙星 0.15mg、环丙沙星、依诺沙星和杂质 B 各 5μg 的混合溶液，取 20μL 注入液相色谱仪，以 278nm 为检测波长，记录色谱图，诺氟沙星峰的保留时间约为 9min。诺氟沙星峰与环丙沙星峰和依诺沙星峰的分离度均应不小于 2.0。量取对照溶液 20μL 注入液相色谱仪，以 278nm 为检测波长，调节检测灵敏度，使主成分色谱峰的峰高约为满量程的 25%。精密量取供试品溶液、对照溶液和杂质 A 对照品溶液各 20μL，分别注入液相色谱仪，以 278nm 和 262nm 为检测波长，记录色谱图。供试品溶液色谱图中如有杂质峰，含杂质 A（262nm 检测）的量，按外标法以峰面积计算，不得过 0.2%。其他单个杂质（278nm 检测）峰面积不得大于对照溶液主峰面积（0.5%）。其他各杂质峰面积的和（278nm 检测）不得大于对照溶液主峰面积的 2 倍（1.0%），供试品溶液中任何小于对照溶液主峰面积 0.1 倍的峰可忽略不计。

表 8-2   线性梯度洗脱程序（一）

时间/min	流动相 A/%	流动相 B/%
0	100	0
10	100	0
20	50	50
30	50	50
32	100	0
42	100	0

干燥失重的测定

（4）干燥失重   本品在潮湿空气中易吸收水分。

检查方法：取本品，在 105℃ 干燥至恒重，减失重量不得过 1.0%［《中国药典》（2020）通则 0831］。

（5）炽灼残渣   检查方法：取本品 1.0g，置铂坩埚中，依法检查［《中国药典》（2020）通则 0841］，遗留残渣不得过 0.1%。

（6）重金属   检查方法：取炽灼残渣项下遗留的残渣，依法检查［《中国药典》（2020）通则 0821 第二法］，含重金属不得过百万分之十五。

3. 含量测定

本类共 46 个品种的含量测定均采用 HPLC 法或者 HPLC 梯度洗脱，均以十八烷基硅烷键合硅胶为填充剂，反相色谱，紫外检测。为保证方法的专属性和结果的准确性，利用该类药物已知杂质对照品，同系物或加热产生降解物质。用于制备系统适用性试验，用分离度溶液测定分离度，保证了结果的准确性。按外标法以峰面积计算供试品中的含量。

（1）高效液相色谱法测定

① 色谱条件与系统适用性试验。用十八烷基硅烷键合硅胶为填充剂；以 0.025mol/L 磷酸溶液（用三乙胺调节 pH 值至 3.0±0.1)-乙腈（87：13）为流动相；检测波长为 278nm。称取诺氟沙星对照品、环丙沙星对照品、依诺沙星对照品和杂质 B 对照品各适量，加0.1mol/L 盐酸溶液适量使溶解，用流动相 A 稀释制成 1mL 中含诺氟沙星 25μg、环丙沙星和依诺沙星各 5μg 的混合溶液，取 20μL 注入液相色谱仪，记录色谱图，诺氟沙星峰与环丙沙星峰和依诺沙星峰的分离度均应不小于 2.0。

② 测定法。取本品约 25mg，精密称定，置 100mL 量瓶中，加 0.1mol/L 盐酸溶液2mL 使溶解后，用水稀释至刻度，摇匀，精密量取 5mL，置 50mL 量瓶中，用流动相稀释至刻度，摇匀，精密量取 20μL 注入液相色谱仪，记录色谱图；另取诺氟沙星对照品，同法

测定，按外标法以峰面积计算供试品中 $C_{16}H_{18}FN_3O_3$ 的含量。

（2）非水碱量法　诺氟沙星分子中有哌嗪基团显碱性，采用非水碱量法进行滴定。

测定方法为：取本品约 0.25g，精密称定，加冰醋酸 20mL 溶解后，加橙黄 Ⅳ 指示剂，用高氯酸标准滴定溶液（0.1mol/L）滴定至溶液显紫红色，并将滴定结果用空白校正。

诺氟沙星分子中哌嗪基为仲胺，容易发生乙酰化反应，为提高测定精度，在配制滴定溶液和溶剂时，应严格控制醋酐用量。

三、环丙沙星的分析

喹诺酮类药物环丙沙星（ciprofloxacin），疗效好，近年来广泛应用于临床，药典收载物环丙沙星、盐酸环丙沙星（ciprofloxacin hydrochlorid）、盐酸环丙沙星片、盐酸环丙沙星胶囊、盐酸环丙沙星滴眼液及乳酸环丙沙星（ciprofloxacin lactate）注射液，环丙沙星的化学名称为 1-环丙基-6-氟-1,4-二氢-4-氧-7-(1-哌嗪基)-3-喹啉羧基，结构如下。

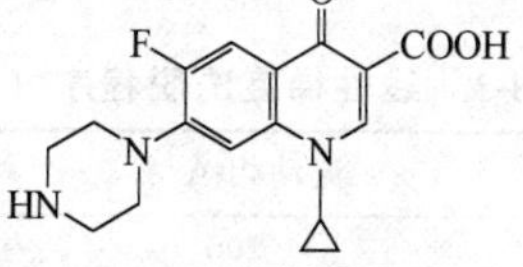

环丙沙星

1. 鉴别试验

① 本品的红外光吸收图谱应与对照的图谱（光谱集 979 图）一致。

② 取本品与盐酸环丙沙星对照品适量，分别加水制成 1mL 中含 10mg 的溶液，吸取上述两种溶液各 5μL 点于同一硅胶 G 薄层板上，以二氯甲烷-甲醇-浓氨溶液-乙腈（4:4:2:1）为展开剂，展开后，置紫外光灯（254nm）下检视，供试品所显主斑点的颜色位置与对照品的主斑点相同。

③ 本品的水溶液显氯化物的鉴别反应。

④ 在含量测定项下记录的色谱图中，供试品溶液主峰的保留时间应与对照品溶液主峰的保留时间一致。

2. 检查试验

本品检查结晶性、溶液的澄清度与颜色、有关物质、干燥失重、炽灼残渣、重金属。

（1）结晶性　取本品少许，依法检查，应符合规定。

（2）水分　精密称取供试品适量，加无水甲醇约 20mL，再精密加入一定量的水，搅拌使溶解，采用卡尔·费休法测定，测得结果扣除水的加入量后，含水量应在 4.7%～6.7%。

盐酸环丙沙星在甲醇中微溶，加水是为了使供试品溶解在溶剂中。

（3）有关物质　照高效液相色谱法［《中国药典》（2020）通则 0512］检查。

检查方法：取本品适量，加 7% 磷酸溶液 0.2mL 溶解后，用流动相 A 定量稀释制成 1mL 中约含 0.5mg 的溶液，作为供试品溶液；精密量取适量，用流动相 A 定量稀释制成 1mL 中约含 1μg 的溶液，作为对照溶液。另精密称取氟喹啉酸（杂质 A）对照品约 15mg，置 100mL 量瓶中，加 6mol/L 氨溶液 0.6mL 与水适量溶解，用水稀释至刻度，摇匀，精密量取 1mL，置 100mL 量瓶中，用流动相 A 稀释至刻度，摇匀，作为氟喹啉酸（杂质 A）对照品溶液。照高效液相色谱法测定，用十八烷基硅烷键合硅胶为填充剂；流动相 A 为 0.025mol/L 磷酸溶液-乙腈（87:13）(用三乙胺调节 pH 值至 3.0±0.1)，流动相 B 为乙腈，线性梯度洗脱（表 8-3）。流速为 1.5mL/min。称取氧氟沙星对照品、环丙沙星对照品和杂质 I 对照品各适量，用流动相 A 溶解并稀释制成每 1mL 中约含氧氟沙星 5μg、环丙沙星

0.5mg 和杂质 I 10μg 的混合溶液，取 20μL 注入液相色谱仪，以 278nm 为检测波长，记录色谱图，环丙沙星峰的保留时间约为 12min。环丙沙星峰与氧氟沙星峰和杂质 I 峰的分离度均应符合要求。量取对照溶液 20μL 注入液相色谱仪，以 278nm 为检测波长，调节检测灵敏度，使主成分色谱峰的峰高为满量程的 20%～25%。精密量取供试品溶液、对照溶液和氟喹啉酸（杂质 A）对照品溶液各 20μL，分别注入液相色谱仪，以 278nm 和 262nm 为检测波长，记录色谱图，环丙沙星峰的相对保留时间为 1，杂质 E、杂质 B、杂质 C、杂质 I 和杂质 D 峰的相对保留时间分别约为 0.3、0.6、0.7、1.1 和 1.2。供试品溶液色谱图中如有杂质峰，含氟喹啉酸（杂质 A）（262nm 检测）的量，按外标法以峰面积计算，不得过 0.3%；杂质 B、C、D 和 E 峰（278nm 检测）按校正后的峰面积计算（校正因子分别为 0.7、0.6、1.4 和 6.7），均不得大于对照溶液主峰面积（0.2%）；其他单个杂质（278nm 检测）峰面积不得大于对照溶液主峰面积（0.2%）。各杂质（278nm 检测）校正后峰面积的和不得大于对照溶液主峰面积的 2.5 倍（0.5%）。（供试品溶液中任何小于对照溶液主峰面积 0.1 倍的峰可忽略不计。）

表 8-3　线性梯度洗脱程序（二）

时间/min	流动相 A/%	流动相 B/%
0	100	0
16	100	0
53	40	60
54	100	0
65	100	0

（4）溶液的澄清度与颜色　检查方法：取本品 0.1g，用 0.1mol/L 盐酸 10mL 溶解后，溶液应澄清无色；如显色，与黄色或黄绿色 4 号标准比色液比较，不得更深。

（5）干燥失重　检查方法：取本品，以五氧化二磷为干燥剂，在 120℃减压干燥 6h，减失重量不得过 1.0%。

（6）炽灼残渣　检查方法：取本品 1.0g，置铂坩埚中，依法检查，遗留残渣不得过 0.1%。

（7）重金属　检查方法：取炽灼残渣项下遗留的残渣，依法检查，含重金属不得过百万分之二十。

3. 含量测定

（1）高效液相色谱法　照高效液相色谱法［《中国药典》（2020）通则 0512］测定。

① 色谱条件与系统适用性试验。用十八烷基硅烷键合硅胶为填充剂；以 0.025mol/L 磷酸溶液-乙腈（87∶13）（用三乙胺调节 pH 值至 3.0±0.1）为流动相。检测波长为 278nm；流速为 1.5mL/min。称取氧氟沙星对照品、环丙沙星对照品和杂质 I 对照品各适量，用流动相溶解并稀释制成 1mL 中约含氧氟沙星 5μg、环丙沙星 0.1mg 和杂质 I 10μg 的混合溶液，取 20μL 注入液相色谱仪，记录色谱图，环丙沙星峰的保留时间约为 12min。环丙沙星峰与氧氟沙星峰和杂质 I 峰的分离度均应符合要求。

② 测定法。取本品适量，精密称定，加 7%磷酸溶液 0.2mL 溶解后，用流动相定量稀释制成 1mL 中约含 0.1mg 的溶液，精密量取 20μL 注入液相色谱仪，记录色谱图；另取环丙沙星对照品，同法测定。按外标法以峰面积计算供试品中 $C_{17}H_{18}FN_3O_3$ 的含量。

（2）间接原子吸收法　根据环丙沙星在弱酸性介质中与雷氏盐定量生成缔合物，用原子吸收法测定沉淀中的 Cr 含量，间接测定环丙沙星含量。

（3）紫外分光光度法　环丙沙星在稀盐酸中有紫外吸收的特点，用紫外分光光度法测定含量。

本 章 小 结

　　磺胺类药物分子结构中的芳香第一胺显弱碱性，磺酰胺基具有酸性，为酸碱两性化合物。可以和某些金属离子生成难溶性盐的沉淀。如与硫酸铜反应可生成不同颜色的铜盐沉淀。可用于鉴别及区别磺胺类药物。磺胺嘧啶、磺胺甲噁唑、磺胺醋酰钠、磺胺异噁唑的N-4上均无取代基，分子结构中有游离的芳香第一胺，在酸性条件下可与亚硝酸钠发生重氮化-偶合反应，进行定性、定量分析；磺胺类药物的红外光谱的特征吸收可用于鉴别。紫外特征吸收光谱及高效液相色谱法可进行定量分析。

　　氟喹诺酮类药物的分子中都含有羧基及碱性氮原子，显酸碱两性，都具有共轭系统，在紫外区有特征吸收，可利用这些性质，进行定性、定量分析。本章主要介绍诺氟沙星及环丙沙星的分析。

习 题

一、选择题

1. 磺胺嘧啶片的含量测定，《中国药典》（2020）采用的方法是（　　　）。
A. UV 法　　　　　　　　　　B. 非水溶液滴定法　　　　　　　C. 溴酸钾法
D. HPLC 法　　　　　　　　　E. 亚硝酸钠滴定法

2. 与硫酸铜试液生成黄绿色沉淀的药物是（　　　）。
A. 磺胺甲噁唑　　　　　　　　B. 磺胺嘧啶　　　　　　　　　　C. 苯巴比妥
D. 硫喷妥钠　　　　　　　　　E. 盐酸利多卡因

3.《中国药典》（2020）磺胺嘧啶的鉴别反应是（　　　）。
A. 亚硝酸钠-硫酸反应　　　　B. 红外吸收色谱法　　　　　　　C. 三氯化铁反应
D. 硫元素的反应　　　　　　　E. 甲醛-硫酸反应

4.《中国药典》（2020）磺胺甲噁唑片的含量测定方法为（　　　）。
A. 铈量法　　　　　　　　　　B. 紫外分光光度法　　　　　　　C. 高效液相色谱法
D. 亚硝酸钠滴定法　　　　　　E. 气相色谱法

5.《中国药典》（2020）复方磺胺甲噁唑片的含量测定方法是（　　　）。
A. 碘量法　　　　　　　　　　B. 溴量法　　　　　　　　　　　C. 高效液相色谱法
D. 紫外分光光度法　　　　　　E. 亚硝酸钠滴定法

6. 能与硫酸铜反应产生草绿色沉淀的药物是（　　　）。
A. 磺胺嘧啶　　　　　　　　　B. 磺胺乙噁唑　　　　　　　　　C. 苯巴比妥
D. 磺胺甲噁唑　　　　　　　　E. 司可巴比妥钠

7. 不是磺胺类药物的鉴别试验有（　　　）。
A. 与银盐的反应　　　B. 与铜盐反应　　　C. 重氮化-偶合反应　　　D. 红外光谱法

8. 磺胺类药物具有（　　　）。
A. 酸性　　　　　　　　B. 碱性　　　　　　　C. 中性　　　　　　　　D. 酸碱两性

9.《中国药典》（2020）环丙沙星的含量测定方法为（　　　）。
A. 气相色谱法　　　B. 紫外分光光度法　　　C. 高效液相色谱法　　　D. 亚硝酸钠滴定法

10. 诺氟沙星具有（　　　）。
A. 酸性　　　　　　　　B. 碱性　　　　　　　C. 中性　　　　　　　　D. 酸碱两性

二、简答题

1.磺胺类药物的酸性来自何种基团？如何应用此性质进行鉴别？

2.磺胺类药物的铜盐反应中，加硫酸铜试液前应先做成钠盐，为何不能使碱过量？如过量会造成什么后果？

3.磺胺类药物的母体结构是什么？磺胺类药物如何分类？

4.试述诺氟沙星和环丙沙星的结构特征和化学特性。

5.试述用亚硝酸钠法测定磺胺类药物含量的反应原理及判断滴定终点的方法。

6.检查诺氟沙星的溶液澄清度和氟含量的目的是什么？

7.检查盐酸环丙沙星的水分为什么要先加入一定量的水？

8.试述磺胺类药物红外吸收光谱中主要特征吸收的波数区域。

三、计算题

1.取磺胺二甲嘧啶 0.4928g，照永停滴定法，用亚硝酸钠滴定液（0.1mol/L）滴定至终点时，用去 17.65mL。1mL 亚硝酸钠滴定液（0.1mol/L）相当于 27.83mg 的 $C_{12}H_{14}N_4O_2S$，计算磺胺二甲嘧啶的含量。（99.68%）

2.取标示量为 0.5g 的磺胺甲噁唑片 10 片，总重为 5.764g，研细，精密称出 0.5843g，照磺胺甲噁唑项下的方法测定，消耗亚硝酸钠滴定液（0.1mol/L）19.37mL。1mL 亚硝酸钠滴定液（0.1mol/L）相当于 25.33mg 的 $C_{10}H_{11}N_3O_3S$，求该片剂按标示量表示的百分含量是多少？（96.80%）

3.取标示量为 0.5g 的磺胺嘧啶片 10 片，总重为 5.496g，研细，精密称出 0.5367g，照磺胺嘧啶项下的方法测定，消耗亚硝酸钠滴定液（0.1mol/L）19.25mL。1mL 亚硝酸钠滴定液（0.1mol/L）相当于 25.03mg 的 $C_{10}H_{10}N_4O_2S$，求该片剂按标示量计算的百分含量为多少？（98.68%）

4.称取盐酸环丙沙星供试品 25.2mg 及盐酸环丙沙星对照品 24.8mg，分别置于 50mL 量瓶中，用流动相溶解，按标准规定用高效液相色谱法测定，设进样量为 10μL，测得供试品的峰面积 $A_i = 1802mm^2$，对照品的峰面积 $A_s = 1798mm^2$，求供试品的百分含量。（98.63%）

5.取本品 10 片（标示量为 0.5g），精密称定，研细，精密称取适量（约相当于磺胺嘧啶 0.5g），照永停法滴定法，用亚硝酸钠滴定液（0.1mol/L）滴定。1mL 亚硝酸钠滴定液（0.1mol/L）相当于 25.03mg 的 $C_{10}H_{10}N_4O_2S$。

其中亚硝酸钠滴定液 0.1024mol/L，10 片总重 5.4746g。

	W/g	V/mL	含量/%	平均含量	相对平均偏差
第一次：0.5345		19.34			
第二次：0.5437		19.66			

请求出两次滴磺胺嘧啶按标示量计算的百分含量分别为多少？并计算其平均含量和相对平均偏差。（第一次 101.54%，第二次 101.48%，均含量 101.51%，相对平均偏差 0.03%）

习题答案

第九章 杂环类药物的分析

【学习目标】

了解杂环类药物的分类及常用药物；熟悉药物的结构-性质关系；掌握根据结构-性质关系建立的鉴别、检查和含量测定方法。初步具备分析杂环类药物的能力。

碳环中夹杂有非碳元素原子的环状有机化合物，称为杂环化合物，其中非碳元素原子称为杂原子，一般为氧、氮、硫等。自然界中存在的具有生理活性的化合物有不少为杂环化合物，如某些生物碱、维生素、抗生素等；在化学合成药物中，杂环类化合物亦占有相当的数量，并已成为现代药物中应用最多、最广的一大类药物。

本章所要讨论的是化学合成的杂环类药物，一些天然的杂环类药物以及可以合并于生物碱、维生素、抗生素类的化学合成的杂环类药物，则分别在有关章节中论述。

杂环类药物按其所具有的杂原子种类、数目，以及环状（环的元数、环数多少、饱和与否、并合情况）的差异可分成许多不同大类，诸如呋喃类、吡唑酮类、咪唑及四氮唑类、吡啶及哌啶类、嘧啶类、嘌呤及蝶呤类、哌嗪类、苯并噻嗪类及苯并二氮杂䓬类等。而各大类又可根据环上取代基的类型、数目、位置的不同衍生出数目众多的同系列药物。

本章不拟对各类药物逐一加以讨论，而仅就应用比较广泛的三类杂环化合物中若干典型的药物予以重点叙述，即吡啶类（以异烟肼为主）、苯并噻嗪类（以氯丙嗪为主）、苯并二氮杂䓬类（以氯氮䓬、地西泮为主）。

第一节 吡啶类药物的分析

一、几种常用的化学结构及理化性质

1. 本类药物均含吡啶环结构

最常用且具有代表性的药物有异烟肼（isoniazid）、尼可刹米（nikethamide）、烟酰胺（nicotinamide）和托吡卡胺（tropicamide）。它们的结构如下。

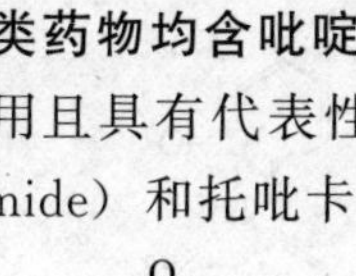

异烟肼 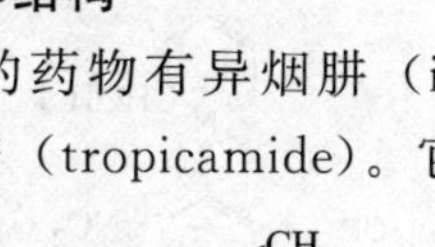　　　　　尼可刹米 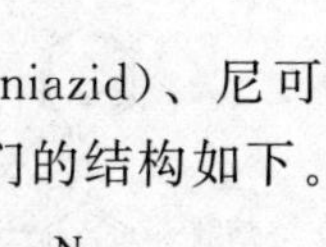　　　　　烟酰胺 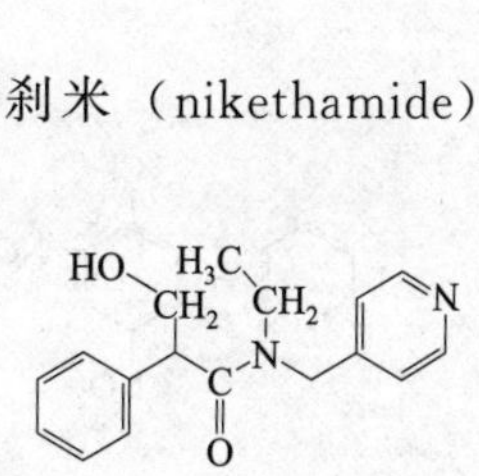　　　　　　托吡卡胺

2. 理化性质

① 上述药物除尼可刹米为无色或淡黄色的澄明油状液体外，其余为白色结晶性粉末。异烟肼与烟酰胺易溶于水；尼可刹米能与水、乙醇、三氯甲烷或乙醚任意混合。

② 本类药物吡啶环母核上的氮原子由于其电性环境具有"叔胺"（第三氮原子）性质，为一碱性氮原子，可以和一些沉淀试剂如重金属离子等发生沉淀反应；吡啶环可在一定条件

下发生开环反应,降解产物再与某些试剂缩合呈色;各药物具有不同的取代基,故具有不同的化学性质。

异烟肼的分子结构中,吡啶环的 γ 位上被酰肼基取代,酰肼基还原性较强,可以和氨制硝酸银试液等氧化试剂反应;此外,酰肼基还可与某些含羰基的试剂发生缩合反应。

尼可刹米和烟酰胺的分子结构中,吡啶环母核的 β 位上均被酰氨基取代。酰氨基化学性质不太活泼,但可在碱性条件下水解。

托吡卡胺具有旋光性,照旋光度法 [《中国药典》(2020)通则 0621] 测定,旋光度应为 $-0.1°$ 至 $+0.1°$。

二、鉴别试验

1. 吡啶环的开环反应

本反应适用于吡啶环的 α、α′ 位无取代基的异烟肼和尼可刹米。

(1) 戊烯二醛反应　当溴化氰与芳伯胺作用于吡啶环,使环上氮原子由 3 价转变成 5 价,吡啶环发生水解反应生成戊烯二醛,再与芳伯胺缩合,生成有色的戊烯二醛衍生物。其颜色随所用芳胺的不同有所差异,如与苯胺缩合显黄至黄棕色;与联苯胺则显粉红至红色。

《中国药典》只用于尼可刹米的鉴别,所用芳伯胺为苯胺,方法如下:取本品 1 滴,加水 50mL,摇匀,分取 2mL,加溴化氰试液 2mL 与 2.5% 苯胺溶液 3mL,摇匀,溶液渐显黄色。反应式如下。

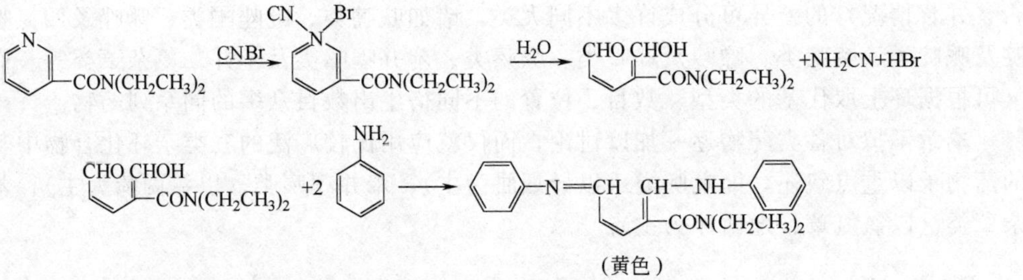

用于异烟肼鉴别时,应先用高锰酸钾或溴水氧化为异烟酸,再与溴化氰作用,然后再与芳伯胺缩合形成有色的戊烯二醛衍生物。

(2) 与 2,4-二硝基氯苯反应　在无水条件下,将吡啶及其某些衍生物与 2,4-二硝基氯苯混合共热或使其热至熔融,冷却后,加醇制氢氧化钾溶液将残渣溶解,溶液呈紫红色。反应式如下。

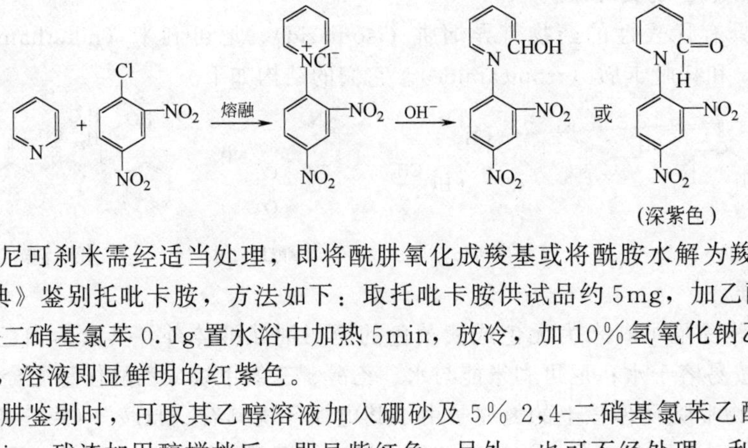

异烟肼、尼可刹米需经适当处理,即将酰肼氧化成羧基或将酰胺水解为羧基后才有此反应。《中国药典》鉴别托吡卡胺,方法如下:取托吡卡胺供试品约 5mg,加乙醇 1mL 使其溶解,加入 2,4-二硝基氯苯 0.1g 置水浴中加热 5min,放冷,加 10% 氢氧化钠乙醇溶液(1→100)1mL 后,溶液即显鲜明的红紫色。

用于异烟肼鉴别时,可取其乙醇溶液加入硼砂及 5% 2,4-二硝基氯苯乙醇溶液,蒸干,继续加热 10min,残渣加甲醇搅拌后,即显紫红色。另外,也可不经处理,利用其酰肼基在乙醇溶液中与 2,4-二硝基氯苯反应，加碱后，溶液也呈红紫色。

2. 酰肼基团的反应

（1）还原反应　异烟肼与硝酸银反应，即生成可溶于稀硝酸的白色异烟酸银沉淀，并生成氮气和金属银，在管壁上产生银镜。

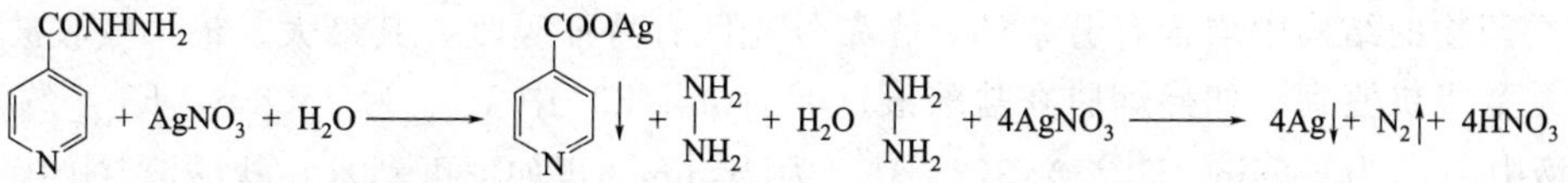

《中国药典》使用硝酸银氨试液，则生成可溶性的异烟酸铵盐，方法如下：取异烟肼约 10mg，置试管中，加水 2mL 溶解后，加硝酸银氨试液 1mL，即发生气泡与黑色浑浊，并在试管壁上生成银镜。

（2）缩合反应　异烟肼的酰肼基与芳醛缩合形成腙，其有固定的熔点，可用于鉴别。《中国药典》和 BP 均采用本法鉴别异烟肼，方法如下：取本品约 0.1g，加水 5mL 溶解后，加 10%香草醛的乙醇溶液 1mL，摇匀，微热，放冷，即析出黄色结晶，滤过，用稀乙醇重结晶，在 105℃干燥后，测定熔点，其熔点为 228～231℃，熔融时同时分解。

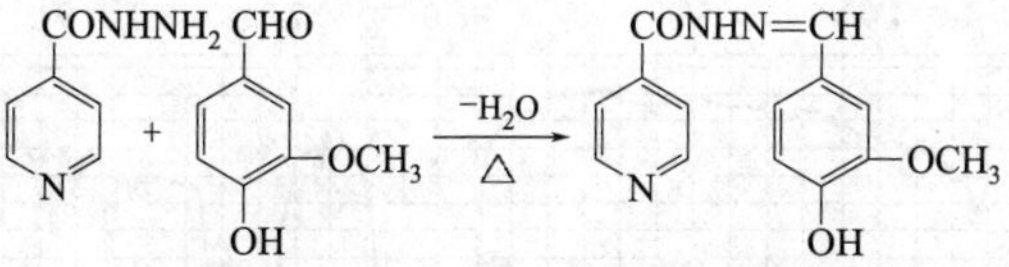

3. 酰胺基的分解反应

尼可刹米和烟酰胺的分子结构中，吡啶环 β 位上的取代基均为酰胺基结构，可遇碱水解，根据水解产物的性质，《中国药典》对这两种药物进行鉴别。如尼可刹米与氢氧化钠试液加热，即发生二乙胺的臭气，能使湿润的红色石蕊试纸变蓝色。

又如烟酰胺的鉴别，其方法为：取本品约 0.1g，加水 5mL 溶解后，加氢氧化钠试液 5mL，缓缓加热，产生的氨气使湿润的红色石蕊试纸变蓝（与烟酸的区别）。继续加热至氨臭除尽，放冷，加酚酞指示液 1～2 滴，用稀硫酸中和，再加硫酸铜试液 2mL，即缓缓析出淡蓝色的沉淀。

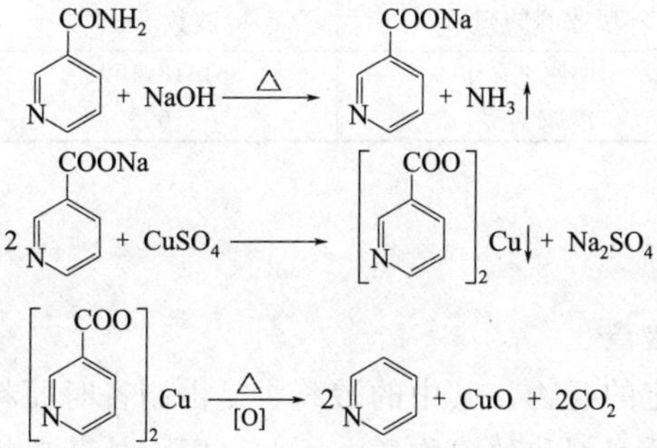

4. 形成沉淀的反应

本类药物具有吡啶环的结构，可与重金属盐类及苦味酸等试剂形成沉淀。尼可刹米可与硫酸铜及硫氰酸铵作用生成草绿色配位化合物沉淀。

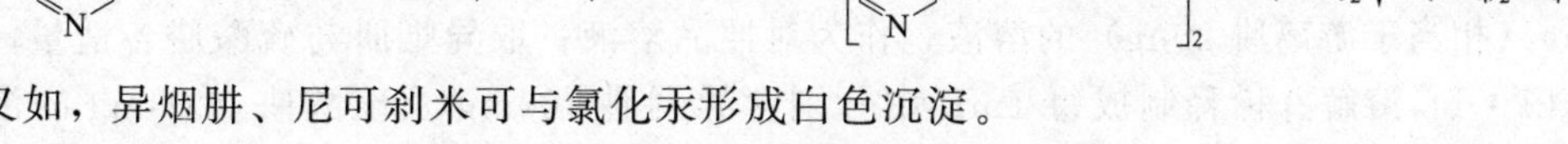

又如，异烟肼、尼可刹米可与氯化汞形成白色沉淀。

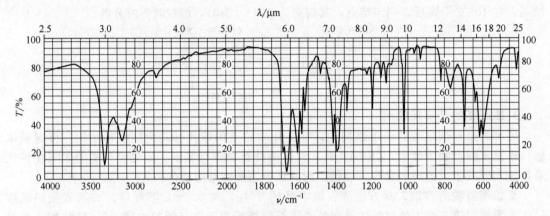

5. 紫外吸收光谱法

本类药物的结构中均含有芳杂环，在紫外光区有特征吸收，其最大、最小吸收波长及百分吸收系数可供鉴别。如异烟肼在盐酸液（0.01mol/L）中 λ_{max} 为 265nm，$E_{1cm}^{1\%}$ 约为 420；在水溶液中 λ_{max} 为 265nm，$E_{1cm}^{1\%}$ 为 378，λ_{min} 为 234nm。再如尼可刹米在盐酸液（0.01mol/L）中为 λ_{max} 263nm，$E_{1cm}^{1\%}$ 为 285；在氢氧化钠溶液（0.1mol/L）中 λ_{max} 为 255nm 时，$E_{1cm}^{1\%}$ 为 840，而 λ_{max} 为 260nm 时，$E_{1cm}^{1\%}$ 为 860。

6. 红外吸收光谱法

《中国药典》均已收载了上述典型药物红外吸收光谱法进行鉴别。以烟酰胺为例，其红外吸收图谱见图 9-1，主要特征吸收峰的归属情况见表 9-1。

图 9-1　烟酰胺的红外吸收图谱

表 9-1　烟酰胺的红外光谱中主要特征吸收峰

波数/cm^{-1}	吸收峰的归属	波数/cm^{-1}	吸收峰的归属
3360,3155	酰胺 ν_{N-H}	1618,1590	吡啶 $\nu_{C=N}\nu_{C=C}$
1678	酰胺 $\nu_{C=O}$	698	吡啶环 $\delta_{环}$

三、有关物质的检查

1. 异烟肼中游离肼的检查

异烟肼是一种不甚稳定的药物，其中的游离肼是由制备时原料引入，或在贮藏过程中降解而产生。而肼又是一种诱变剂和致癌物质，因此，国内外药典规定了异烟肼及其制剂中游离肼的限量检查。常用的方法有薄层色谱法、高效液相色谱法、比浊法等。《中国药典》对异烟肼及注射用异烟肼中游离肼的检查，采用薄层色谱法和高效液相色谱法。

测定方法：取本品，加丙酮-水（1∶1）溶解并稀释制成每 1mL 中约含 100mg 的溶液，作为供试品溶液；另取硫酸肼对照品，加丙酮-水（1∶1）溶解并稀释制成每 1mL 中约含 0.08mg（相当于游离肼 20μg）的溶液，作为对照品溶液；取异烟肼与硫酸肼各适量，加丙酮-水（1∶1）溶解并稀释制成每 1mL 中分别含异烟肼 100mg 及硫酸肼 0.08mg 的混合溶液，作为系统适用性溶液。照薄层色谱法（通则 0502）试验，吸取上述三种溶液各 5μL，分别点于同一硅胶 G 薄层板上，以异丙醇-丙酮（3∶2）为展开剂，展开，晾干，喷以乙醇制对二甲氨基苯甲醛试液，15min 后检视。系统适用性溶液所显游离肼与异烟肼的斑点应完全分离，游离肼的 R_f 值约为 0.75，异烟肼的 R_f 值约为 0.56。在供试品溶液主斑点前方与对照品溶液主斑点相应的位置上，不得显黄色斑点。

《中国药典》用高效液相色谱法对异烟肼中有关物质进行检查。取本品，加水分别制成 1mL 中含 0.5mg 的供试品溶液与 1mL 中含 5μg 的对照溶液。照含量测定项下的色谱条件，取对照溶液 10μL 注入液相色谱仪，调节检测灵敏度，使主成分色谱峰的峰高约为满量程的 20%；再精密量取供试品溶液与对照溶液各 10μL，分别注入液相色谱仪，记录色谱图至主成分峰保留时间的 3.5 倍。供试品溶液的色谱图中如有杂质峰，单个最大杂质峰面积不得大于对照溶液主峰面积的 1/3（0.33%），各杂质峰面积的和不得大于对照溶液主峰面积（1.0%）。

2. 烟酰胺中有关物质的检查

烟酰胺在生产和贮存过程中易引入杂质，《中国药典》规定进行有关物质的检查。

检查方法为：取供试品，加乙醇制成 40mg/mL 的溶液，作为供试品溶液；精密量取适量，加乙醇稀释制成 200μg/mL 的溶液，作为对照溶液。吸取上述两种溶液各 5μL，分别点于同一硅胶 GF_{254} 薄层板上，以三氯甲烷-无水乙醇-水（48∶54∶4）为展开剂，展开后，取出，晾干，置紫外光灯（254nm）下检视。供试品溶液如显杂质斑点，与对照溶液的主斑点比较，不得更深（0.5%）。

四、含量测定

本类药物具有还原性、弱碱性、紫外吸收特性，可采用的含量测定方法有溴酸钾法、非水溶液滴定法、紫外分光光度法、高效液相色谱法等。

1. 溴酸钾法

异烟肼具有还原性，在强酸性介质中可被溴酸钾氧化为异烟酸和氮气，而溴酸钾被还原为溴化钾。终点时微过量的溴酸钾可将粉红色甲基橙指示剂氧化褪色，以指示终点的到达。现行《中国药典》改用高效液相色谱法测定异烟肼原料药的含量。

测定方法为：取供试品约 0.2g，精密称定，置 100mL 量瓶中，加水溶解并稀释至刻度，摇匀；精密量取该液 25mL，分别加水 50mL、盐酸 20mL 与甲基橙指示液 1 滴，用溴酸钾滴定液（0.01667mol/L）缓缓滴定（温度保持在 18～25℃）至粉红色消失。1mL 溴酸钾滴定液（0.01667mol/L）相当于 3.429mg 的 $C_6H_7N_3O$。

计算公式如下。

$$C_6H_7N_3O\% = \frac{VTF}{W \times \frac{25}{100}} \times 100\% = \frac{V \times 0.003429 \times F}{W \times \frac{25}{100}} \times 100\%$$

式中，V 为消耗的溴酸钾滴定液的体积，mL；T 为滴定度，mg/mL；F 为溴酸钾滴定液的校正系数；W 为供试品的取样量，g。

有关的滴定反应如下。

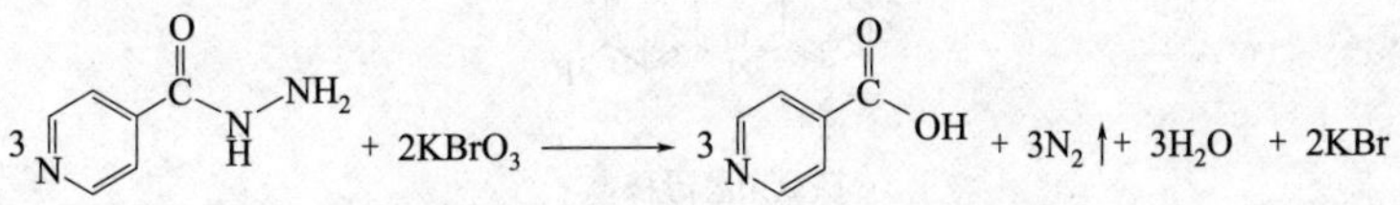

$$BrO_3^- + 5Br^- + 6H^+ \longrightarrow 3Br_2 + 3H_2O$$

在本法测定中 3mol 异烟肼与 2mol 溴酸钾作用，滴定反应的摩尔比值为 3∶2。

2. 非水溶液滴定法

异烟肼的吡啶环具有碱性，可在非水溶剂中与高氯酸定量生成高氯酸盐，大多采用在冰醋酸（或加适量酸酐）中用高氯酸的冰醋酸标准液滴定，以结晶紫为指示剂，亦可使用高氯酸的二氧六环溶液为滴定液，甲基红为指示剂。

《中国药典》对尼可刹米的含量测定方法为：取供试品约 0.15g，精密称定，加冰醋酸 10mL 与结晶紫指示液 1 滴，用高氯酸滴定液（0.1mol/L）滴定，至溶液显蓝绿色，并将滴定的结果用空白试验校正。1mL 高氯酸滴定液（0.1mol/L）相当于 17.82mg 的 $C_{10}H_{14}N_2O$。

烟酰胺的含量测定中，采用冰醋酸与醋酐的混合溶液作为溶剂，指示剂为结晶紫，用高氯酸滴定液滴定至溶液显蓝绿色。

3. 紫外分光光度法

本类药物在紫外光区有较强的紫外吸收，可用来进行含量测定。《中国药典》采用紫外分光光度法对尼可刹米、烟酰胺及托吡卡胺的制剂进行定量分析。

《中国药典》采用吸收系数（$E_{1cm}^{1\%}$）法测定尼可刹米注射液及烟酰胺片的含量，现以烟酰胺片为例，其含量测定方法为：取供试品 20 片，精密称定，研细，精密称取细粉适量（约相当于烟酰胺 60mg），置 100mL 量瓶中，加盐酸溶液（9→1000）75mL，置水浴上加热 15min 并时时振摇，使烟酰胺溶解，放冷至室温，用同一溶剂稀释至刻度，摇匀，滤过，精密量取续滤液 5mL，置于 200mL 量瓶中，用同一溶剂稀释至刻度，摇匀，在 261nm 的波长处测定吸光度，按 $C_6H_6N_2O$ 的吸收系数（$E_{1cm}^{1\%}$）为 430 计算，即得。

烟酰胺在水、乙醇和不同 pH（pH＝6、7、8）的磷酸盐缓冲液中，最大吸收峰均约在 262nm，吸收系数（$E_{1cm}^{1\%}$）约为 238；但在盐酸溶液（9→1000）中，最大吸收峰的波长为 261.5nm，吸收系数（$E_{1cm}^{1\%}$）为 423.4，该条件明显优于以水、乙醇和不同 pH 的磷酸盐缓冲液为溶剂，因此选用盐酸溶液（9→1000）为溶剂，在 261nm 波长处测定其含量，吸收系数经试验校正为 430。

4. 高效液相色谱法

（1）色谱条件与系统适用性试验 用十八烷基硅烷键合硅胶为填充剂；以 0.02mol/L 磷酸氢二钠溶液（用磷酸调 pH 值至 6.0）-甲醇（85∶15）为流动相；检测波长为 262nm。理论板数按异烟肼峰计算不低于 4000。

（2）测定法 取本品适量，精密称定，加水溶解并稀释制成 1mL 中约含 0.1mg 的溶液，精密量取 10μL 注入液相色谱仪，记录色谱图；另取异烟肼对照品适量，精密称定。同法测定。按外标法以峰面积计算，即得。

第二节 苯并噻嗪类药物的分析

本类药物在化学结构上属苯并噻嗪（phenothiazine，亦称吩噻嗪）类衍生物，具有共同的硫氮杂蒽母核。结构上的差异，主要表现在第 10 位氮上的 R 取代基和第 2 位上的 R′取代基的不同。

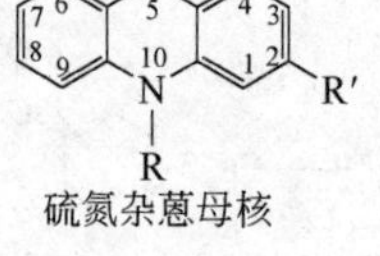

硫氮杂蒽母核

一、几种常用药物的化学结构及理化性质

常用苯并噻嗪药物的化学结构见表 9-2。

表 9-2　常用的苯并噻嗪类药物的化学结构

药 品 名 称	R 基团	R′基团
盐酸异丙嗪 (promethazine hydrochloride)	$-CH_2CH(CH_3)N\begin{smallmatrix}CH_3\\\\CH_3\end{smallmatrix}$ · HCl	—H
盐酸氯丙嗪 (chlorpromazine hydrochloride)	$-(CH_2)_3N\begin{smallmatrix}CH_3\\\\CH_3\end{smallmatrix}$ · HCl	—Cl
奋乃静(羟哌氯丙嗪) (perphenazine)	$-(CH_2)_3-N\bigcirc N-CH_2CH_2OH$	—Cl
盐酸氟奋乃静(羟哌氟丙嗪) (fluphenazine hydrochloride)	$-(CH_2)_3-N\bigcirc N-CH_2CH_2OH·2HCl$	—CF₃
癸氟奋乃静 (fluphenazine decanoate)	$-(CH_2)_3-N\bigcirc N-CH_2CH_2OCO(CH_2)_8CH_3$	—CF₃
盐酸三氟拉嗪(甲哌氟丙嗪) (trifluoperazine hydrochloride)	$-(CH_2)_3-N\bigcirc N-CH_3·2HCl$	—CF₃

本类药物的主要化学性质如下。

（1）碱性　上述药物的杂蒽母环氮原子上的取代基均具有碱性，临床上多使用其盐酸盐。

（2）与氧化剂氧化呈色　苯并噻嗪类药物中的杂蒽母环上硫原子具有还原性，遇硫酸、硝酸、过氧化氢及三氯化铁等氧化剂，药物可被氧化成自由基型产物和非离子型产物等，随着取代基的不同，而呈不同的颜色。

（3）与金属离子配位呈色　硫氮杂蒽母核中未被氧化的硫原子，可与金属离子如钯离子（Pd^{2+}）形成有色络合物，本法具有专属性，可排除氧化产物的干扰。

（4）紫外和红外吸收光谱特征　本类药物的母核为三环共轭的 π 系统，有较强的紫外吸收，可用于鉴别与含量测定。

二、鉴别试验

1. 显色反应

苯并噻嗪类药物遇不同氧化剂，如硫酸、溴水（加热至沸）、三氯化铁试液以及过氧化氢（在盐酸介质中加热至 80℃）等，可呈现樱红至红色。随各药物的取代基不同，颜色有所差异。其反应过程与反应产物极其复杂。现将一些常用药物的显色情况列于表 9-3。

表 9-3 一些常用苯并噻嗪类药物与氧化剂的显色反应

药品名称	氧 化 剂				
	硫 酸	硝 酸	溴 水	三氯化铁	过氧化氢
盐酸氯丙嗪	桃红色,放置色渐深	红色,渐变黄	鲜绯红色	红色	深红色,放置渐退
盐酸异丙嗪	桃红色,放置色渐深	红色沉淀加热即溶解	暗樱红色(略浑)		
奋乃静	红色,加热变深				
盐酸氟奋乃静	淡红色,温热变红褐色				
盐酸三氟拉嗪		微带红色的白色沉淀,放置红色变深,加热变为黄色			

2. 氧化反应

苯并噻嗪为一良好的电子给予体,当其遇不同的氧化剂如硫酸、硝酸、三氯化铁试液及过氧化氢等,由于相继失去电子及经历不同的氧化阶段,会形成一些自由基型产物和非离子型产物(砜、亚砜、3-羟基吩噻嗪)等,随着取代基的不同,各药物的氧化产物呈不同的颜色,见表 9-3,可用于药物的鉴别和含量测定。《中国药典》据此对上述药物进行鉴别。如盐酸异丙嗪的水溶液加硝酸后,即生成红色沉淀;加热,沉淀即溶解,溶液由红色转变为橙黄色。盐酸氯丙嗪加硝酸即显红色,渐变淡黄色。

3. 紫外和红外吸收光谱

苯并噻嗪类药物具有三环共轭的 π 系统,有较强的紫外吸收。一般具有三个峰值,即在 204～209nm(205nm 附近)、250～265nm(254nm 附近)和 300～325nm(300nm 附近)。最强峰多在 250～265nm。各药物取代基的不同对吸收光谱是有影响的,会引起最大吸收峰发生位移。一些苯并噻嗪类药物的紫外吸收特征见表 9-4。

表 9-4 一些苯并噻嗪类药物的紫外吸收特征

药 品	溶 剂	最大吸收峰/nm	$E_{1cm}^{1\%}$	其他吸收峰/nm
盐酸异丙嗪	盐酸溶液(0.01mol/L)	249±1	910	298±1
盐酸氯丙嗪	盐酸溶液(0.1mol/L)	254±1	915	306±1
盐酸氟奋乃静	盐酸溶液(0.1mol/L)	255±1	573	305±1
马来酸乙酰丙嗪	水	243±1		278±1

苯并噻嗪类药物取代基不同,会产生不同的红外吸收光谱。上述药物均可用红外吸收光谱进行鉴别。以奋乃静为例,其红外吸收光谱见图 9-2,主要特征吸收峰见表 9-5。

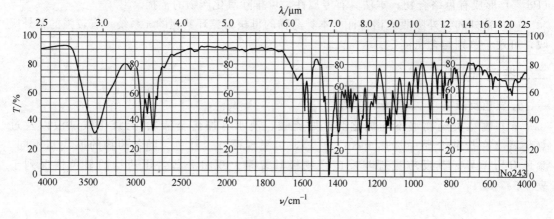

图 9-2 奋乃静的红外吸收光谱

表 9-5 奋乃静的红外光谱中主要特征吸收峰

波数/cm^{-1}	吸收峰的归属	波数/cm^{-1}	吸收峰的归属
3420	羟基 ν_{O-H}	1585	苯环 $\nu_{C=C}$
3040	酰胺 ν_{C-H}	820,750	取代苯 δ_{C-H}

三、检查

1. 盐酸氯丙嗪中有关物质的检查

盐酸氯丙嗪及其制剂在生产或贮藏过程中，可引入 2-氯-10-(3-甲氨基丙基)-吩噻嗪、2-氯-10-{3-[N-甲基-N-(3-二甲氨基丙基)]-氨基丙基}-吩噻嗪、2-氯吩噻嗪、2-氯-10-(3-二甲氨基丙基)-吩噻嗪-5-氧化物和 2-氯-10-(3-二甲氨基丙基)-吩噻嗪的氧化物等多种烷基化吩噻嗪杂质及分解产物。因此，《中国药典》对本品及其片剂、注射剂均规定了"有关物质"的检查，有关物质的限量为 1%。

对原料药有关物质的检查：避光操作。取本品 20mg，置 50mL 量瓶中，加流动相溶解并稀释至刻度，摇匀，作为供试品溶液；精密量取适量，用流动相定量稀释制成每 1mL 中含 2μg 的溶液，作为对照溶液。照高效液相色谱法（通则 0512）试验，用辛烷基硅烷键合硅胶为填充柱；以乙腈-0.5%三氟乙酸（用四甲基乙二胺调节 pH 值至 5.3）(50∶50) 为流动相；检测波长为 254nm。精密量取对照溶液与供试品溶液各 10μL，分别注入液相色谱仪，记录色谱图至主成分峰保留时间的 4 倍。供试品溶液的色谱图中如有杂质峰，单个杂质峰面积不得大于对照溶液主峰面积（0.5%），各杂质峰面积之和不得大于对照溶液主峰面积的 2 倍（1.0%）。

2. 奋乃静片的含量均匀度检查

《中国药典》规定检查本品甲醇溶液的澄清度与颜色、干燥失重和炽灼残渣，并检查奋乃静片的溶出度和含量均匀度。该片剂含量均匀度的检查法是：避光操作。取本品 1 片，除去包衣后，置乳钵中，加水 5 滴，湿润后，研细，加溶剂（取乙醇 500mL，加盐酸 10mL，加水至 1000mL，摇匀）适量，研磨均匀，用溶剂定量转移至 50mL（2mg 规格）或 100mL（4mg 规格）量瓶中，充分振摇使奋乃静溶解，用溶剂稀释至刻度，摇匀，滤过，精密量取续滤液 1mL，置 10mL 量瓶中，用溶剂稀释至刻度，摇匀，作为供试品溶液；另取奋乃静对照品，精密称定，加上述溶剂溶解并定量稀释制成每 1mL 中约含 4μg 的溶液，作为对照品溶液。取上述两种溶液，照紫外-可见分光光度法（通则 0401），在 255nm 的波长处分别测定吸光度，计算含量，应符合规定（通则 0941）。

四、含量测定

苯并噻嗪类药物的含量测定方法有：比色法、酸碱滴定法、紫外分光光度法、氧化还原滴定法、电化学法以及色谱法等。在此，仅介绍前三类方法。

1. 比色法

（1）钯离子比色法 在适当 pH 溶液中，利用吩噻嗪类药物可与金属钯离子形成有色配合物，借以进行比色测定。如丙嗪、氯丙嗪和异丙嗪，在 pH=2±0.1 的缓冲液中，可与 Pd^{2+} 形成红色配合物。10min 后呈色完全，呈色可稳定 2h 左右，并在 500nm 附近具有最大吸收，最适宜的测定范围为 50～250μg。

盐酸氯丙嗪的含量测定：取氯化钯溶液（PdCl$_2$ 50mg 溶于 50mL 盐酸中）0.5mL，加入 pH=2 的缓冲液 5mL 中，然后加入供试品水溶液 1mL（含供试品 50～150μg），再加水至 7mL，旋摇。15min 后，置 1cm 吸收池中，以试剂为空白对照，在 500nm 处进行测定，即得。同时以对照品按同法测定后，进行计算。

（2）铁盐比色法 利用吩噻嗪类药物与三氯化铁试液呈色，可进行比色测定。方法系以供试品溶液与 0.2% 三氯化铁的盐酸溶液（0.1mol/L），等体积混合后，在一定时间内进行测定。例如盐酸异丙嗪与铁盐呈色后的 λ_{max} 为 525nm，线性浓度范围为 $0.1\sim20\mu g/mL$；盐酸异丙嗪则为 50℃ 加热 10min 后，在 535nm 是其呈色产物的最大吸收波长，线性范围为 $1.25\sim15\mu g/mL$。

2. 非水滴定法

苯并噻嗪类药物母核上的氮原子碱性极弱，不能进行滴定，但其 10 位取代基上的烃胺 $-NR_2$ 或 $-N\diagup\!\!\!\!\!\diagdown N-$ 具有一定的碱性，可在非水介质中以高氯酸液滴定。非水滴定法在苯并噻嗪类原料药物的含量测定中，大多以冰醋酸为溶剂，以结晶紫为指示剂；也有采用丙酮为介质，甲基橙（丙酮饱和溶液）为指示剂或改用电位法指示终点。

现以《中国药典》测定盐酸氯丙嗪为例。

测定方法：取本品约 0.2g，精密称定，加冰醋酸 10mL 与醋酐 30mL 溶解后，照电位滴定法 [《中国药典》（2020）通则 0701]，用高氯酸滴定液（0.1mol/L）滴定，并将滴定的结果用空白试验校正。1mL 高氯酸滴定液（0.1mol/L）相当于 35.53mg 的 $C_{17}H_{19}ClN_2S\cdot HCl$。

对于苯并噻嗪类药物的制剂，则由于赋形剂的干扰，往往不能直接采用非水碱量法测定。虽可经碱化提取后再按常法测定（非水碱量法或碱量法），并亦被采用，但目前各国药典对其制剂的测定，大多改用样品经适当处理后，再用紫外分光光度法测定。

3. 紫外分光光度法

苯并噻嗪类药物在紫外光谱区具有特征的最大吸收，可在其最大吸收波长处测定吸光度，利用吸收系数（$E_{1cm}^{1\%}$）计算；或与标准对照溶液同时测定、计算含量。此法更多用于本类药物制剂的含量测定。

① 盐酸氯丙嗪片。取本品 10 片，除去包衣后，精密称定，研细，精密称取适量（约相当于盐酸氯丙嗪 50mg），置 100mL 量瓶中，加盐酸溶液（9→1000）70mL，振摇使盐酸氯丙嗪溶解，用同一溶剂稀释至刻度，摇匀，滤过，精密量取续滤液 5mL 置另一 100mL 量瓶中，加同一溶剂稀释至刻度，摇匀，在 254nm 的波长处测定吸光度，按 $C_{17}H_{19}ClN_2S\cdot HCl$ 的吸收系数（$E_{1cm}^{1\%}$）为 915 计算，即得。整个操作过程应注意避光，以防氯丙嗪氧化。

② 盐酸氯丙嗪注射液。避光操作，精密量取本品适量（约相当于盐酸氯丙嗪 50mg），置 200mL 量瓶中，加盐酸溶液（9→1000）至刻度，摇匀；精密量取 2mL，置 100mL 量瓶中，加盐酸溶液（9→1000）至刻度，摇匀，照紫外-可见分光光度法 [《中国药典》（2020）通则 0401]，在 254nm 的波长处测定吸光度，按 $C_{17}H_{19}ClN_2S\cdot HCl$ 的吸收系数（$E_{1cm}^{1\%}$）为 915 计算，即得。

第三节 苯并二氮杂䓬类药物的分析

一、几种常用药物的化学结构及理化性质

苯并二氮杂䓬类药物是目前临床上应用最广泛的抗焦虑、抗惊厥药。这类药物中，以地西泮（diazepam）、阿普唑仑（alprazolam）、氯氮䓬（chlordiazepoxide）为代表，常用的药物结构如下。

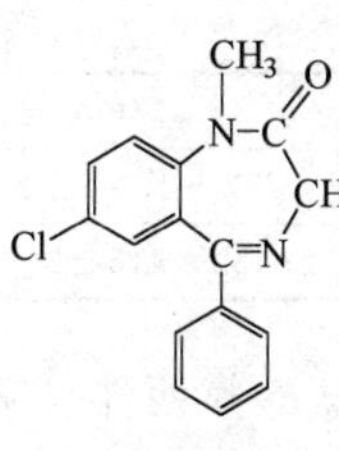

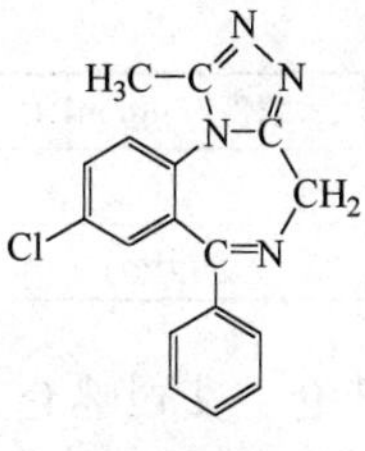

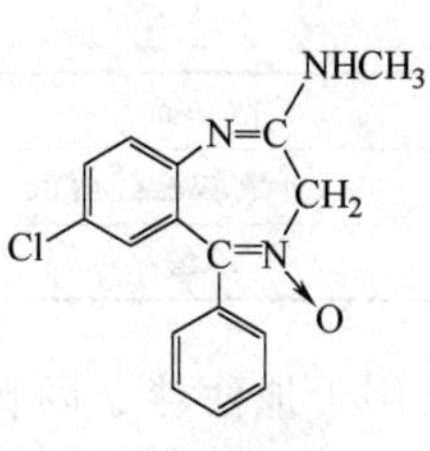

地西泮　　　　阿普唑仑　　　　氯氮䓬

本类药物多为结晶性粉末；溶于三氯甲烷等有机溶剂，在水中几乎不溶或微溶。如三唑仑为白色或类白色结晶性粉末；在冰醋酸或三氯甲烷中易溶，在甲醇中略溶，在乙醇或丙酮中微溶，在水中几乎不溶。

本类药物中的二氮杂䓬环上的氮原子具有碱性，七元环可在强酸性溶液中水解，利用这些化学反应与药物的光谱特性，可进行如下的鉴别试验。

二、鉴别试验

1. 化学鉴别法

（1）水解后呈芳伯胺反应　取氯氮䓬，加稀盐酸溶解并缓缓煮沸，放冷后，溶液显芳伯胺的反应。这是由于环上 1 位未被取代的氯氮䓬在酸性下煮沸，1,2-位双键水解断裂，形成具有芳伯氨基的 2-氨基-5-氯-二苯甲酮之故。

（2）水解后呈茚三酮反应　地西泮经酸水解后得到甘氨酸（氨基醋酸），水解液经碱中和后，加茚三酮试液，加热，溶液呈紫色。

（3）硫酸-荧光反应　苯并二氮杂䓬类药物溶于（浓）硫酸后，在紫外光下（365nm）呈现不同颜色的荧光。如：地西泮为黄绿色；氯氮䓬为黄色；硝西泮呈现淡蓝色；艾司唑仑则显亮绿色。若在稀硫酸中反应，则荧光颜色略有差异：地西泮为黄色；氯氮䓬为紫色；硝西泮为蓝绿色；艾司唑仑为天蓝色；奥沙西泮为淡黄绿色。

（4）沉淀反应　苯并二氮杂䓬类药物在盐酸溶液中可与碘化铋钾试液反应，生成红色碘化铋酸盐沉淀。

2. 紫外和红外吸收光谱

苯并二氮杂䓬类药物分子结构中有共轭体系，在紫外光区有特征吸收。目前各国药典均利用这一特性鉴别本类药物。

氯氮䓬的盐酸溶液（9→1000）在 244～248nm 及 306～310nm 波长处有最大吸收；当 pH≥5 时，246nm 处的最大吸收波长长移至 260～264nm；地西泮溶于 0.5% 硫酸的甲醇溶液时，在 242nm、284nm 与 366nm 波长处有最大吸收。具体情况见表 9-6。

表 9-6　苯并二氮杂䓬类药物的紫外特征吸收与鉴别法

药物名称	溶　剂	浓度/(μg/mL)	λ_{max}/nm	A
地西泮	0.5%硫酸甲醇溶液	5	242	约 0.35
			282	约 0.23
			366	
阿普唑仑	盐酸溶液（9→1000）	12	264	
氯氮䓬	盐酸溶液（9—1000）	7	308	
三唑仑	无水乙醇	5	221	
盐酸氟西泮	硫酸甲醇溶液（1→36）	10	239±2,184±2, 363±2	比值 1.95～2.50

续表

药物名称	溶剂	浓度/(μg/mL)	λ_{max}/nm	A
氯硝西泮	0.5%硫酸乙醇溶液	10	252±2,307±2	
奥沙西泮	乙醇	10	229,315±2	

红外吸收光谱已用于地西泮、阿普唑仑、艾司唑仑、盐酸氟西泮、氯硝西泮和奥沙西泮的鉴别。以地西泮为例，其红外吸收光谱见图 9-3。主要特征吸收峰见表 9-7。

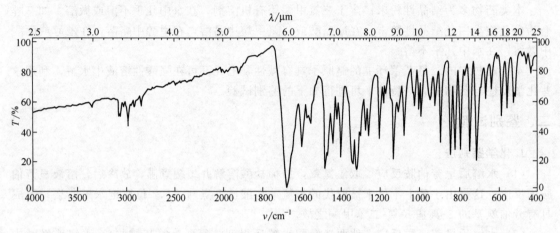

图 9-3 地西泮的红外光吸收图谱

表 9-7 地西泮的红外光谱中主要特征吸收峰

波数/cm^{-1}	吸收峰的归属	波数/cm^{-1}	吸收峰的归属
1688	羰基 $\nu_{C=O}$	840	苯环对位取代 ν_{C-H}
1650,1485	苯环 $\nu_{C=C}$	742,710	取代苯的 γ_{C-H}
1315	γ_{C-N}		

3. 薄层色谱法

苯并二氮杂草类药物发展很快，品种不断增多。由于本类药物结构相似，不易分离、鉴别，因此薄层色谱法常被用于本类药物的系统鉴别。例如，氯氮草药物的薄层色谱法：薄层板为硅胶 G；展开剂为苯-丙酮（3∶2）；显色方法为稀硫酸喷雾，105℃干燥 30min，紫外光灯下检视荧光斑点。结果 R_f 值 0.34（单一点样、混合点样），斑点颜色无色（自然光）、蓝紫色（254nm、365nm）。

三、有关物质的检查

1. 地西泮及其制剂中特殊杂质的检查

地西泮在合成过程中，N'甲基化不完全时，能引入 N-去甲基苯甲二氮草（Ⅰ）等杂质，在贮存过程中，亦可能因分解产生 2-甲氨基-5-氯二苯甲酮（Ⅱ）等杂质。

N-去甲基苯甲二氮草(I)   2-甲氨基-5-氯二苯甲酮(Ⅱ)

为控制药物的纯度，国内外药典要求检查以上杂质。

《中国药典》（2020）采用高效液相色谱法（通则 0512）测定地西泮中有关物质。取本品，加甲醇溶解并稀释制成每 1mL 中含 1mg 的溶液作为供试品溶液；精密量取 1mL，置 200mL 量瓶中，用甲醇稀释至刻度，摇匀，作为对照溶液。照高效液相色谱法（通则 0512）试验。用十八烷基硅烷键合硅胶为填充剂；以甲醇-水（70∶30）为流动相；检测波长为 254nm。理论板数按地西泮峰计算不低于 1500。精密量取对照溶液与供试品溶液各 10μL，分别注入液相色谱仪，记录色谱图至主成分峰保留时间的 4 倍。供试品溶液色谱图中如有杂质峰，各杂质峰面积之和不得大于对照液主峰面积的 0.6 倍（0.3%）。

2. 氯氮䓬中有关物质的检查

USP（43）用薄层色谱法检查氯氮䓬（Ⅰ）中有关化合物，规定其分解产物 2-甲氨基-5-氯二苯甲酮（简称氨基物，Ⅱ）含量不得过 0.01%；中间体 7-氯-1,3-二氢-5-苯基-2*H*-1,4-苯并二氮杂䓬-2-酮-4-氧化物（简称氧化物，Ⅲ）不得过 0.1%。

测定方法：取本品 50.0mg，加丙酮 2.5mL，振摇，待不溶颗粒下沉后，取其上清液 50μL 与氨基物对照溶液（10μg/mL）、氧化物对照溶液（100μg/mL）各 10μL，分别点于同一硅胶薄层板上；以醋酸乙酯展开（不必预先饱和），喷以 1mol/L 硫酸溶液并于 105℃加热 15min 后，喷以亚硝酸钠溶液（1→1000）、氨基磺酸铵溶液（1→200）及 N-(1-萘基）乙二胺二盐酸盐溶液（1→1000）。供试品溶液所显任一斑点及其颜色均不得较对照溶液所显斑点更大、色泽更深。

四、含量测定

苯并二氮杂䓬类药物含量测定的法定方法有非水滴定法、比色法、紫外分光光度法及色谱法等。此外，尚有极谱法及荧光分光光度法。

1. 非水溶液滴定法

本类药物为有机弱碱，在冰醋酸或醋酐溶液中碱性增强，各国药典均采用高氯酸非水溶液滴定法测定含量，指示剂大多采用结晶紫，也有采用电位滴定法指示终点。

（1）地西泮的测定 取本品约 0.2g，精密称定，加冰醋酸与醋酐各 10mL 使溶解，加结晶紫指示液 1 滴，用高氯酸液（0.1mol/L）滴定，至溶液显绿色。1mL 的高氯酸液（0.1mol/L）相当于 28.47μg 的 $C_{16}H_{13}ClN_2O$。

（2）氯氮䓬的测定 取本品约 0.3g，精密称定，加冰醋酸 10mL 溶解后，加结晶紫指示液 1 滴，用高氯酸液（0.1mol/L）滴定，至溶液显蓝色，并将滴定的结果用空白试验校正。每 1mL 的高氯酸液（0.1mol/L）相当于 29.98mg 的 $C_{16}H_{14}ClN_2O$。

2. 比色法

地西泮及氯氮䓬的比色测定多利用其经酸水解后的产物进行。现举例如下。

（1）地西泮酸水解产物二苯甲酮衍生物的比色测定 地西泮原料药及其制剂经 6mol/L 盐酸液水解后，所生成的 2-甲氨基-5-氯二苯甲酮，以三氯甲烷提取可得到黄色溶液，在 410nm 波长处测其吸光度。本法的线性范围为 0～30μg/mL；5 次测定回收率为 99.0%± 1.9%。盐酸吡哆醇及常用防腐剂（苯甲酸、苄醇）和色素等未见有干扰。

（2）地西泮酸水解产物甘氨酸的茚三酮比色法 地西泮的酸水解产物甘氨酸与茚三酮形成稳定的紫色，在 570nm 波长处有最大吸收。本法的线性范围为 3～12μg/mL，方法精密度和重现性较好。

（3）氯氮䓬酸水解后重氮化-偶合比色法 氯氮䓬经酸水解产物 2-甲氨基-5-氯-二苯甲酮具有芳伯氨基，经重氮化后与 N-(1-萘基)-乙二胺偶合呈色，在 540nm 波长处有最大吸收，可以用比色法测定。

3. 紫外分光光度法

《中国药典》收载的本类药物只有奥沙西泮原料药采用本法，但其制剂或片剂均匀度与溶出度的测定均采用此法。

（1）氯氮䓬片的测定　取本品 20 片，精密称定，研细，精密称取适量（约相当于氯氮䓬 30mg），置 100mL 量瓶中，加盐酸溶液（9→1000）70mL，充分振摇使氯氮䓬溶解，用盐酸溶液（9→1000）稀释至刻度，摇匀，滤过，精密量取续滤液 5mL，置另一 100mL 量瓶中，用盐酸溶液（9→1000）稀释至刻度，摇匀，照紫外-可见分光光度法（通则 0401），在 308nm 的波长处测定吸光度；另取氯氮䓬对照品，精密称定，加盐酸溶液（9→1000）溶解并稀释制成每 1mL 中约含 15μg 的溶液，同法测定。计算，即得。

尼可刹米注射液
的含量测定

（2）地西泮片的溶出度测定　取本品，照溶出度与释放度测定法（通则 0931 第二法），以水 500mL 为溶出介质，转速为 75r/min，依法操作，经 60min 时，取溶液约 10mL，滤过，取续滤液（2.5mg 规格）或精密量取续滤液 5mL，用水稀释至 10mL（5mg 规格），照紫外-可见分光光度法（通则 0401），在 230mn 的波长处测定吸光度。另取地西泮对照品约 10mg，精密称定，加甲醇 5mL 溶解后，用水稀释至 100mL，精密量取 5mL，用水稀释至 100mL，同法测定，计算每片的溶出量。限度为标示量的 75％，应符合规定。

本 章 小 结

本章介绍了吡啶类药物分析；吡啶类药物的结构-性质关系；鉴别试验；杂质检查；含量测定方法的结构基础、原理、计算和注意事项（剩余碘量法，剩余溴量法，溴酸钾法，比色法）。介绍了苯并噻嗪类、苯并二氮杂䓬药物分析；典型药物结构-性质关系，紫外吸收特征；有关物质产生原因及检查方法。

习　　题

1. 异烟肼常用的鉴别方法是什么？试述其反应原理与反应现象。

2. 尼可刹米常用的含量测定方法是什么？简述其测定原理。

3. 用什么方法区分地西泮和氯氮䓬？

4. 异烟肼片的含量测定，取标示量为 100mg 的本品 20 片，总质量为 2.2680g，研细，称片粉 0.2246g，置 100mL 量瓶中，稀释至刻度，摇匀，滤过，精密量取续滤液 25mL，用溴酸钾液（0.01733mol/L）滴定，消耗此液 13.92mL，1mL 溴酸钾滴定液（0.01667mol/L）相当于 3.429mg 的异烟肼。求其含量占标示量的百分率。（100.2％）

5. 取标示量为 25mg 的盐酸氯丙嗪片 20 片，精密称定，总质量为 2.4120g，研细，称片粉 0.2368g，置 500mL 量瓶中，加盐酸溶液稀释至刻度，摇匀，滤过，精密量取续滤液 5mL，置 100mL 量瓶中，加同一溶剂稀释至刻度，摇匀，在 254nm 波长处测得吸光度为 0.435，按吸收系数（$E_{1cm}^{1\%}$）为 915 计算，求其含量占标示量的百分率。（96.85％）

6. 地西泮片溶出度测定，取标示量为 5mg 的本品 6 片，溶剂体积为 800mL，照溶出度测定法测定，经 20min 后取溶液 10mL，滤过，取滤液，在 242nm 波长处测定，每片的吸光度分别为 0.556、0.573、0.583、0.592、0.600 和 0.604，按其吸收系数（$E_{1cm}^{1\%}$）为 1018 计算，求各片的溶出度及平均溶出度，判断是否符合规定？

习题答案

第十章　生物碱类药物的分析

【学习目标】

了解生物碱类药物的基本结构，熟悉一般理化性质，掌握药典收载的常用鉴别方法；熟悉常用生物碱类药物常见的特殊杂质及其检查方法；结合药物结构及理化性质，着重掌握非水溶液滴定法、提取酸碱滴定法、酸性染料比色法等含量测定方法的基本原理、应用范围以及测量条件的确定；了解其他含量测定方法的应用。

生物碱（alkaloids）是广泛存在于生物有机体中的一类含氮的有机化合物，大部分显碱性，故称生物碱。自 19 世纪初从阿片中分离出第一个生物碱——吗啡（morphine）以来，迄今已从自然界分出 10000 多种生物碱，其中近百种具有特殊而显著的疗效，已广泛用于临床。由于生物碱大多具有毒性，因此必须严格控制其质量，谨慎应用。

第一节　结构与性质

一、结构

生物碱类药物结构复杂、种类繁多。根据化学结构可将生物碱类药物分为苯羟胺类、托烷类、喹啉类、异喹啉类、吲哚类和黄嘌呤类等六类。常用的药物有盐酸麻黄碱（ephedrine hydrochloride）、硫酸阿托品（atropine sulfate）、氢溴酸山莨菪碱（anisodamine hydrobromide）、硫酸奎宁（quinine sulfate）、盐酸吗啡（morphine hydrochloride）、磷酸可待因（codeine phosphate）、咖啡因（caffeine）等。典型药物的结构如下。

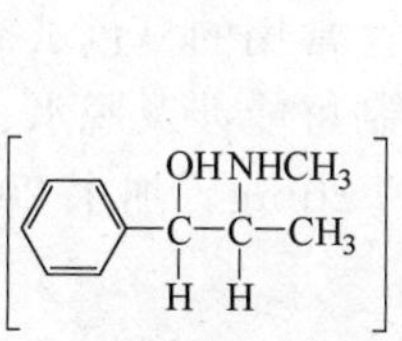

盐酸麻黄碱 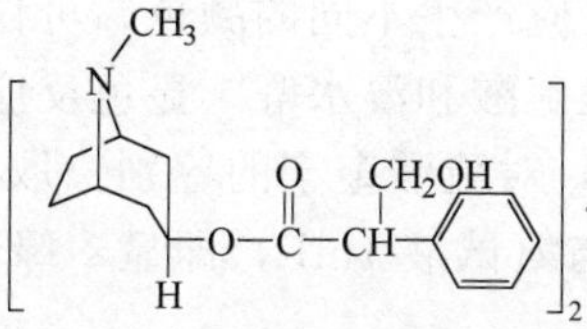　　　　　　　硫酸阿托品 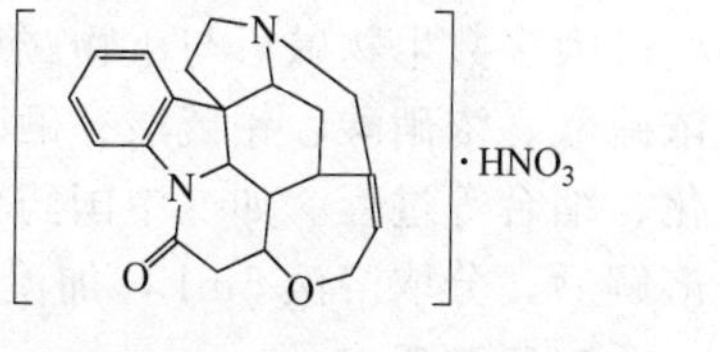　　　　　　　硝酸士的宁

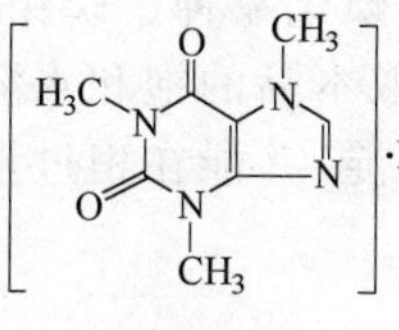

盐酸吗啡 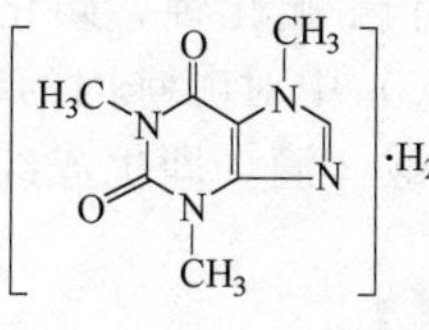　　　　　　　　咖啡因 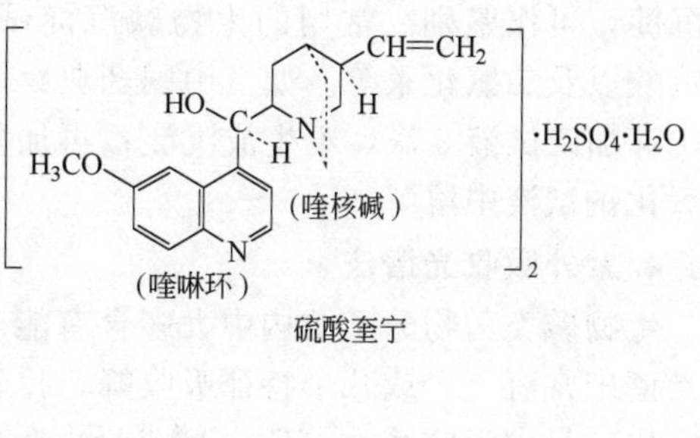　　　　　　　　　硫酸奎宁

二、一般理化性质

生物碱绝大部分来源于植物，多以有机酸盐或无机酸盐的形式存在；极少数碱性弱者以

游离状态存在；某些生物碱可与糖结合以苷的形式存在。多数生物碱呈结晶型固体或非晶型粉末，无色或白色状，不溶或难溶于水而溶于甲醇、乙醇、丙酮、三氯甲烷等有机溶剂。固体生物碱多具有确定的熔点，少数具有升华性，如咖啡因。少数生物碱是液体，如烟碱。液体生物碱以及某些固体生物碱如麻黄碱等，常压下可随水蒸气蒸馏而溢出。生物碱多具苦味，有些味极苦，如盐酸小檗碱（berberine hydrochloride）。

有些生物碱含有手性碳原子而具有旋光性，其旋光性易受 pH、溶剂等因素的影响。生物碱的生理活性与旋光性密切相关。

生物碱都具有碱性，其碱性的强弱受诱导效应、共轭效应、空间效应以及杂化程度等多种因素的影响。一般来说，氮原子在生物碱中是季铵结构者碱性最强，而酰胺型生物碱碱性很弱甚至消失。绝大多数生物碱可与酸成盐，形成盐的酸有草酸、柠檬酸、盐酸、硫酸、硝酸等。生物碱的盐类多易溶于水不溶于有机溶剂。利用游离碱和生物碱的盐之间的不同性质可进行相应分析。

第二节　鉴别试验

生物碱类药物结构类型多，化学性质各异，但又具有许多相似的反应。因此，鉴别方法可分为一般和特殊两种，现分述如下。

一、一般鉴别试验

1. 熔点测定法

熔点是有机化合物的重要物理常数。熔点测定是一种常用的初步鉴别药物的方法，在各国药典中都规定有熔点测定方法。如《中国药典》（2020）对磷酸可待因的鉴别：取本品约 0.2g，加水 4mL 溶解后，在不断搅拌下滴加 20% 氢氧化钠溶液至出现白色沉淀，用玻璃棒摩擦器壁使沉淀完全，滤过；沉淀用水洗净，在 105℃ 干燥 1h，依法测定（通则 0612），熔点为 154～158℃。有时由于药物本身的熔点过高或药物之间熔点相近易于混淆，常制备药物衍生物作为鉴别对象。

2. 显色反应

大多数生物碱可与生物碱显色试剂反应产生不同的颜色，可作鉴别。常用的显色试剂有浓硫酸、浓硝酸、钼硫酸、硒硫酸、甲醛硫酸和溴水等。显色反应的机制可能涉及脱水、氧化、缩合等过程。如《中国药典》（2020）对硫酸奎宁的鉴别：取本品约 20mg，加水 20mL 溶解后，分取溶液 5mL，加溴试液 3 滴与氨试液 1mL，即显翠绿色。

3. 沉淀反应

生物碱类药物在酸性水溶液中常可与生物碱沉淀试剂反应生成难溶性盐、复盐或配合物而沉淀，可作鉴别。常用的生物碱沉淀试剂有碘-碘化钾、碘化汞钾、碘化铋钾、磷钼酸、硅钨酸以及二氯化汞等。如《中国药典》（2020）中对咖啡因的鉴别：取本品的饱和水溶液 5mL，加碘试液 5 滴，不生成沉淀；再加稀盐酸 3 滴，即生成红棕色沉淀，并能在稍过量的氢氧化钠试液中溶解。

4. 紫外吸收光谱法

生物碱类药物分子结构中大多含有能产生紫外吸收的芳环或双键结构，因此在其紫外吸收光谱中常有一个或几个特征吸收峰，比较吸收峰或吸收谷（λ_{max} 或 λ_{min}）的位置或二者比值；比较最大吸收系数（E_{max}）或最大吸收波长处的吸光度；比较与对照吸收光谱的一致性等可对这些化合物进行鉴别。如《中国药典》（2020）对秋水仙碱（colchicine）的鉴别：

取本品，用乙醇稀释制成 1mL 中含 $10\mu g$ 的溶液，照紫外-可见分光光度法（通则 0401），在 243nm 与 350nm 的波长处测定吸光度，243nm 波长处的吸光度与 350nm 波长处的吸光度的比值应为 1.7～1.9。

5. 红外吸收光谱法

红外吸收光谱较紫外吸收光谱丰富，能反映分子结构的细微特征，准确度高，专属性强。《中国药典》（2020）中收载的利用该法进行鉴别的生物碱有茶碱（theophylline）、氨茶碱、吗啡、阿托品、秋水仙碱等。

6. 薄层色谱法

薄层色谱法是药物鉴别常用的分析方法，各国药典采用薄层色谱法鉴别生物碱类药物的品种正逐步增加。值得注意的是，硅胶是弱酸性吸附剂，对碱性化合物以及极性较大的化合物吸附力强，易造成严重的脱尾现象。应用本法进行鉴别时，生物碱应保持游离状态，同时加碱中和硅胶表面的弱酸性，以克服色斑拖尾现象。如 USP（43）对硫酸阿托品注射液的鉴别即采用硅胶薄层板色谱法。

二、特殊鉴别试验

1. 双缩脲反应

该反应为芳环侧链具有氨基醇结构的特征反应。如盐酸麻黄碱的鉴别：取本品约 10mg，加水 1mL 溶解后加硫酸铜试液 2 滴与 20% 的氢氧化钠液 1mL，即显蓝紫色；加乙醚 1mL，振摇后，放置，乙醚层即显紫红色，水层变成蓝色。基本原理为盐酸麻黄碱所含仲胺基与 Cu^{2+} 形成含不同结晶水的紫堇色配位化合物，无水配位化合物及含有 2 分子结晶水的配合物均易溶于乙醚显紫红色，具有 4 分子结晶水的配合物则易溶于水显蓝色。

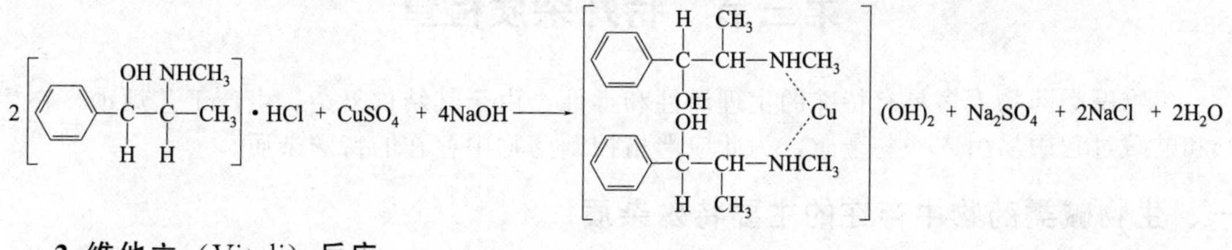

2. 维他立（Vitali）反应

该反应为阿托品、东莨菪碱（scopolamine）、山莨菪碱等含莨菪酸的托烷类生物碱的特征反应。供试品与发烟硝酸共热，生成黄色三硝基（或二硝基）衍生物，冷却至室温后，遇醇制氢氧化钾即生成深紫色的醌型化合物。如氢溴酸山莨菪碱的鉴别：取本品约 10mg，加发烟硝酸 5 滴，置水浴上蒸干，得黄色残渣，放冷，加乙醇 2～3 滴湿润，加固体氢氧化钾一小粒，即显深紫色。

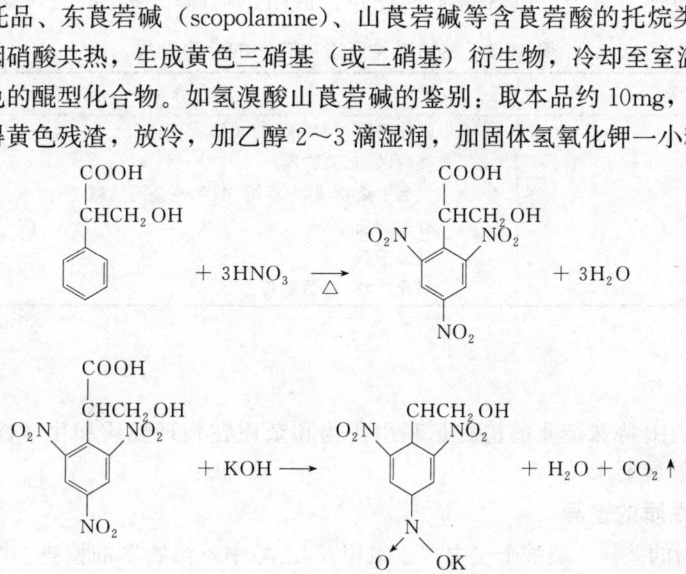

3. 绿奎宁（Thalleioquin）**反应**

该反应为含氧喹啉衍生物的特征反应。硫酸奎宁和硫酸奎尼丁（quinidine sulfate）均为含氧喹啉衍生物，在弱酸性溶液中可被微过量的溴水或氯水氧化，再加入过量的氨水，即显翠绿色。

4. 甲醛-硫酸（Marquis）**反应**

该反应为含酚羟基异喹啉类生物碱的特征反应，如吗啡、乙基吗啡、可待因等。此类生物碱遇甲醛-硫酸能形成含醌式结构的有色化合物。如《中国药典》（2020）对盐酸吗啡的鉴别：取本品约 1mg，加甲醛硫酸试液 1 滴，即显紫色。

5. 官能团反应

该反应为吲哚类生物碱的特征反应。利血平（reserpine）结构中吲哚环 β 位氢原子较活泼，能与芳醛缩合显色。常用的芳醛有两种。

（1）与香草醛反应　利血平与新制香草醛试液反应，显玫瑰红色。

（2）与对二甲氨基苯甲醛反应　取利血平约 0.5mg，加对二甲氨基苯甲醛 5mg、冰醋酸 0.2mL 与硫酸 0.2mL，混匀，即显绿色，再加冰醋酸 1mL，转变为红色。

6. 还原反应

吗啡分子中含有酚羟基，具弱还原性。向吗啡水溶液中加入稀铁氰化钾试液，吗啡将与铁氰化钾发生氧化还原反应，铁氰化钾被还原为亚铁氰化钾，与试液中的三氯化铁反应生成普鲁士蓝。

$$4C_{17}H_{19}NO_3 + 4K_3Fe(CN)_6 \longrightarrow H_4Fe(CN)_6 + 2C_{34}H_{36}N_2O_6 + 3K_4Fe(CN)_6$$

$$3K_4Fe(CN)_6 + 4FeCl_3 \longrightarrow Fe_4[Fe(CN)_6]_3 + 12KCl$$

第三节　特殊杂质检查

生物碱类药物大多具有特殊的生理活性和毒性。由于其结构复杂，生产工艺烦琐，在生产和贮藏过程中易引入一些杂质，为此应严格控制药物中存在的特殊杂质。

一、生物碱类药物中存在的主要特殊杂质

生物碱类药物种类繁多，所含杂质也各异。常用生物碱中存在的特殊杂质见表 10-1。

表 10-1　生物碱类药物中存在的特殊杂质

药　物	特　殊　杂　质
盐酸吗啡	阿扑吗啡、罂粟酸、有关物质
硫酸阿托品	莨菪碱、有关物质
硫酸奎宁	三氯甲烷-乙醇中不溶物、其他金鸡纳碱
磷酸可待因	有关物质
硝酸士的宁	马钱子碱
利血平	氧化产物、有关物质

二、检查方法

生物碱类药物中特殊杂质的检查是利用药物和杂质在物理性质和化学性质上的差异来检查杂质是否超过限量要求。

1. 利用物理性质的差异

（1）溶解行为的差异　硫酸奎宁中"三氯甲烷-乙醇中不溶物"的检查。"三氯甲烷-乙醇中

不溶物"为硫酸奎宁制备过程中易引入的无机盐与其他生物碱。检查方法为：取供试品 2g，溶于三氯甲烷-无水乙醇（2：1）混合溶液中，不溶物经 105℃ 干燥至恒重，残渣不得超过 2mg。

（2）旋光性质的差异　硫酸阿托品为消旋体，生产过程中常因消旋不完全而引入毒性较大的莨菪碱。利用莨菪碱具有左旋性，《中国药典》（2020）中规定：供试品溶液浓度为50mg/mL 时，旋光度不得超过−0.40°。

（3）对光选择性的差异　利血平生产或贮存过程中，光照和空气中的氧均易使其氧化变质，其氧化产物具有紫外吸收。《中国药典》（2020）对利血平中氧化物的检查：取本品20mg，置 100mL 量瓶中，加冰醋酸溶解并稀释至刻度，摇匀，照紫外-可见分光光度法（通则 0401），在 388nm 的波长处测定吸光度，不得超过 0.10。

2. 利用化学性质的差异

（1）沉淀反应　由于本法专属性和灵敏度较低，新版药典收载较少。《中国药典》（2020）对磷酸可待因中"溶液的澄清度与颜色检查"：取本品 0.4g，加新沸过的冷水 10mL 溶解后，溶液应澄清无色；如显浑浊，与 1 号浊度标准液（通则 0902 第一法）比较，不得更浓；如显色，与黄色 2 号标准比色液（通则 0901 第一法）比较，不得更深。

（2）显色反应　盐酸吗啡中阿扑吗啡（apomorphine）的检查：吗啡在酸性溶液中加热，可以经脱水、分子重排生成具还原性的阿扑吗啡，其水溶液在碳酸氢钠碱性条件下经碘试液氧化生成水溶性绿色化合物，此产物能溶于乙醚，乙醚层显深宝石红色，水层仍显绿色。《中国药典》（2020）规定 50mg 药物经处理后检查，乙醚层不得显红色，水层不得显绿色。

3. 利用色谱行为的差异

《中国药典》（2020）对包括秋水仙碱、盐酸吗啡、硫酸阿托品以及利血平等多个品种在内的生物碱类药物新增了"有关物质"检查。如利血平中"有关物质检查"：避光操作。取本品约 10mg，置 10mL 量瓶中，加冰醋酸 1mL 使溶解，加甲醇稀释至刻度，摇匀，作为供试品溶液；精密量取 1mL，置 100mL 量瓶中，加甲醇稀释至刻度，摇匀，作为对照溶液。照含量测定项下的色谱条件，精密量取供试品溶液与对照溶液各 10μL，分别注入液相色谱仪，记录色谱图至主成分峰保留时间的 2 倍。供试品溶液色谱图中如有杂质峰，各杂质峰面积之和不得大于对照溶液主峰面积的 1.5 倍（1.5%）。

第四节　含量测定

生物碱类药物的含量测定方法很多，根据其结构特点，该类药物常用的含量测定方法有非水溶液滴定法、提取酸碱滴定法、酸性染料比色法、紫外分光光度法以及近年来应用日趋广泛的气相色谱法和高效液相色谱法。本节结合药物化学结构、理化性质等方面的特点，简单介绍生物碱类药物最常用的几种含量测定方法。

一、非水溶液滴定法

非水溶液滴定法是国内外药典采用比较多的含量测定方法，特别是弱碱类药物及其盐的含量测定。由于大部分生物碱类药物碱性较弱，在水溶液中用酸直接滴定没有明显的滴定突跃，终点难以观测，不能获得满意的测定结果。在非水酸性介质中，药物的碱性显著增强，用强酸滴定能形成明显的滴定突跃。目前，各国药典对生物碱类药物的原料药主要采用本法测定含量。

1. 基本原理

采用非水溶液滴定法测定本类药物时，除极少数药物以游离碱的形式供分析外，大多数为盐酸盐或硫酸盐，这些盐类的滴定过程实际上是一个置换滴定的过程，即强酸滴定液置换出与碱结合的弱酸的过程。其反应原理可用下列通式表示。

$$BH^+ \cdot A^- + HClO_4 \longrightarrow BH^+ \cdot ClO_4^- + HA$$

式中，$BH^+ \cdot A^-$ 表示生物碱类盐，HA 表示置换出的弱酸。由于被置换出的弱酸强弱不同，因而对滴定反应的影响也不同，因此必须根据不同情况采用相应的测定条件使反应顺利完成。

2. 基本方法

非水溶液滴定的基本方法是：取经适当方法干燥的供试品适量，加冰醋酸 $10\sim30mL$，溶解。若供试品为氢卤酸盐，应再加 5％醋酸汞的冰醋酸溶液 $3\sim5mL$，用高氯酸滴定液滴定至终点，并将滴定结果用空白试验校正。

3. 问题讨论

（1）溶剂的选择　本法主要适用于 $K_b < 10^{-8}$ 的生物碱盐。当生物碱的 K_b 在 $10^{-8}\sim10^{-10}$ 时，宜选冰醋酸作溶剂；K_b 处于 $10^{-10}\sim10^{-12}$ 时，宜选冰醋酸-醋酸酐作溶剂；$K_b < 10^{-12}$ 时，选用酸性更强的醋酸酐作溶剂。有时为了使滴定终点更加敏锐，也可加入一些惰性溶剂，如丙酮、三氯甲烷等。

（2）酸根的影响　生物碱盐类滴定反应的实质是置换滴定，若滴定过程中置换出的弱酸酸性在冰醋酸介质中较强，则反应不能进行到底，影响滴定终点。生物碱盐中被置换出的无机酸类在醋酸中的酸性依下列顺序递减。

$$HClO_4 > HBr > H_2SO_4 > HCl > HSO_4^- > HNO_3 > H_3PO_4$$

可见，氢卤酸在冰醋酸中的酸性略弱于高氯酸，但仍较强。为保证滴定反应进行完全，滴定生物碱的氢卤酸盐时，向冰醋酸中加入一定量的醋酸汞冰醋酸溶液，使氢卤酸生成难解离的卤化汞，再用高氯酸滴定，从而消除干扰。

$$2BH^+ \cdot X^- + Hg(Ac)_2 \longrightarrow 2BH^+ \cdot Ac^- + HgX_2$$

当醋酸汞加入量不足时，可影响滴定终点从而使测定结果偏低，但稍过量的醋酸汞（$1\sim3$ 倍）不影响测定结果。

（3）指示终点的方法　非水溶液滴定法采用电位法和指示剂法指示终点。我国药典收载的本类药物大多采用指示剂法。指示剂多采用结晶紫，但其终点颜色的变化常需用电位法确定，即在建立滴定分析方法时，根据电位分析的结果确定所采用的指示剂的终点颜色。

在非水介质中，指示剂颜色变化随酸度改变的情况较为复杂。用结晶紫作指示剂时，滴定不同强度的碱，终点颜色不同。滴定较强的生物碱应以蓝色为终点，如硫酸阿托品、氢溴酸东莨菪碱（scopolamine hydrobromide）等；碱性次之的应以蓝绿色或绿色为终点，如二盐酸奎宁、马来酸麦角新碱（ergometrine maleate）等；碱性较弱的应以黄绿色或黄色为终点，如咖啡因。

4. 应用示例

（1）游离碱的测定　有些生物碱类药物碱性极弱不能与酸成盐，以游离碱的形式存在。由于此类药物在冰醋酸中不能形成明显的滴定突跃，因此在测其含量时必须加入足够量的醋酸酐，使滴定突跃显著增大，满足滴定反应的要求。如咖啡因的含量测定：取本品约 0.15g，精密称定，加醋酐-冰醋酸（5∶1）混合液 25mL，微热使溶解后放冷，加结晶紫指示剂 1 滴，用高氯酸滴定液（0.1mol/L）滴定至溶液显黄色，并将滴定结果用空白试验校正。1mL 高氯酸滴定液（0.1mol/L）相当于 19.42mg 的 $C_8H_{10}N_4O_2$。

（2）氢卤酸盐的测定　临床应用的生物碱类药物大部分为氢卤酸盐，如盐酸吗啡、氢溴酸东莨菪碱等。当这些药物溶于冰醋酸时，由于氢卤酸在冰醋酸中酸性较强，对测定有干扰，必须先加入足量的醋酸汞冰醋酸溶液，形成难解离的卤化汞，同时氢卤酸盐转变为醋酸盐，从而使滴定反应顺利进行。如盐酸吗啡的含量测定：精密称取供试品约 0.2g，加冰醋酸 10mL 与醋酸汞试液 4mL 溶解后，加结晶紫指示液 1 滴，用高氯酸滴定液（0.1mol/L）滴定，至溶液显绿色，并将滴定结果用空白试验校正。1mL 的高氯酸滴定液（0.1mol/L）相当于 32.18mg 的 $C_{17}H_{19}NO_3 \cdot HCl$。

（3）硫酸盐的测定　硫酸为二元酸，在水溶液中能完全解离生成 SO_4^{2-}，但在冰醋酸中只能完成一步解离，即最终生成 HSO_4^-，所以硫酸盐类药物在冰醋酸中只能滴定至硫酸氢盐。利用非水溶液滴定法测定生物碱硫酸盐时，需根据药物分子结构中氮原子碱性强弱正确判断反应的摩尔比，才能准确地进行含量计算。

$$(BH^+)_2 \cdot SO_4^{2-} + HClO_4 \longrightarrow BH^+ \cdot ClO_4^- + BH^+ \cdot HSO_4^-$$

① 硫酸阿托品的测定。阿托品分子结构中含 1 个氮原子，其硫酸盐分子式可简写为 $(BH)_2 \cdot SO_4$，用高氯酸滴定时的反应式同上，即 1mol 的硫酸阿托品消耗 1mol 的高氯酸滴定液。测定方法：取本品约 0.5g，精密称定，加冰醋酸与醋酸汞各 10mL 溶解后，加结晶紫指示液 1~2 滴，用高氯酸滴定液（0.1mol/L）滴定至溶液显纯蓝色，并将滴定结果用空白试验校正。1mL 高氯酸滴定液（0.1mol/L）相当于 67.68mg 的 $(C_{17}H_{23}NO_3)_2 \cdot H_2SO_4$。

② 硫酸奎宁及硫酸奎宁片的测定。奎宁分子结构中含有两个氮原子，为一二元碱。在水溶液中只有喹核碱碱性较强，可与硫酸成盐；而在冰醋酸中，由于碱性增强，喹啉碱也能与质子成盐。因此用高氯酸滴定时，反应式如下。

$$(C_{20}H_{24}N_2O_2 \cdot H^+)_2 \cdot SO_4^{2-} + 3HClO_4 \longrightarrow$$
$$(C_{20}H_{24}N_2O_2 \cdot 2H^+) \cdot 2ClO_4^- + (C_{20}H_{24}N_2O_2 \cdot 2H^+) \cdot HSO_4^- \cdot ClO_4^-$$

即 1mol 硫酸奎宁消耗 3mol 高氯酸。

硫酸奎宁片剂进行含量测定时，由于需经过碱化处理生成奎宁的游离碱后再用高氯酸滴定，因此 1mol 硫酸奎宁片消耗 4mol 高氯酸滴定液。

硫酸奎宁的含量测定：取本品约 0.2g，精密称定，加冰醋酸 10mL 溶解后，加醋酸酐 5mL 与结晶紫指示剂 1~2 滴，用高氯酸滴定液（0.1mol/L）滴定至溶液显蓝绿色，并将滴定结果用空白试验校正。1mL 高氯酸滴定液（0.1mol/L）相当于 24.90mg 的 $(C_{20}H_{24}N_2O_2)_2 \cdot H_2SO_4$。

硫酸奎宁片的含量测定：取本品 20 片，除去包衣后，精密称定，研细，精密称取适量（约相当于硫酸奎宁 0.3g），置分液漏斗中，加氯化钠 0.5g 与氢氧化钠溶液（0.1mol/L）10mL，混匀，精密加三氯甲烷 50mL，振摇 10min，静置，分取三氯甲烷液，用干燥滤纸滤过，精密量取续滤液 25mL，加乙酸酐 5mL 与二甲基黄指示液 2 滴，用高氯酸滴定液（0.1mol/L）滴定至溶液显玫瑰红色，并将滴定结果用空白试验校正。每 1mL 高氯酸滴定液（0.1mol/L）相当于 19.57mg 的 $(C_{20}H_{24}N_2O_2)_2 \cdot H_2SO_4 \cdot H_2O$。

（4）硝酸盐的测定　硝酸在冰醋酸介质中为一弱酸，滴定反应可以进行完全，但是硝酸具有氧化性，可以使指示剂氧化变色，所以用非水溶液滴定法测药物硝酸盐时，一般不用指示剂而用电位法指示终点。

（5）磷酸盐及有机酸盐的测定　磷酸盐和有机酸盐在冰醋酸介质中酸性都很弱，对测定结果无影响，可以按常规方法直接用高氯酸滴定。

二、提取酸碱滴定法

一些碱性较强的生物碱盐类，经碱化、有机溶剂提取后，可利用酸碱滴定法测定其含量。

1. 基本原理与方法

本法是利用生物碱盐类可溶于水，游离碱不溶于水而溶于有机溶剂的一般通性，将生物碱盐碱化、提取后滴定而建立的一种分析方法。基本方法是：将供试品溶于水或硫酸中，加入适当的碱性试剂使生物碱游离出来，用适当的有机溶剂提取后，经洗涤、脱水、过滤等处理后，按下述三种方法之一进行含量测定：

（1）直接滴定法　将有机溶剂蒸干，向残渣中加入少量的中性乙醇使溶解，然后用标准酸滴定液直接滴定。

（2）剩余滴定法　将有机溶剂蒸干，向残渣中加入定量过量的标准酸滴定液使溶解，再用碱标准液滴定剩余的酸。若生物碱易挥发或分解，应在蒸至近干时，先加入酸标准液使成盐，再继续加热除去残余的有机溶剂，放冷后，继续依法滴定。

（3）返提取法　不蒸去有机溶剂，直接加入定量过量的标准酸滴定液，返提取游离的生物碱；分离后，有机层再用水进一步振摇、提取；合并酸、水提取液，用碱标准液滴定，也称提取剩余滴定法。有些生物碱的盐酸盐可溶于三氯甲烷，如盐酸可待因，为防止溶解损失，当用三氯甲烷作提取剂时，所用酸标准液不应为盐酸而应改用硫酸，或改用其他有机溶剂作为提取剂。

2. 问题讨论

（1）碱化试剂　能使生物碱游离的碱性试剂有氨水、碳酸钠、碳酸氢钠、氢氧化钠以及氢氧化钾等。由于生物碱类药物结构复杂，许多药物分子结构中含有酚、酯等结构，或与一些脂肪性物质共存，当用强碱作碱化试剂时，会使含酚、酯结构的药物成盐或分解，或形成难分离的乳化，影响测定结果。因此，应选择一种碱性强度适中的碱化试剂。氨水的 $pK_b=4.76$，属于弱碱，不能使酚结构成盐，不能使酯键水解，也不易发生乳化现象，但其碱性强于大部分生物碱（$pK_b=6\sim9$），足以使生物碱游离出来，同时易于除去而对测定无干扰，是首选的碱化试剂。

（2）提取溶剂的选择　有机溶剂的选用会直接影响到提取的效率，进而影响测定结果的准确度。一般来说，可根据下列条件选择提取溶剂。

① 沸点低，与水不相混溶，对生物碱具有极大的溶解度而对其他物质不溶或几乎不溶，可以是单一溶剂，也可是混合溶剂。

② 与生物碱及碱化试剂不发生任何反应。例如，三氯甲烷与强碱长时间接触或共热，可分解生成盐酸影响测定结果；苯、丙酮、三氯甲烷等可与小檗碱生成几乎不溶于水的分子结合体。因此，强碱药物不宜采用三氯甲烷作提取剂，提取含小檗碱的药物时不宜用苯、丙酮、三氯甲烷等。根据上述条件，除一些强碱性生物碱以及少数不溶的生物碱（如吗啡）外，最有效最常用的提取溶剂是三氯甲烷。应用时，为防止三氯甲烷蒸发分解成盐酸影响测定结果，一般将三氯甲烷提取液蒸发至少量或近干即加入酸标准液，然后再加热除尽三氯甲烷。此外，在提取一些与脂肪性物质共存的生物碱或一些生药浸出制剂时，三氯甲烷易产生乳化现象，使其应用受到了一定限制。

乙醚也是常用的提取溶剂，其缺点是沸点低，易燃易挥发以及易被氧化，而且乙醚在水中溶解度大而醚溶性生物碱较少，所以应用不如三氯甲烷广泛。为了降低乙醚在水中的溶解度，应用时多先加入中性盐使水层饱和。由于乙醚易被氧化成过氧化物而爆炸，应用时应注意。

此外，二氯甲烷、二氯乙烷以及三氯甲烷与乙醚或醇类的混合溶剂也常用于生物碱的提取。

（3）提取溶剂的用量和提取终点的确定　提取溶剂的取用量和提取次数在药典的分析方法中一般都有规定：一般提取四次，第一次用量不少于水溶液体积的一半，以后几次所用溶剂量各为第一次的一半。如果生物碱量或水溶液体积很少，则第一次提取溶剂的用量应与水溶液体积相同。

　　一般情况下，按规定方法正确操作即可将生物碱提取完全而不必进行试验。如需试验，取最后一次提取液约 0.5mL，置小试管中加盐酸或硫酸（0.1mol/L）1mL，置水浴上将有机溶剂蒸干，放冷，滴加适当的生物碱沉淀试剂（如碘化铋钾试液）1 滴，若无沉淀产生则认为提取完全。

　　（4）指示剂的选择　由于生物碱碱性不强，滴定终点时水溶液显酸性，故在滴定时应选用变色范围在酸性区域的指示剂。如甲基红，变色范围 pH＝4.2～6.3，由红变黄；溴酚蓝，变色范围 pH＝3.0～4.6，由黄变蓝。

3. 应用示例

　　磷酸可待因糖浆的含量测定：用内容量移液管精密量取本品 10mL，以水洗出移液管内的附着液，置分液漏斗中，加氨试液使成碱性，用三氯甲烷振摇提取至少 4 次，第一次 25mL，以后每次各 15mL，至可待因提尽为止，每次得到的三氯甲烷液均用同一份水 10mL 洗涤，洗液用三氯甲烷 5mL 振摇提取，合并三氯甲烷液，置水浴上蒸干。精密加硫酸滴定液（0.01mol/L）25mL，加热使溶解，放冷，加甲基红指示剂 2 滴，用氢氧化钠滴定液（0.02mol/L）滴定。1mL 硫酸滴定液相当于 8.488mg 的 $C_{18}H_{21}NO_3 \cdot H_3PO_4 \cdot 1.5H_2O$。

　　提取酸碱滴定法虽然是测定生物碱类药物经典的分析方法之一，但由于处理过程中需加热除去溶剂，对一些挥发性或对热不稳定的生物碱如麻黄碱等不适用，同时由于操作过程烦琐，逐步被灵敏度更高的其他方法（如 HPLC 法）取代。

三、酸性染料比色法

　　生物碱类药物可与一些酸性染料在一定 pH 条件下定量结合显色，可利用比色法测其含量。由于需要样品少，灵敏度高，适用于小剂量药品及制剂，或生物体内生物碱类药物的分析。

1. 基本原理

　　在适当的 pH 条件下，生物碱类药物（B）可与氢离子结合成盐（BH^+），一些酸性染料（如溴酚蓝、溴麝香草酚蓝、溴甲酚绿等）可解离成阴离子（In^-）。阳离子与阴离子定量结合成有色离子对化合物（$BH^+ \cdot In^-$），可以定量地被有机溶剂提取，在一定波长处测定该有色溶液的吸光度，即可测定生物碱的含量。

$$BH^+ + In^- \longrightarrow [BH^+ \cdot In^-] \longrightarrow [BH^+ \cdot In^-]$$
$$\text{水相} \qquad\qquad \text{有机相}$$

2. 影响因素

　　酸性染料比色法的关键在于生物碱能否定量地与酸性染料形成离子对并完全被有机溶剂提取。影响离子对定量形成及完全提取的因素很多，主要包括以下几点。

　　（1）水相最佳 pH 值的选择　水相 pH 值的选择极为重要，要求选择的 pH 值既使生物碱完全解离成阳离子，同时又能使酸性染料解离出足够的阴离子，阴阳离子定量结合形成离子对并完全溶于有机溶剂中，而过量的酸性染料完全保留在水相中，才能定量测定。

　　（2）酸性染料的选择　本法所选用的酸性染料不但要求与生物碱定量结合，而且生成的离子对在有机相中溶解度大，染料本身易溶于水而在有机相中不溶或微溶；生成的离子对在其最大吸收波长处有较大的吸光度。常用的酸性染料有溴麝香草酚蓝、甲基橙、溴甲酚绿等。

　　酸性染料的浓度对测定结果影响不大，只要量足够即可。增加染料的浓度可提高测定的灵敏度，但浓度过高易产生严重的乳化层影响测定结果。

　　（3）有机溶剂的选择　一般选择对离子对提取率高，不与或少与水混溶，或能与离子对形成氢键的有机溶剂作为溶剂。常用的有机溶剂有三氯甲烷、二氯甲烷、二氯乙烷、苯、甲苯、四氯化碳等。

（4）水分的影响 提取过程中，应严防水分混入有机溶剂中。因为微量水分会使有机溶剂浑浊而影响比色；此外水分也会带入一定量的酸性染料，产生吸收使测定结果偏高。因此要用脱水剂或干燥滤纸过滤以除去水分。

（5）有色杂质的影响 若酸性染料中的有色杂质混入提取的有机相中会干扰测定。因此，在加入供试品之前，将缓冲液与酸性染料的混合液先用所选用的有机溶剂提取，以消除有色杂质的干扰。

3. 应用示例

以《中国药典》（2020）对硫酸阿托品片的含量测定为例。

（1）对照品溶液的制备 取硫酸阿托品对照品约 25mg，精密称定，置 25mL 量瓶中，加水溶解并稀释至刻度，摇匀，精密量取 5mL，置 100mL 量瓶中，加水稀释至刻度，摇匀，作为对照品溶液。

（2）供试品溶液的制备 取本品 20 片，精密称定，研细，精密称取适量（约相当于硫酸阿托品 2.5mg）置 50mL 量瓶中加水振摇使溶解并稀释至刻度。滤过，取续滤液，作为供试品溶液。

（3）测定法 精密量取对照品溶液与供试品溶液各 2mL，分别置预先精密加入三氯甲烷 10mL 的分液漏斗中，各加溴甲酚绿溶液（取溴甲酚绿 50mg 与邻苯二甲酸氢钾 1.021g，加 0.2mol/L 氢氧化钠溶液 6.0mL 使溶解。再加水稀释至 100mL，摇匀，必要时滤过）2.0mL，振摇提取 2min 后，静置使分层，分取澄清的三氯甲烷液，照紫外-可见分光光度法（通则 0401），在 420nm 波长处分别测定吸光度，计算，并将计算结果乘以 1.027，即得供试品中含有 $(C_{17}H_{23}NO_3)_2 \cdot H_2SO_4 \cdot H_2O$ 的质量。

测定法中 1.027 为换算因数，系 1g 无水硫酸阿托品相当于硫酸阿托品的量（g），可由下式求得。

$$\frac{M_{(C_{17}H_{23}NO_3)_2 \cdot H_2SO_4 \cdot H_2O}}{M_{(C_{17}H_{23}NO_3)_2 \cdot H_2SO_4}} = \frac{694.84}{676.84} = 1.027$$

四、紫外分光光度法

生物碱分子结构中含有不饱和双键或芳香环等生色团，可在紫外光区产生吸收，故可用紫外分光光度法测定这些药物的含量。较常用的方法为对照品比较法，如《中国药典》（2020）对盐酸吗啡片的含量测定。

取本品 20 片（如为薄膜衣片，仔细除去薄膜衣），精密称定，研细，精密称取适量（约相当于盐酸吗啡 10mg），置 100mL 量瓶中，加水 50mL，振摇，使盐酸吗啡溶解，再加水至刻度，摇匀，滤过，精密量取续滤液 15mL，置 50mL 量瓶中，加 0.2mol/L 氢氧化钠 25mL，用水稀释至刻度，摇匀，作为供试品溶液；另精密称取吗啡对照品适量，用 0.1mol/L 氢氧化钠溶液配制成 1mL 约含 20μg 的溶液，作为对照品溶液。取上述两种溶液，在 250nm 波长处测定吸光度，计算，结果乘以 1.317，即得供试品中含有 $C_{17}H_{19}NO_3 \cdot 3H_2O$ 的含量。

五、高效液相色谱法

高效液相色谱法在生物碱类药物的含量测定中，应用越来越广泛。利用本法可以十分有效地分离和测定本类药物及其分解物。《中国药典》（2020）中，本类药物多个制剂品种新增用本法。如《中国药典》（2020）对磷酸可待因片的含量测定采用本法。

（1）色谱条件与系统适应性试验 用十八烷基硅烷键合硅胶为填充剂，以 0.03mol/L

醋酸钠（用冰醋酸调解 pH 值至 3.5）-甲醇（25∶10）为流动相；检测波长为 280nm；理论板数按磷酸可待因峰计算不低于 2000，磷酸可待因峰与相邻杂质峰的分离度应符合要求。

（2）测定法　取本品 20 片，精密称定，研细，精密称取适量（约相当于磷酸可待因 30mg），置 100mL 量瓶中，加水溶解并稀释至刻度，摇匀，滤过，取续滤液作为供试品溶液，精密量取 10μL 注入液相色谱仪，记录色谱图；另取磷酸可待因对照品适量，精密称定，加水溶解并定量稀释成 1mL 中含 0.3mg 的溶液，同法测定。按外标法以峰面积计算，并将测定结果乘以 1.068，即得。

本 章 小 结

本章主要介绍了生物碱类药物常用的鉴别、检查和含量测定的方法。由于生物碱类药物结构复杂、种类繁多，所以在建立其鉴别和检查方法时应根据药物的结构特征，把药物的共性（如显碱性）和具体药物之间的特性（如碱性强弱）结合起来。

生物碱属有机弱碱类药物，据此建立起来的非水碱量法、提取酸碱滴定法以及酸性染料比色法同样适用于其他弱碱性药物，如胺类、杂环类等。因此，要着重理解这些方法的基本原理，清楚其适用范围，并能结合不同情况确定最终的测量条件，做到举一反三。

紫外分光光度法和色谱法在各国药典中的应用日趋广泛，尤其后者。学习中应结合其他章节和其他学科扩大对这些方法的理解。

习　题

1. 用非水溶液滴定法测定盐酸吗啡含量时，应使用的试剂是（　　　）。

A. 5％醋酸汞冰醋酸液　　　B. 盐酸　　　　　　　C. 冰醋酸

D. 二甲基甲酰胺　　　　　　E. 高氯酸

2. 盐酸吗啡中应检查的特殊杂质为（　　　）。

A. 吗啡　　　　　　　　　　B. 阿扑吗啡　　　　　C. 罂粟碱

D. 莨菪碱　　　　　　　　　E. 其他生物碱

3. 酸性染料比色法中，水相的 pH 过小，则（　　　）。

A. 能形成离子对

B. 有机溶剂提取能完全

C. 酸性染料以阴离子状态存在

D. 生物碱几乎全部以分子状态存在

E. 酸性染料以分子状态存在

4. 能够发生 Vitali 反应的药物是（　　　）。

A. 盐酸吗啡　　　　　　　　B. 硫酸奎宁　　　　　C. 磷酸可待因

D. 盐酸麻黄碱　　　　　　　E. 硫酸阿托品

5. 常见生物碱类药物的含量测定方法有哪些？各自的原理及特点是什么？

习题答案

第十一章　维生素类药物的分析

【学习目标】

通过本章学习，掌握维生素 A、维生素 B_1、维生素 C、维生素 E 的结构、性质与鉴别试验、含量测定分析方法的关系及主要鉴别试验、含量测定的基本原理、方法和注意事项。

维生素（vitamin）是维持人体正常代谢功能所必需的活性物质，主要用于机体的能量转移和代谢调节，体内不能自行合成，需从食物中摄取。它们的结构各不相同，有些是醇、酯，有些是胺、酸，还有些是酚和醛。不同的维生素具有不同的理化性质和生理作用。

《中国药典》收载的维生素类原料和制剂有四十多种，本章仅对常用的维生素 A、维生素 B_1、维生素 C、维生素 D、维生素 E 的结构、性质及分析方法进行讨论。

第一节　维生素 A 的分析

维生素 A(vitamin A) 在自然界中主要来自鱼肝油，目前多用人工合成方法制取。《中国药典》收载的维生素 A 是指人工合成的维生素 A 醋酸酯结晶加精制植物油制成的油溶液，其制剂有维生素 A 胶丸、维生素 AD 胶丸和维生素 AD 滴剂三个品种。

一、化学结构与主要理化性质

1. 化学结构

维生素 A 为酯式结构，分子中含有一个共轭多烯侧链的环己烯，因而具有许多立体异构体，其中全反式维生素 A（即维生素 A_1）的生物活性最高。另外，还有多种无生物活性的其他异构体。它们在 $310\sim340nm$ 波长处均具有紫外吸收，并能与显色试剂产生相近颜色。因此，在测定维生素 A 含量时必须考虑这些因素的干扰。

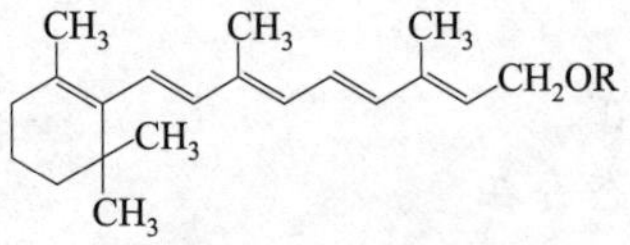

R=H，维生素A醇
R=COCH₃，维生素A醋酸酯

2. 主要理化性质

① 维生素 A 为淡黄色油溶液或结晶与油的混合物（加热至 60℃应为澄清透明溶液）；无腐败油臭；在空气中易氧化，遇光易变质。

② 维生素 A 可与三氯甲烷、乙醚、环己烷、石油醚按任意比例混溶，易溶于异丙醇，微溶于乙醇，不溶于水。

③ 维生素 A 分子结构中有共轭多烯醇侧链，性质不稳定，易被空气中氧或氧化剂氧化，易被紫外光裂解，遇光也易变质。在受热或有金属离子存在时更易氧化变质，生成无活性的环氧化物、维生素 A 醛和维生素 A 酸等。

④ 维生素 A 在三氯甲烷中与三氯化锑试剂作用，产生不稳定的蓝色。

⑤ 维生素 A 的环己烷或乙醇溶液在 325～328nm 波长处有最大吸收。其无水乙醇溶液在盐酸催化下加热，可发生脱水反应生成脱水维生素 A，脱水维生素 A 在 348nm、367nm 和 389nm 波长处有最大吸收。

二、鉴别试验

1. 三氯化锑反应（Cart-Price 反应）

维生素 A 在三氯甲烷中无水、无醇条件下能与三氯化锑试剂反应，形成不稳定的正碳离子，显蓝色，渐变成紫红色。其机制为维生素 A 和氯化锑（Ⅲ）中存在的亲电试剂氯化高锑（Ⅴ）作用形成不稳定的蓝色正碳离子。

鉴别方法：取本品 1 滴，加三氯甲烷 10mL 振摇使溶解，取出 2 滴，加三氯甲烷 2mL 与 25％三氯化锑的三氯甲烷溶液 0.5mL，即显蓝色，渐变成紫红色。

注意事项：反应需在无水、无醇条件下进行。因为水可使三氯化锑水解氯化氧锑（SbOCl），而乙醇可以和正碳离子作用，使其正电荷消失。

2. 紫外吸收光谱法

全反式维生素 A 醇溶于异丙醇中，在 325nm 处有最大吸收。由于分子中含有 5 个共轭双键，维生素 A 的无水乙醇溶液在紫外光区有很强吸收。在盐酸催化下加热时，维生素 A 还将脱水生成脱水维生素 A。脱水维生素 A 比维生素 A 多一个共轭双键，因此最大吸收峰向长波方向位移，在 340～390nm 波长范围内出现 3 个最大吸收峰（348nm、367nm、389nm）。

3. 薄层色谱法

硅胶 G 为吸附剂，环己烷-乙醚（4∶1）为展开剂，三氯化锑或磷钼酸为显色剂，规定比移值（R_f）鉴别维生素 A。

鉴别方法：分别取对照溶液和供试品溶液各 2μL 点于薄层板上，展开。取出，空气中晾干，喷以三氯化锑或磷钼酸试液显色，比较供试品溶液和对照品溶液所显蓝色或蓝绿色斑点位置，维生素 A 醇的 R_f 值约为 0.1，维生素 A 醋酸酯的 R_f 值约为 0.45，维生素 A 棕榈酸酯的 R_f 值约为 0.7。

三、检查

1. 酸值

检查游离酸的含量。检查方法：取乙醇与乙醚各 15mL，置锥形瓶中，加酚酞指示液 5 滴，滴加 0.1mol/L 氢氧化钠标准滴定溶液至微粉红色，中和溶剂所含酸性杂质。再加本品 2g，振摇使完全溶解，用 0.1mol/L 氢氧化钠标准滴定溶液滴定至微粉红色，酸值不得超过 2.0。

2. 过氧化值

维生素 A 分子结构中含有共轭双键，易被氧化生成过氧化物杂质。该杂质在酸性溶液中可将碘化钾氧化为碘，碘遇淀粉液显蓝色。

检查方法：取本品 1.0g，加冰醋酸-三氯甲烷（6∶4）30mL，振摇使溶解，加碘化钾饱和溶液 1mL。振摇 1min，加水 100mL，加淀粉指示液 1mL，用 0.01mol/L 硫代硫酸钠标准滴定溶液滴至蓝色消失，并将滴定结果用空白试验校正。消耗硫代硫酸钠标准滴定溶液不得超过 1.5mL。

四、含量测定

测定维生素 A 含量的方法有三氯化锑比色法、紫外分光光度法、高效液相色谱法，目前各国药典均采用紫外分光光度法。早期应用的三氯化锑比色法，由于呈色极不稳定，测定结果受水、温度影响较大，反应专属性差等缺点，已被紫外分光光度法所代替，但由于三氯化锑比色法操作简便、快速，目前仍为食品或饲料中维生素 A 含量测定的常用方法。

1. 三氯化锑比色法

利用维生素 A 与三氯化锑的无水三氯甲烷溶液反应，产生蓝色，在 618～620nm 波长处有最大吸收，采用标准曲线法比色测定维生素 A。

测定方法：取维生素 A 对照品，加三氯甲烷溶解制成系列浓度的标准溶液，各精密量取适量，分别加入一定量的三氯化锑三氯甲烷溶液，在 5～10s 内，于 620nm 波长处测定吸光度，绘制标准曲线。按同法测定供试品溶液的吸光度，根据标准曲线计算供试品含量。

测定中应注意：①反应产生的蓝色不稳定，操作要求迅速，一般规定加入三氯化锑应在 5～10s 完成测定；②反应介质要求无水，因水的存在可使三氯化锑水解产生 SbOCl 而使溶液浑浊，影响比色；③温度对反应呈色强度的影响很大，要求供试品溶液测定温度与标准品溶液测定温度相差应在 ±1℃ 以内；④该反应并非维生素 A 专属，在相同条件下某些有关物质常与三氯化锑显蓝色，干扰测定，常使测定结果偏高；⑤三氯化锑试剂有强的腐蚀性，易损坏皮肤和仪器。

2. 紫外分光光度法

由于维生素 A 制剂中含有稀释用油和维生素 A 原料药中混有其他杂质，采用紫外-可见分光光度法测得的吸光度不是维生素 A 独有的吸收。在以下规定的条件下，非维生素 A 物质的无关吸收所引入的误差可以用校正公式校正，以便得到正确结果。

维生素 A 在波长 325～328nm 具有最大吸收峰，可用以含量测定。其最大吸收峰的位置随溶剂不同而异，表 11-1 为不同溶剂中维生素 A 醇及其醋酸酯的最大吸收波长、吸收系数和换算因数。

表 11-1   维生素 A 醇及其醋酸酯在不同溶剂中的紫外吸收

溶剂	维生素 A 醋酸酯			维生素 A 醇		
	λ_{max}/nm	$E_{1cm}^{1\%}$	换算因数(F)	λ_{max}/nm	$E_{1cm}^{1\%}$	换算因数(F)
环己烷	327.5	1530	1900	326.5	1755	1900
异丙醇	325.0	1600	1830	325.0	1820	1830

该法快速、准确且测定结果能较准确地反映出维生素 A 的生物效价。由于维生素 A 制剂中含有合成中间体、异构体、副产品、氧化产物、稀释用油及其他杂质，干扰测定。为了得到正确的结果，非维生素 A 物质的吸收所引入的误差可用校正公式校正。《中国药典》(2020) 收载的维生素 A 测定法包含"第一法"和"第二法"视供试品纯度采用不同方法不同校正公式进行测定和结果校正。若供试品中干扰测定的杂质较少，可直接用溶剂溶解供试品后测定；否则按第二法，经皂化提取，除去干扰后测定。

校正公式是采用三点法，除其中一点是在吸收峰波长处测得外，其他两点分别在吸收峰两侧的波长处测定。因此仪器波长应准确，故在测定前，应对仪器波长进行校正。"三点法"也称"三波长校正法"或"三点校正法"，本法在三个波长处测得吸光度后，按校正公式计算吸光度校正值 $A_{max校正}$。校正后，再计算含量。

第一法校正公式：$A_{328校正} = 3.52(2A_{328} - A_{316} - A_{340})$

第二法校正公式：$A_{325校正}=6.815A_{325}-2.555A_{310}-4.260A_{334}$

其吸光度校正原理主要基于以下两点。

① 供试品中干扰杂质引起的吸收在波长 310～340nm 范围内呈线性，且随波长的增大吸光度变小。

② 物质对光的吸收具有加合性。即在供试品溶液的吸收曲线上，各波长的吸光度是维生素 A 与干扰杂质吸光度的加和值，因而其吸收曲线是供试品溶液与干扰杂质吸收曲线的叠加。

(1) 第一法（直接测定法）

① 操作方法。取供试品适量，精密称定，加环己烷溶解并定量稀释制成 1mL 中含 9～15U 的溶液，按照分光光度法测定其吸收峰的波长。如果吸收峰波长在 326～329nm，则分别在 300nm、316nm、328nm、340nm、360nm 五个波长处测定吸光度；如果吸收峰不在 326～329nm，则应改为第二法测定。

② 计算。先计算出 300nm、316nm、328nm、340nm、360nm 各波长的吸光度与 328nm 波长处的吸光度比值（A_i/A_{328}），并与表 11-2 中规定的理论值比较。

表 11-2 各波长处的吸光度与 328nm 波长处的吸光度理论比值

波长/nm	吸光度比值(A_i/A_{328})	波长/nm	吸光度比值(A_i/A_{328})
300	0.555		
316	0.907	340	0.811
328	1.000	360	0.299

a. 如果所测得的各波长处吸光度比值不超过表 11-2 中规定的±0.02，则可用下式计算含量。

$$1g 供试品中含维生素 A 单位数(U/g)=E_{1cm}^{1\%}\times1900=\frac{A_{328实测}}{CL}\times1900 \tag{11-1}$$

制剂标示量的含量百分比按下式计算：

$$标示量=\frac{E_{1cm}^{1\%}\times1900\times\overline{W}}{标示量}\times100\%=\frac{A_{328实测}\times D\times1900\times\overline{W}}{W\times100\times L\times标示量}\times100\% \tag{11-2}$$

式中，$A_{328实测}$ 为供试品在 328nm 波长处实际测得的吸光度；1900 为效价换算因数，即当供试品溶液的 $E_{1cm}^{1\%}$ 为 1 时，供试品的生物效价，U/g；W 为供试品取量（若是胶丸，则为胶丸内容物质量），g；$\overline{W}$ 为单位制剂中用于测定部分的平均质量（若是胶丸，则为胶丸内容物的平均质量），g；D 为供试品溶液的稀释倍数，$D=\dfrac{各步稀释后的体积的乘积}{各步稀释时所取溶液的体积的乘积}$；100 为 1mL 溶液中含有维生素 A 质量换算为 100mL 溶液中含有维生素 A 的质量；L 为比色池厚度，cm；C 为供试品溶液浓度，g/100mL。

b. 如果所测得各波长处吸光度与 328nm 波长处测得吸光度的比值超过表 11-2 中规定的±0.02，应按下式求出 328nm 波长处的校正吸光度，然后以 $A_{328校正}$ 代替 $A_{328实测}$，按式（11-1）或式（11-2）计算含量。

$$A_{328校正}=3.52(2A_{328}-A_{316}-A_{340})$$

若校正吸光度与实测吸光度相差$\left(\text{即}\dfrac{A_{328校正}-A_{328实测}}{A_{328实测}}\times100\%\right)$不超过$\pm3.0\%$，则仍用$A_{328实测}$计算含量。

若校正吸光度与实测吸光度相差$\left(\text{即}\dfrac{A_{328校正}-A_{328实测}}{A_{328实测}}\times100\%\right)$在$-15\%\sim-3\%$，则用$A_{328校正}$计算含量。

若校正吸光度超过实测吸光度$\left(\text{即}\dfrac{A_{328校正}-A_{328实测}}{A_{328实测}}\times100\%\right)$的$-15\%\sim-3\%$的范围，则供试品不能用第一法测定，而应采用第二法测定。

第一法适用于浓度较高的维生素 A 酯及其制剂的含量测定。

（2）第二法（皂化法）

① 测定方法。精密称取供试品适量（约相当于维生素 A 总量 500U，质量不多于 2g），置皂化瓶中，加乙醇 30mL 与 50%（质量分数）氢氧化钾溶液 3mL，置水浴中煮沸回流 30min，冷却后，自冷凝管顶端加水 10mL 冲洗冷凝管内部，将皂化液移至分液漏斗中（分液漏斗活塞涂以甘油淀粉润滑剂），皂化瓶用水 60～100mL 分数次洗涤，洗液并入分液漏斗中，用不含过氧化物的乙醚振摇提取 4 次，每次振摇约 5min，第一次 60mL，以后各次 40mL，合并乙醚液，用水洗涤数次，每次约 100mL，洗涤时应缓缓旋动，避免乳化，直至水层遇酚酞指示液不显红色，乙醚液用铺有脱脂棉与无水硫酸钠的过滤器过滤，滤器用乙醚洗涤，洗液与乙醚液合并，放入 250mL 容量瓶中，用乙醚稀释至刻度，摇匀；精密量取适量，置蒸发皿内，微温挥去乙醚，迅速加异丙醇溶解并定量稀释制成 1mL 中含维生素 A 9～15U，按照分光光度法，在 300nm、310nm、325nm 与 334nm 四个波长处测定吸光度，并测定吸收峰的波长。

② 计算。

a. 如果测得的吸收峰的波长在 323～327nm，且在 300nm 波长处的吸光度与 325nm 波长处的吸光度的比值（A_{300}/A_{325}）不超过 0.73，则按下式计算 $A_{325校正}$，并与 $A_{325实测}$ 比较。

$$A_{325校正}=6.815A_{325}-2.555A_{310}-4.260A_{334}$$

若$\dfrac{A_{325校正}-A_{325实测}}{A_{325实测}}\times100\%$的值在$\pm3.0\%$以内，仍以未校正吸光度计算。

$$1\text{g 供试品中含维生素 A 单位数}(\text{U/g})=E_{1cm}^{1\%}\times1830=\frac{A_{328实测}}{CL}\times1830 \tag{11-3}$$

制剂标示量的含量百分比为：

$$标示量=\frac{A_{325实测}\times D\times1830\times\overline{W}}{W\times100\times L\times标示量}\times100\% \tag{11-4}$$

式（11-3）和式（11-4）中的有关符号和常数与第一法计算式（11-1）和式（11-2）中的含义相同。

若$\dfrac{A_{325校正}-A_{325实测}}{A_{325实测}}\times100\%$的值在$\pm3\%$以外，则以 $A_{325校正}$ 代替 $A_{325实测}$，按式（11-3）和式（11-4）计算含量。

b. 如果测得的吸收峰的波长不在 323～327nm，或 A_{300}/A_{325} 的值大于 0.73，则表示供试品溶液中杂质含量过高，则应自上述皂化后的乙醚提取液 250mL 中，另精密量取适量（相当于维生素 A 300～400U），微温挥去乙醚至约剩 5mL，再在氮气流下吹干，立即精密加入甲醇 3mL，溶解后采用维生素测定法第二法项下的净化用色谱系统（以十八烷基硅烷键合硅胶为填充剂的液相色谱柱，以 50∶50∶2 比例的甲醇-乙腈-水为流动相进行分离），精密量取溶解后溶液 $50\mu L$，注入液相色谱仪，分离并准确收集含有维生素 A 的流出液，在氮气流下吹干，而后照上述方法自"迅速加异丙醇溶解"起，依法操作并计算含量。

【例 11-1】 维生素 AD 胶丸的测定方法：精密称取本品（标示量为每丸含维生素 A 为 10000U）装量差异项下的内容物为 0.1287g（每丸内容物的平均装量为 0.07985），置 10mL 烧杯中，加环己烷溶解并定量转移至 50mL 量瓶中，用环己烷稀释至刻度，摇匀；精密量取 2mL，置另一个 50mL 量瓶中，用环己烷稀释至刻度，摇匀。以溶剂环己烷作空白，用分光光度法测定，测得最大吸收波长为 328nm，再分别测定 300nm、316nm、328nm、340nm 和 360nm 波长处的吸光度见表 11-3。试计算胶丸中维生素 A 标示量的百分数。

表 11-3　维生素 AD 胶丸分光光度法测定数据

波长/nm	300	316	328	340	360
吸光度(A)	0.374	0.592	0.664	0.553	0.228
吸光度比值(A_i/A_{328})	0.563	0.892	1.000	0.833	0.228
规定比值	0.555	0.907	1.000	0.811	0.343
比值之差	+0.008	−0.015	0	+0.022	+0.044

解　该操作为测定方法中的第一法。

① 计算各波长处吸光度与 328nm 波长处吸光度的比值（A_i/A_{328}），并与规定比值比较（表 11-3）。其中，比值（A_{360}/A_{328}）与规定比值之差为 +0.044，超过了规定的限度 ±0.02，所以应计算校正吸光度。

② 计算校正吸光度，并与实测值比较。

$$A_{328校正}=3.52(2A_{328}-A_{316}-A_{340})$$
$$=3.52(2\times0.664-0.592-0.553)=0.644$$

$$\frac{A_{328校正}-A_{328实测}}{A_{328实测}}\times100\%=3.0\%$$

校正吸光度与实测值之差未超过 −3.0%，故仍以 $A_{328实测}$ 计算。

③ 计算胶丸中维生素 A 标示量的百分数。

$$维生素\ A\ 标示量\%=\frac{A_{325实测}\times D\times1900\times\overline{W}}{W\times100\times L\times标示量}\times100\%$$

$$=\frac{0.664\times\dfrac{50\times50}{2}\times1900\times0.07985}{0.1287\times100\times1\times10000}\times100\%$$

$$=97.80\%$$

注意：

① 在应用三点校正法时，除其中一点在最大吸收波长处测定外，其余两点均在最大吸收峰两侧进行测定，如果仪器波长精度不准确时，会产生较大误差。因此在测定前务必要校正波长。

② 在测定时应注意室内光线要暗些，操作速度要快，以避免维生素 A 在测定过程中氧化破坏。

3. 高效液相色谱法

本法适用于维生素 A 醋酸酯原料及其制剂中维生素 A 的含量测定。

（1）**色谱条件与系统适用性试验**　用硅胶为填充剂；以正己烷-异丙醇（997∶3）为流动相；检测波长为 325nm。取系统适用性试验溶液 $10\mu L$，注入液相色谱仪，调整色谱系统，维生素 A 醋酸酯峰与其顺式异构体峰的分离度应大于 3.0。精密量取对照品溶液 $10\mu L$，注入液相色谱仪，连续进样 5 次，主成分峰面积的相对标准偏差不得过 3.0%。

（2）系统适用性溶液制备　取维生素 A 对照品适量（约相当于维生素 A 醋酸酯 300mg），置烧杯中，加入碘试液 0.2mL，混匀，放置约 10min，定量转移至 200mL 量瓶中，加正己烷稀释至刻度，再精密量取 1mL，置 100mL 量瓶中，加正己烷稀释至刻度，摇匀。

（3）测定方法　精密称定供试品适量（约相当于 15mg 维生素 A 醋酸酯），置 100mL 量瓶中，加正己烷稀释至刻度，摇匀后再精密量取 5mL，置 50mL 量瓶中，加正己烷稀释至刻度，摇匀，作为供试品溶液。另精密称定维生素 A 对照品适量（约相当于 15mg 维生素 A 醋酸酯），同法制成对照品溶液。精密量取供试品溶液、对照品溶液及系统适用性溶液各 10μL 注入液相色谱仪，记录色谱图，按外标法以峰面积计算，含量应符合规定。

（4）注意事项

① 甘油淀粉润滑剂。取甘油 22g，加入可溶性淀粉 9g，加热至 140℃，保持 30min 并不断搅拌，放冷，即得。

② 不含过氧化物的乙醚。照麻醉乙醚项下的过氧化物检查，如不符合规定，可用 5% 硫代硫酸钠溶液振摇，静置，分取乙醚层，再用水振摇洗涤 1 次，重蒸，弃去首、尾各 5% 部分，馏出的乙醚再检查过氧化物，应符合规定。

③ 若维生素 A 对照品中含有维生素 A 醋酸酯顺式异构体，则可直接用作系统适用性分离度考察，不必再做破坏性实验。

另外还可以采用 RP-HPLC（反相高效液相色谱法）法可以测定微量维生素 A，如测定人的血清中的维生素 A 含量。

（1）仪器与色谱条件

① 仪器。Waters 高效液相色谱仪，510 型泵、490E 紫外检测器、U6K 进样器。

② 色谱条件。色谱柱为 C_{18}（3.9mm×30cm）；流动相为甲醇-水（96:4）；流速为 1.2mL/min。检测波长与 AUFS：0～8min（330nm，0.25AUFS）；8min 后（292nm，0.05AUFS）。内标物为维生素 A 醋酸酯。

（2）分析用样品液

① 对照品。维生素 A（all-trans-retinol，Sigma），维生素 A 醋酸酯（all-trans-retinolacetate，E. Merck）。

② 血清样品制备。血清样品在采血后立即离心，置 5mL 塑料试管中，充氮、密封，于 −40℃ 保存备用。

精密量取血清 200μL，精密加入含一定浓度内标溶液的无水乙醇 200μL，振荡 30s，精密加入正己烷 500μL，离心（2500r/min，2min），取正己烷层 100μL 进样。

第二节　维生素 B_1 的分析

一、化学结构及主要理化性质

1. 化学结构

$$\text{H}_2\text{C} \quad \overset{\text{NH}_2}{\underset{}{\text{N}}} \quad \text{S} \quad \text{CH}_2-\text{CH}_2-\text{OH}$$
$$\text{N} \quad \text{N}^+ \quad \text{CH}_3 \qquad \text{Cl}^-\cdot\text{HCl}$$

维生素 B_1（vitamin B_1）又名盐酸硫胺素，化学名为氯化甲基-3-[(2-甲基-4-氨基-5-嘧啶基)甲基]-5-(2-羟基乙基)噻唑鎓盐酸盐，是由氨基嘧啶环和噻唑环通过亚甲基连接而成的季铵化合物的盐酸盐。

2. 主要理化性质

① 维生素 B$_1$ 为白色结晶或结晶性粉末；有微弱的特臭；味苦；干燥品在空气中迅即吸收约 4％的水分。

② 易溶于水，在乙醇中微溶，在乙醚中不溶。水溶液显酸性，且在酸性溶液中较稳定。

③ 维生素 B$_1$ 中的噻唑环在碱性介质中可开环，再与嘧啶环上的氨基环合，经铁氰化钾等氧化剂氧化生成具有荧光的硫色素。此反应又称硫色素反应。

④ 维生素 B$_1$ 分子结构中含有杂环，可与硅钨酸等生物碱沉淀试剂反应生成沉淀。

⑤ 维生素 B$_1$ 分子结构中含有嘧啶环对紫外光有吸收。

二、鉴别试验

1. 硫色素反应

维生素B$_1$的鉴别

维生素 B$_1$ 在碱性溶液中，可被铁氰化钾氧化生成硫色素。硫色素溶于正丁醇（或异丁醇）中，显蓝色荧光。

鉴别方法：取本品约 5mg，加氢氧化钠试液 2.5mL 溶解后，加铁氰化钾试液 0.5mL 与正丁醇 5mL，强力振摇 2min，放置使分层，上面的醇层显强烈的蓝色荧光；加酸使成酸性，荧光即消失；再加碱使成碱性，荧光又显出。

2. 与硝酸铅的反应

硫色素反应

本品水溶液加硝酸铅试液与氢氧化钠试液并加热，溶液即由黄经棕最后生成黑色沉淀。本反应是由氢氧化钠分解维生素 B$_1$，生成的硫化氢与硝酸铅作用生成黑色硫化铅沉淀。

$$\text{维生素 B}_1 + \text{NaOH} \xrightarrow{\text{共热}} \text{Na}_2\text{S}$$
$$\text{Na}_2\text{S} + \text{Pb(NO}_3)_2 \longrightarrow \text{PbS}_2 \downarrow (\text{黑色})$$

3. 紫外吸收光谱

维生素 B$_1$ 分子结构中具有共轭双键，因而有紫外吸收，可在 246nm 最大吸收波长处测定吸光度，可通过测定紫外吸收定性鉴定。

鉴别方法：取本品 12.5μg/mL 的盐酸溶液 (9→1000)，在 246nm 波长处有最大吸收，吸收系数 $(E_{1cm}^{1\%})$ 为 406～436。

4. 红外光谱

红外光谱法可以鉴别维生素 B$_1$，取本品适量，加水溶解，水浴蒸干，在 105℃ 干燥 2h 测定。其谱图如图 11-1。

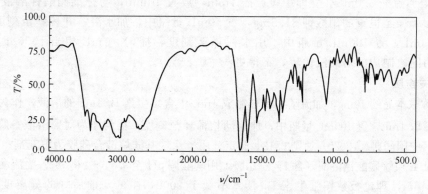

图 11-1　维生素 B$_1$ 红外光谱图

5. 沉淀反应

维生素 B_1 可与多种生物碱沉淀试剂反应，生成不同颜色的沉淀。如与碘生成红色沉淀 $[B]\cdot HI\cdot I_2$；与碘化汞钾生成淡黄色沉淀 $[B]\cdot H_2HgI_4$；与硅钨酸生成白色沉淀 $[B]_2\cdot SiO_2(OH)_2\cdot 12WO_3\cdot 4H_2O$；与苦味酸生成黄色沉淀。

维生素 B_1 与氢氧化钠共热，分解产生硫化钠，生成的硫化钠可与硝酸铅反应生成黑色硫化铅沉淀。

6. 氯化物反应

维生素 B_1 是一种盐酸盐，故本品的水溶液呈氯化物的鉴别反应。

三、检查

1. 酸度

取本品 0.50g，加水 20mL 溶解后，测定其 pH 应为 2.8～3.3。

2. 溶液澄清度及颜色

取本品 1.0g，加水 10mL 溶解后，溶液应澄清无色；如显色，与对照液（取比色用重铬酸钾液 0.1mL，加水适量使成 10mL）比较，不得更深。

3. 硫酸盐

取本品 2.0g，加水溶解使成约 40mL（溶液如显碱性，可滴加盐酸使成中性）；溶液如不澄清，应滤过；置 50mL 纳氏比色管中，加稀盐酸 2mL，摇匀，即得供试品溶液。另取标准硫酸钾溶液 2.0mL，置 50mL 纳氏比色管中，加水使成约 40mL，加稀盐酸 2mL，摇匀，即得对照溶液。于供试品溶液与对照溶液中，分别加入 25％氯化钡溶液 5mL，用水稀释至 50mL，充分摇匀，放置 10min，同置黑色背景上，从比色管上方向下观察、比较，供试品溶液不得更浓（0.01％）。

供试品溶液如带颜色，可取供试品溶液两份，分别置 50mL 纳氏比色管中，一份中加 25％氯化钡溶液 5mL，摇匀，放置 10min，如显浑浊，可反复滤过，至滤液完全澄清，再加规定量的标准硫酸钾溶液与水适量使成 50mL，摇匀，放置 10min，作为对照溶液；另一份中加 25％氯化钡溶液 5mL 与水适量使成 50mL，摇匀，放置 10min，按上述方法与对照溶液比较，即得。

4. 硝酸盐

取本品 1.0g，加水溶解并稀释至 100mL，取 1.0mL，加水 4.0mL 与 10％氯化钠溶液 0.5mL，摇匀，精密加稀靛胭脂试液（取靛胭脂试液，加等量的水稀释。临用前，量取本液 1.0mL，用水稀释至 50mL，在 610nm 的波长处测定，吸光度应为 0.3～0.4）1mL，摇匀，沿管壁缓缓加硫酸 5.0mL，立即缓缓振摇 1min，放置 10min，与标准硝酸钾溶液（精密称取在 105℃干燥至恒重的硝酸钾 81.5mg，置 50mL 量瓶中，加水溶解并稀释至刻度，摇匀，精密量取 5mL，置 100mL 量瓶中，用水稀释至刻度，摇匀。1mL 相当于 $50\mu g$ 的 NO_3）0.50mL 用同法制成的对照液比较，不得更浅（0.25％）。

5. 有关物质

精密称取本品约 10mg，加流动相稀释制成 1mL 中含维生素 B_1 1mg 的溶液，作为供试品溶液，精密量取 1mL，置 100mL 量瓶中，加流动相稀释至刻度，摇匀作为对照溶液。照高效液相色谱法［《中国药典》(2020) 通则 0512］测定，用十八烷基硅烷键合硅胶为填充剂；以甲醇-乙腈-0.02mol/L 庚烷磺酸钠溶液（含 1％三乙胺，用磷酸调 pH 至 5.5）(9：9：82) 为流动相，检测波长为 254nm，理论板数按维生素 B_1 计算不低于 2000，主峰与前后峰的分离度应符合要求。取对照溶液 $20\mu L$ 注入液相色谱仪，调节检测灵敏度，使主成分色谱峰的峰高约为满量程的 20%。精密量取供试品溶液与对照溶液各 20μL，分别注入液相色谱仪，记录色谱图至主成分保留时间的 3 倍，供试品溶液色谱图如有杂质峰（扣除溶剂峰），各杂质峰面积的和不得大于对照溶液主峰面积 1/2（0.5%）。

6. 干燥失重

取本品，在 105℃ 干燥至恒重，减失重量不得超过 5.0%。

7. 炽灼残渣

取供试品 1.0～2.0g 或各品种项下规定的质量，置已炽灼至恒重的坩埚（如供试品分子结构中含有碱金属或氟元素，则应使用铂坩埚）中，精密称定，缓缓炽灼至完全炭化，放冷；加硫酸 0.5mL 使湿润，低温加热至硫酸蒸气除尽后，在 700～800℃ 炽灼使完全灰化，移至干燥器内，放冷，精密称定后，再在 700～800℃ 炽灼至恒重，残渣量不得超过 0.1%。如需将残渣留作重金属检查，则炽灼温度必须控制在 500～600℃。

8. 铁盐

取本品 1.0g，加水 25mL 溶解后，依法用硫氰酸铵显色，与标准铁溶液 2.0mL 制成的对照溶液比较，不得更深（0.002%）。

9. 重金属

含重金属不得超过百万分之十。

10. 总氯量

取本品约 0.2g，精密称定，加水 20mL 溶解后，加稀醋酸 2mL 与溴酚蓝指示液 8～10 滴，用硝酸银滴定液（0.1mol/L）滴定至显蓝紫色。1mL 硝酸银滴定液（0.1mol/L）相当于 3.54mg 的氯。按干燥品计算，含总氯量应为 20.6%～21.2%。

四、含量测定

维生素 B_1 及其制剂常用的含量测定方法有硫色素荧光法、银量法、酸性染料比色法、非水滴定法及紫外分光光度法等。非水滴定法简便、快速、准确。常用此法测定维生素 B_1 的含量。

维生素 B_1 的含量测定

1. 非水滴定法

（1）测定原理　维生素 B_1 分子结构中含有两个碱性基团，即已成盐的氨基和季铵基团，在非水溶液中均可与高氯酸作用，在醋酸汞存在下，均可被高氯酸滴定。反应系数比为 1∶2。故 1mL 的高氯酸滴定液（0.1mol/L）相当于 16.86mg 的维生素 B_1（$C_{12}H_{17}ClN_4OS \cdot HCl$）。可用于弱酸性特别是弱碱性药物及其盐类的含量测定。

（2）测定方法　取本品约 0.15g，精密称定，置 100mL 具塞锥形瓶中，加冰醋酸 20mL 微热溶解后，密塞，冷至室温，加醋酸汞试液 5mL、喹哪啶红-亚甲蓝混合指示液 2 滴，用高氯酸滴定液（0.1mol/L）滴定至溶液显天蓝色，振摇 30s 不褪色，并将滴定结果用空白试验校正。

2. 紫外分光光度法

（1）测定原理　维生素 B_1 分子结构中具有共轭双键，在紫外有吸收，可在 246nm 波长处测定吸光度，进行含量测定。《中国药典》（2020）收载的维生素 B_1 片和注射液均采用本法测定含量。如维生素 B_1 片的含量测定。

（2）测定方法　取维生素 B_1 片 20 片，精密称定，研细，精密称取适量（约相当于维生素 B_1 25mg），置 100mL 容量瓶中，加盐酸溶液（9→1000）约 70mL，振摇 15min 使维生素 B_1 溶解，加盐酸溶液（9→1000）稀释至刻度，摇匀，用干燥滤纸过滤，精密量取滤液 5mL，置另一个 100mL 容量瓶中，再加盐酸溶液（9→1000）稀释至刻度，按照分光光度法，在 246nm 波长处测定吸光度，按 $C_{12}H_{17}ClN_4OS \cdot HCl$ 的吸收系数（$E_{1cm}^{1\%}$）为 421 计算，即得。

（3）计算

$$标示量\% = \frac{\dfrac{A}{E_{1cm}^{1\%}} \times \dfrac{1}{100} \times VD\overline{W}}{W \times 标示量} \times 100\%$$

式中，A 为吸光度；D 为供试品的稀释倍数；W 为称取维生素 B_1 片粉质量，mg；$\overline{W}$ 为平均片重，mg；V 为起始溶液体积，100mL。

3. 电位滴定法

（1）测定原理　电位滴定的终点可由两点法确定。

$$V_e = [(10^{\Delta E/S} - 1)/(V_1 10^{\Delta E/S} - V_2)] \times V_1 V_2$$

当 $V_2/V_1 \leqslant 1.04$ 时，公式可简化为：

$$V_e = (V_2 10^{\Delta E/S} - V_1)/(10^{\Delta E/S} - 1)$$

式中，V_1、V_2 是滴定终点前附近两点分别消耗标准溶液的体积；ΔE 是相应两次电极电位差；S 是电位响应斜率。它是测定维生素 B_1 的简便方法，特别适用于片剂中维生素 B_1 含量的测定。

（2）测定方法　取本品约 0.12g，精密称定，加冰醋酸 20mL 微热使溶解，放冷至室温，加醋酐 30mL，照电位滴定法，用高氯酸滴定液（0.1mol/L）滴定，并将滴定的结果用空白试验校正。1mL 高氯酸滴定液（0.1mol/L）相当于 16.86mg 的 $C_{12}H_{17}ClN_4OS \cdot HCl$。

第三节　维生素 C 的分析

维生素 C(vitamin C) 又称抗坏血酸，有两个手性碳原子，四种光学异构体，其中以 L-构型右旋体的生物活性最强。

一、化学结构与主要理化性质

1. 化学结构

维生素 C 分子中具有与羰基共轭的烯二醇结构。化学结构与糖类十分相似。

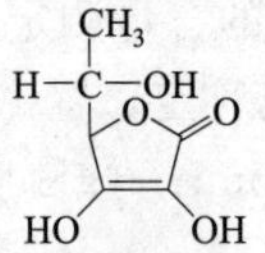

维生素C

2. 主要理化性质

① 本品为白色结晶或结晶性粉末；无臭，味酸；久置色渐变微黄。在水中易溶，水溶液显酸性，在乙醇中略溶，在三氯甲烷或乙醚中不溶。

② 本品的熔点为 190～192℃，熔融时同时分解。

③ 分子中有两个手性碳原子，因而具有旋光性。含本品为 0.10g/mL 的水溶液，比旋度为 +20.5°～+21.5°。

④ 与糖的结构相似，具有糖类性质的反应。结构中的烯二醇具有极强的还原性，易被氧化为去氢维生素 C，氢化又可还原为维生素 C。去氢维生素 C 在碱性溶液或强酸性溶液

中，可进一步水解生成二酮古罗糖酸而失去活性。

L-抗坏血酸（有生物活性）　L-去氢抗坏血酸（有生物活性）　L-二酮古罗糖酸（无生物活性）

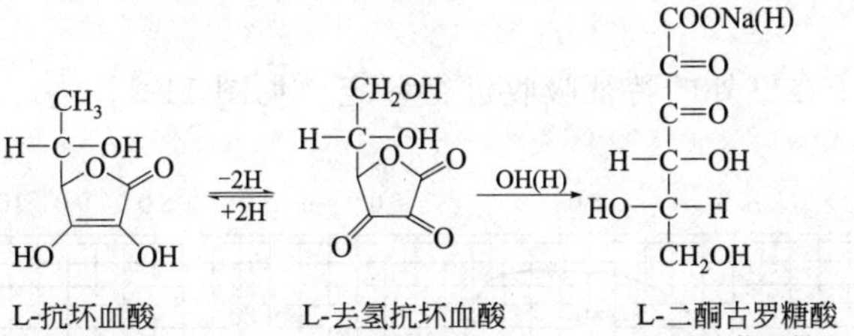

⑤ 维生素 C 分子中具有烯二醇结构，C-2—OH 由于受共轭效应影响酸性极弱（$pK_2 = 11.5$）；C-3—OH 酸性较强（$pK_1 = 4.17$）。故维生素 C 显酸性，能与碳酸氢钠作用生成钠盐。

⑥ 维生素 C 分子结构中具有共轭双键，在稀盐酸溶液中，在 243nm 波长处有最大吸收；若在中性或碱性条件下，则波长移至 265nm。

二、鉴别试验

1. 与硝酸银反应

（1）测定原理　维生素 C 分子中有烯二醇的结构，具有极强的还原性，可被硝酸银氧化为去氢维生素 C，同时产生黑色银沉淀。

（2）鉴别方法　取本品 0.2g 加水 10mL 溶解后，取该溶液 5mL，加硝酸银试液 0.5mL，即生成银的黑色沉淀。

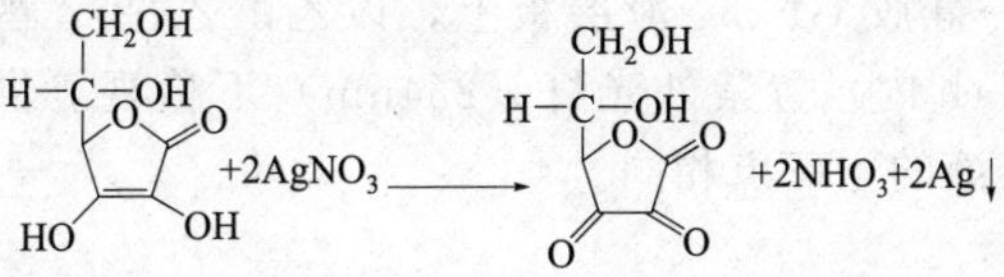

2. 与 2,6-二氯靛酚反应

（1）测定原理　2,6-二氯靛酚为一氧化性的染料，其氧化型在酸性介质中为玫瑰红色，碱性介质中为蓝色。当 2,6-二氯靛酚钠与维生素 C 作用后，被还原成无色的酚亚胺。

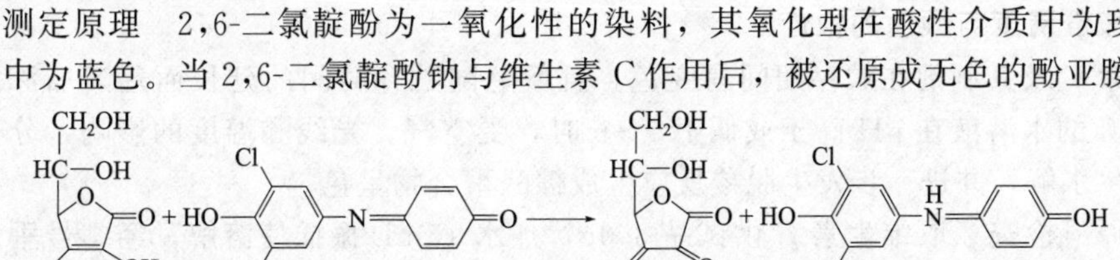

玫瑰红色　无色

（2）鉴别方法　取本品 0.2g，加水 10mL 溶解后，取该溶液 5mL，加二氯靛酚钠试液 1～2 滴，试液的颜色即消失。

3. 与其他氧化剂反应

维生素 C 具有还原性，可被高锰酸钾、亚甲蓝、磷钼酸及碱性酒石酸铜等氧化剂氧化成去氢维生素 C。如维生素 C 可与碱性酒石酸铜试液共热，可将 Cu^{2+} 还原，生成红色氧化亚铜沉淀。

4. 利用糖类性质的反应

维生素 C 结构与糖类类似，具有糖类性质，可在三氯醋酸或盐酸存在下，经水解、脱羧、失水等反应，转变为糠醛，再与吡咯在 50℃下反应，产生蓝色，也可作鉴别。

5. 紫外吸收光谱

维生素 C 分子结构中有共轭双键，在紫外有吸收。以 0.1mol/L 的盐酸为介质，在

243nm 处有最大吸收，可根据此特征进行鉴别。

6. 红外光谱

利用维生素 C 分子在红外的特征吸收进行鉴定。见图 11-2。

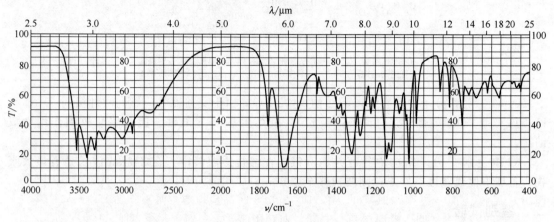

图 11-2 维生素 C 的红外光谱

7. 薄层色谱法

维生素 C 片的杂质检查：取本品细粉适量（约相当于维生素 C 10mg），加水 10mL，振摇使维生素 C 溶解，滤过，取滤液作为供试品溶液；另取维生素 C 对照品，加水溶解并稀释制成 1mL 中约含 1mg 的溶液，作为对照品溶液。按照薄层色谱法试验，吸取上述两种溶液各 2mL，分别点于同一硅胶 GF254 薄层板上，以乙酸乙酯-乙醇-水（5∶4∶1）为展开剂，展开，晾干，立即（1h 内）置紫外光灯（254nm）下检视。供试品溶液所显主斑点的位置和颜色应与对照品溶液的主斑点相同。

三、杂质检查

1. 溶液澄清度与颜色的检查

维生素 C 及其制剂在贮存期间易变色，且颜色随贮存时间的延长而逐渐加深。这是因为维生素 C 的水溶液在 pH 高于或低于 5～6 时，受空气、光线和温度的影响，分子中的内酯环可发生水解，并进一步发生脱羧反应生成糠醛聚合物呈色。

（1）原料检查 取维生素 C 供试品 3.0g，加水 15mL 振摇使溶解，经 4 号垂熔玻璃漏斗滤过，滤液，取滤液，以水为参比，在 420nm 的波长处测定，吸光度不得超过 0.03。

（2）注射液检查 取本品适量，加水稀释成 1mL 中含维生素 C 50mg 的溶液后，照分光光度法在 420nm 的波长处测定，吸光度不得超过 0.06。

（3）片剂检查 取本品片粉适量（约相当于维生素 C 1.0g），加水 20mL 溶解，滤过，滤液照分光光度法在 440nm 波长处测定，吸光度不得超过 0.07。

维生素 C 制剂加工过程中有色杂质增加，故其限量比原料药宽一些。注射液和片剂中所含有色杂质的吸收峰略有不同，故测定限量时，所用波长也不同。

2. 草酸

取本品 0.25g，加水 4.5mL，振摇使维生素 C 溶解，加氢氧化钠试液 0.5mL，加稀醋酸 1mL，加氯化钙试液 0.5mL，摇匀，放置 1h，作为供试品溶液；另精密称取草酸 75mg，置 500mL 量瓶中，加水稀释至刻度，摇匀，精密量取 5mL，加稀醋酸 1mL，加氯化钙试液 0.5mL，摇匀，放置 1h，作为对照品溶液。供试品溶液产生的浑浊不得浓于对照品溶液（0.3%）。

3. 铁离子的检查（标准加入法）

取本品 5.0g 两份，分别置 25mL 的容量瓶中，一份中加 0.1mol/L 硝酸溶液溶解并稀释至刻度，摇匀，作为供试品溶液（B）；另一份中加标准铁溶液（精密称取硫酸铁铵 863mg，置 1000mL 容量瓶中，加 1mol/L 硫酸溶液 25mL，加水稀释至刻度，摇匀，精密量取 10mL，置 100mL 量瓶中，加水稀释至刻度，摇匀）1.0mL，加 0.1mol/L 硝酸溶液溶解并稀释至刻度，摇匀，作为对照溶液（A）。照原子吸收分光光度法，在 248.3nm 的波长处分别测定，供试溶液（B）测得吸光度为 b，对照溶液（A）测得吸光度为 a，则 a−b 为标准铁的吸收。A 和 B 溶液测得吸光度应符合规定要求 b<（a−b）。

4. 铜离子的检查

取本品 2.0g 两份，分别置 25mL 量瓶中，一份中加 0.1mol/L 硝酸溶液溶解并稀释至刻度，摇匀，作为供试品溶液（B）。另一份中加标准铜溶液（精密称取硫酸铜 393mg，置 1000mL 量瓶中，加水稀释至刻度，摇匀，精密量取 10mL，置 100mL 量瓶中，加水稀释至刻度，摇匀）1.0mL，加 0.1mol/L 硝酸溶液溶解并稀释至刻度，摇匀，作为对照溶液（A）。照原子吸收分光光度法，在 324.8nm 的波长处分别测定，应符合规定（要求同上计算）。

5. 炽灼残渣

按照维生素 B_1 的测定方法，残渣量不得过 0.1%。

6. 重金属

含重金属不得过百万分之十。

7. 细菌内毒素

取本品，加碳酸钠（170℃加热 4h 以上）适量，使混合，按照细菌内毒素检验法测定，1mg 维生素 C 中含内毒素的量应小于 0.020EU（供注射用）。

四、含量测定

利用维生素 C 具有强还原性，进行含量测定的方法有很多：碘量法、2,6-二氯靛酚法、碘酸钾法、铈量法、溴酸钾法、铁氰化钾法等，其他还有比色法、紫外分光光度法、荧光法及高效液相色谱法等。其中以碘量法最为多用。

1. 碘量法

维生素 C 具有强的还原性，在稀醋酸溶液中，可被碘定量氧化，以淀粉为指示剂，终点溶液显蓝色。根据碘滴定液消耗的体积，可计算出维生素 C 的含量。《中国药典》用此法测定维生素 C 原料药、片剂、泡腾片、注射剂、颗粒的含量。

测定方法：取本品约 0.2g，精密称定，加新煮沸并冷却的蒸馏水 100mL 与稀醋酸 10mL 使溶解，加淀粉指示液 1mL，立即用碘滴定液（0.05mol/L）滴定，至溶液显蓝色并在 30s 内不褪色。1mL 碘滴定液（0.05mol/L）相当于 8.806mg 的 $C_6H_8O_6$。

由上述滴定反应可知，1mol 维生素 C 与 1mol I_2 反应，故滴定度为

$$T = \frac{b}{t}C_t M_B = \frac{1}{2} \times 0.1 \times 176.13 = 8.806 (\text{mg/mL})$$

$$C_6H_8O_6 \text{ 含量百分比} = \frac{VTF}{W_{样}} \times 100\%$$

式中，V 为样品消耗的碘滴定液的体积，mL；T 为碘滴定液滴定度，mg/mL；F 为碘滴定液的浓度校正因子；$W_样$ 为待测药物的称样量，g。

说明：①在稀醋酸介质中滴定维生素 C 时，受空气中氧的氧化速度较慢，但供试品溶于稀醋酸后仍应立即进行滴定。②加新煮沸并冷却的蒸馏水也是为了减少水中溶解氧对测定的影响。③测定维生素 C 制剂时，应消除辅料的干扰：测定片剂时，片剂溶解后应过滤，取滤液测定；测定注射液时应加丙酮（或甲醛），以消除抗氧化剂焦亚硫酸钠（或亚硫酸氢钠）的干扰。

2. 2,6-二氯靛酚滴定法

2,6-二氯靛酚（又称 2,6-二氯吲哚酚）为一染料，其氧化型在酸性溶液中显玫瑰红色，碱性溶液中为蓝色。当在酸性溶液中与维生素 C 反应后，即转变为无色的酚亚胺（还原型）。因此，维生素 C 可在酸性溶液中，用 2,6-二氯靛酚标准液滴定，至溶液由无色至玫瑰红色时，即为终点，无需另加指示剂。这种方法的专属性较碘量法高，多用于含维生素 C 的制剂及食品的分析。

测定方法（维生素 C 注射液的含量测定）：精密量取本品适量（约相当于维生素 C 50mg，如有必要，先用水稀释），置 100mL 容量瓶中，加偏磷酸-醋酸试液 20mL，用水稀释至刻度，摇匀；精密量取稀释液适量（约相当于维生素 C 2mg）置 50mL 的锥形瓶中，加偏磷酸-醋酸试液 5mL，用 2,6-二氯靛酚滴定液滴定，至溶液显玫瑰红色，并持续 5s 不褪色；另取偏磷酸-醋酸试液 5.5mL，加水 15mL，用 2,6-二氯靛酚滴定液滴定，作空白试验校正。以 2,6-二氯靛酚滴定液浓度、体积以及相应维生素 C 滴定度计算，即可。

说明：①本法并非维生素 C 的专一反应，其他还原性物质对测定也有干扰。但由于维生素 C 的氧化速度远比干扰物质的快，故快速滴定可减少干扰物质的影响。②可用 2,6-二氯靛酚进行剩余比色测定，即在加入维生素 C 后，在很短的时间间隔内，测定剩余染料的吸收强度，或利用醋酸乙酯或醋酸丁酯提取剩余染料后进行比色测定。③由于 2,6-二氯靛酚滴定液不够稳定，贮存时易缓缓分解，故需经常标定，贮备液不宜超过一周。④本法的专属性较碘量法为高，多用于含维生素 C 的制剂及食品的分析。

3. 高效液相色谱法

（1）检查法色谱条件　用 Inertsil ODS-3 [4.6mm×250mm（GL Sciences hc）]，流动相以己烷磺酸钠溶液（取 0.94g 己烷磺酸钠置 1000mL 量瓶中，加冰醋酸 10mL，加水稀释至刻度，摇匀）-甲醇 6∶4，用磷酸调节 pH 为 3.1 的溶液为流动相，流速为 0.8mL/min，检测波长为 245nm。

（2）对照品溶液的制备　精密称取维生素 C 对照品 0.0250g，置 50mL 量瓶中，加甲醇溶解并稀释至刻度，摇匀，精密量取 10mL，置 100mL 量瓶中，加甲醇溶解并稀释至刻度，摇匀，即得对照品溶液。此溶液必须临用新鲜配制。

（3）供试品溶液的制备　取维生素 C，研细，精密称取适量约相当于维生素 C 0.025g，置 50mL 量瓶中，加甲醇溶解并稀释至刻度，摇匀，精密量取 10mL，置 100mL 量瓶中，加甲醇溶解并稀释至刻度，摇匀，滤过，即得供试品溶液。

（4）测定法　取对照品溶液和供试品溶液各 10μL，交替注入液相色谱仪，测定。

第四节　维生素 D 的分析

维生素 D（vitamin D）是一类抗佝偻病维生素的总称。目前已知的维生素 D 类物质有十多种，它们均是甾醇的衍生物。《中国药典》（2020）主要收载有维生素 D_2 和维生素 D_3 的原料药及其制剂。

一、化学结构及主要理化性质

1. 化学结构

维生素 D_2 和维生素 D_3 的结构如下。

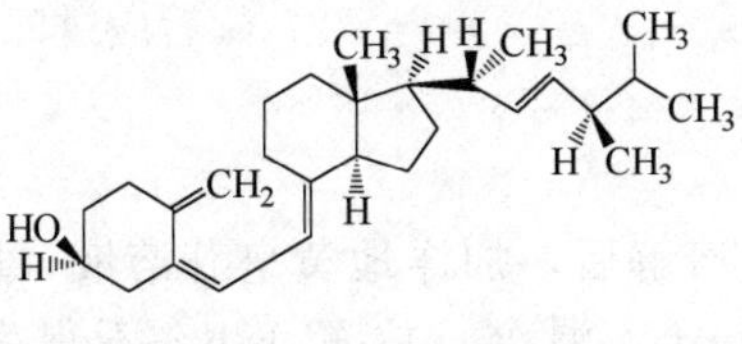

维生素 D_2 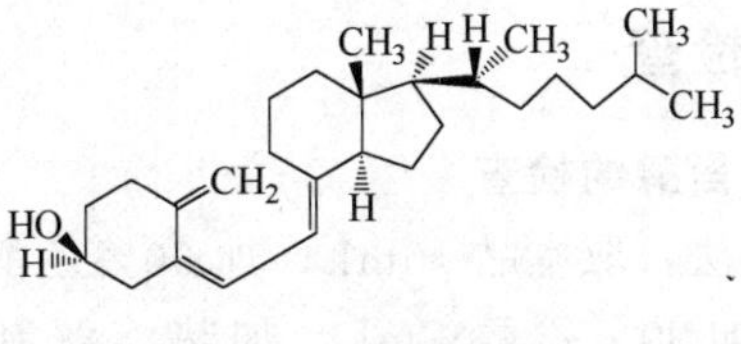　　　　　　　　　　　　　　　　维生素 D_3

维生素 D_2 和维生素 D_3 都是甾醇衍生物，维生素 D_2 和维生素 D_3 结构上的区别仅在于维生素 D_3 侧链无双键和少一个甲基。

2. 主要理化性质

① 维生素 D_2 和维生素 D_3 皆为无色针状结晶或白色结晶性粉末；无臭，无味；遇光或空气均易变质。

② 维生素 D_2 在三氯甲烷中极易溶解，在乙醇、丙酮或乙醚中易溶，在植物油中略溶，在水中不溶。

③ 维生素 D_2 和维生素 D_3 分子中均含有多个烯键，性质不稳定，遇光或空气及其他氧化剂会发生氧化变质，使效价降低，毒性增强。可以借此鉴定。

④ 维生素 D_2 结构中有 6 个手性碳原子，用无水乙醇溶解并定量稀释制成 1mL 中含 40mg 的溶液，比旋度为 $+102.5°\sim+107.5°$。维生素 D_3 结构中有 5 个手性碳原子，无水乙醇溶解并定量稀释制成 1mL 中含 5mg 的溶液，比旋度为 $+105°$ 至 $+112°$。应于容器开启后 30min 内取样，并在溶液配制后 30min 内测定。

⑤ 维生素 D_2 和维生素 D_3 用三氯甲烷溶解后，均可与醋酐-浓硫酸发生显色反应而鉴别。

⑥ 维生素 D_2 和维生素 D_3 各用无水乙醇制成 1mL 中含 $10\mu g$ 的溶液，均在 265nm 波长处有最大吸收，其吸收系数 $\left(E_{1cm}^{1\%}\right)$ 分别为 $460\sim490$ 和 $465\sim495$。

二、鉴别试验

维生素 D_2 和维生素 D_3 都是甾醇的衍生物，但是在侧链上有所不同，二者可通过显色反应、测定物理常数和红外光谱来鉴别。

1. 显色反应

(1) 与醋酐-浓硫酸的显色反应　分别取维生素 D_2 和维生素 D_3 各约 0.5mg，加三氯甲烷 5mL 溶解后，加醋酐 0.3mL 与硫酸 0.1mL，振摇，初显黄色，渐变红色，迅即变为紫色。若为维生素 D_2 则最后成绿色；若为维生素 D_3 再变为蓝绿色，最后变为绿色。

(2) 与三氯化锑反应　取本品适量（约1000U），加 1,2-二氯乙烷 1mL 溶解，加三氯化锑试液 4mL，溶液即由橙红色逐渐变为粉红色。

2. 光谱分析方法

在含量测定项下记录的色谱图中，供试品溶液维生素 D_3 峰的保留时间应与对照品溶液维生素 D_3 峰的保留时间一致。

3. 其他鉴别方法

维生素 D 还可通过紫外光谱、薄层色谱、红外光谱及制备衍生物并测其熔点进行鉴别。

如可对照维生素 D_2 和维生素 D_3 的红外光吸收图谱进行鉴别：取维生素 D_2 和维生素 D_3 各 10mg，溶于乙醇 10mL 中。再取该溶液 0.1mL 加入乙醇 1mL 和硫酸 5mL。维生素 D_2 显红色，在 570nm 波长处有最大吸收；维生素 D_3 显黄色，在 495nm 波长处有最大吸收。

三、杂质检查

1. 麦角甾醇的检查

检查方法：取本品 10mL，加 90％乙醇 2mL 溶解后，加洋地黄皂苷溶液（取洋地黄皂苷 20mg，加 90％乙醇 2mL，加热溶解制成）2mL，混合，放置 18h，不得发生浑浊或沉淀。

2. 前维生素 D 的光照产物

维生素 D 类都是甾醇的衍生物，只是侧链有所不同。维生素 D_2、维生素 D_3 分别从各自的 5,7-二烯甾醇前体麦角甾醇和 7-脱氢胆甾醇光照而来。前维生素 D 的光照产物如图 11-3。

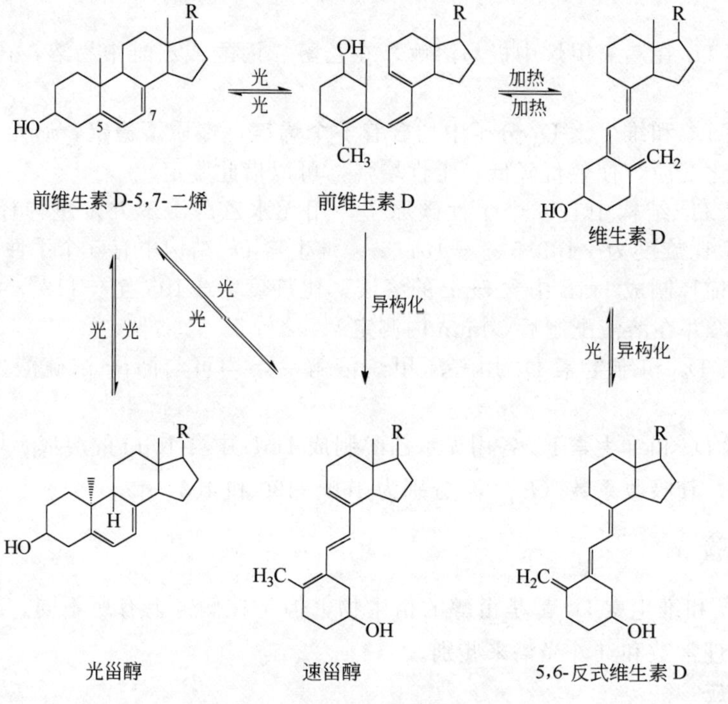

图 11-3　前维生素 D 的光照产物

3. 有关物质

精密称取本品约 25mg，置 100mL 棕色量瓶中，加异辛烷 80mL，避免加热，用超声处理助溶 1min 使完全溶解，加异辛烷至刻度，摇匀，作为供试品溶液。精密称取供试品溶液 1mL，置 100mL 棕色量瓶中，加异辛烷至刻度，摇匀，作为对照溶液。照含量测定项下的色谱条件，取对照溶液 100μL 注入液相色谱仪，调节检测灵敏度，使主成分色谱峰的峰高约为满量程的 20％；再精密量取供试品溶液与对照溶液各 100μL，分别注入液相色谱仪，记录色谱图至样品峰保留时间的 2 倍。供试品溶液的色谱图中如有杂质峰，除前维生素 D 峰外，单个杂质的峰面积不得大于对照溶液主峰面积的 0.5 倍（0.5％），各杂质峰面积之和不得大于对照溶液主峰面积（1.0％）。

四、含量测定

《中国药典》(2020) 测定维生素 D 含量的方法是用高效相色谱法测定维生素 D_2 和维生素 D_3 及其制剂、维生素 AD 制剂或鱼肝油中所含维生素 D 及前维生素 D, 经折算成维生素 D 的总含量, 以单位表示, 每单位相当于维生素 D 0.025μg。

因维生素 D 对光敏感, 测定应在半暗室中及避免氧化的情况下进行。

维生素 D 测定法又分为第一法、第二法和第三法。无维生素 A 醇及其他杂质干扰的供试品可用第一法测定, 否则应按第二法经皂化处理后测定; 如果按第二法处理后, 前维生素 D 峰仍受杂质干扰, 仅有维生素 D 峰可以分离时, 则应按第三法测定。本书仅对第一法和第二法作介绍。

1. 第一法

(1) 对照品贮备溶液的制备 根据各制剂中所含维生素 D 的成分, 精密称取相应的维生素 D_2 或维生素 D_3 对照品 25mg, 置 100mL 棕色量瓶中, 加异辛烷 80mL, 避免加热, 用超声处理助溶 1min 使完全溶解, 加异辛烷至刻度, 摇匀, 充氮密塞, 避光, 0℃以下保存。

测定维生素 D_2 时, 应另取维生素 D_3 对照品 25mg, 同法制成维生素 D_3 对照品贮备溶液, 供系统适用性试验用。

(2) 内标溶液的制备 称取邻苯二甲酸二甲酯 25mg, 置 25mL 容量瓶中, 加正己烷至刻度, 摇匀。

(3) 色谱条件与系统适用性试验 用硅胶为填充剂, 正己烷-正戊醇 (997:3) 为流动相, 检测波长为 254nm。量取维生素 D, 对照品贮备溶液 5mL, 置具塞玻璃容器中, 通氮后密塞, 置 90℃水浴中加热 1h, 取出迅速冷却, 加正己烷 5mL, 摇匀, 置 1cm 具塞石英吸收池中, 在 2 支 8W 主波长分别为 254nm 和 365nm 的紫外光灯下, 将石英吸收池斜放成 45°, 并距灯管 5~6cm, 照射 5min, 使溶液中含有前维生素 D_3、反式维生素 D_3、维生素 D_3 和速甾醇 D_3; 取此溶液注入液相色谱仪, 测定维生素 D_3 的峰值, 先后进样 5 次, 相对标准偏差应不大于 2.0%; 前维生素 D_3 (与维生素 D_3 的相对保留时间约为 0.5) 与反式维生素 D_3 (与维生素 D_3 的相对保留时间约为 0.6) 以及维生素 D_3 与速甾醇 D_3 (与维生素 D_3 的相对保留时间约为 1.1) 的峰分离度均应大于 1.0。

(4) 校正因子测定 精密量取对照品贮备溶液和内标溶液各 5mL, 置 50mL 容量瓶中, 加正己烷至刻度, 摇匀; 取一定量注入液相色谱仪, 计算维生素 D 的校正因子 f_1。另精密量取对照品贮备溶液 5mL 置 50mL 容量瓶中, 加入 2,6-二叔丁基对甲酚结晶 1 粒, 通氮排除空气后, 密塞, 置 90℃水浴中加热 1.5h, 取出迅速冷却至室温, 精密加内标溶液 5mL, 加正己烷至刻度, 摇匀; 取一定量注入液相色谱仪, 计算前维生素 D 折算成维生素 D 的校正因子 f_2。

$$f_2 = \frac{A_S m_R - f_1 A_{R1} m_S}{A_{R2} m_S}$$

式中, A_S 为内标的峰值; m_R 为加入对照品的量, mg; f_1 为维生素 D 的校正因子; m_S 为加入内标物质的量, mg; A_{R1} 为维生素 D 的峰值; A_{R2} 为前维生素 D 的峰值。

(5) 含量测定 取各该制剂项下制备的供试品溶液进行测定, 按下列公式计算维生素 D 及前维生素 D 折算成维生素 D 的总量 (m_i)。

$$m_i = (f_1 A_{i1} + f_2 A_{i2}) m_S / A_S$$

式中, A_{i1} 为维生素 D 的峰值; A_{i2} 为前维生素 D 的峰值; m_S 为加入内标物质的量,

mg；A_S 为内标的峰值。

2. 第二法

（1）皂化提取　精密称取供试品适量（相当于维生素 D 总量 600U 以上，质量不超过 2.0g），置皂化瓶中，加乙醇 30mL、抗坏血酸 0.2g 与 50%（质量分数）氢氧化钾溶液 3mL［若供试量为 3g，则加 50%（质量分数）氢氧化钾溶液 4mL］，置水浴上加热回流 30min，冷却后，自冷凝管顶端加水 10mL 冲洗冷凝管内壁，将皂化液移至分液漏斗中，皂化瓶用水 60～100mL 分数次洗涤，洗液并入分液漏斗中，用不含过氧化物的乙醚振摇提取 3 次，第一次 60mL，以后每次 40mL，合并乙醚液，用水洗涤数次，每次约 100mL，洗涤时应缓缓旋动，避免乳化，直至水层遇酚酞指示液不再显红色，静置，分取乙醚提取液，加入干燥滤纸条少许振摇除去乙醚提取液中残留的水分，分液漏斗及滤纸条再用少量乙醚洗涤，洗液与提取液合并，置具塞圆底烧瓶中，在水浴上低温蒸发至约 5mL，再用氮气流吹干，迅速精密加入甲醇 3mL，密塞，超声处理助溶后，移入离心管中，离心，取上清液作为供试品溶液 A。

（2）净化用色谱柱系统分离收集维生素 D　精密量取上述供试品溶液 A 500μL，注入以十八烷基硅烷键合硅胶为填充剂的液相色谱柱，以甲醇-乙腈-水（50∶50∶2）为流动相进行分离，检测波长为 254nm，从记录仪上观察色谱图，要求维生素 D 与前维生素 D 为叠峰，并能与维生素 A 及其他干扰含量测定的杂质分开；准确收集含有维生素 D 及前维生素 D 混合物的全部流出液，置具塞圆底烧瓶中，用氮气流迅速吹干，精密加入已知内标浓度的正己烷溶液适量（不少于 2mL，并使 1mL 中含维生素 D 为 50～140U，内标物质与维生素 D 的质量比约为 4∶1），密塞，超声处理助溶，即为供试品溶液 B。

（3）含量测定　取供试品溶液 B，按第一法进行含量测定，进样量为 100～200μL。

第五节　维生素 E 的分析

维生素 E（VitaminE）指 α-生育酚。各国药典中所对应的物质组成有所不同，USP 所收载的维生素 E 为生育酚、生育酚醋酸酯、生育酚琥珀酸酯的混合物；《中国药典》（2020）收载的维生素 E 系消旋 α-生育酚醋酸酯。本书以《中国药典》（2020）收载 α-生育酚醋酸酯为例，讨论维生素 E 的质量控制方法。

一、化学结构与主要理化性质

1. 化学结构

维生素 E 为苯并二氢吡喃醇衍生物，主要有 α、β、γ 和 δ 四种异构体，其中以 α-异构体的生理作用最强。α-生育酚醋酸酯有天然品和合成品之分，合成型为（±）-2,5,7,8-四甲基-2-(4,8,12-三甲基十三烷基)-6-苯并二氢吡喃醇醋酸酯或 *b-dl*-α-生育酚醋酸酯，天然型为（+）-2,5,7,8-四甲基-2-(4,8,12-三甲基十三烷基)-6-苯并二氢吡喃醇醋酸酯或 *d*-α-生育酚醋酸酯。天然品为右旋体（*d-α*）；合成品为消旋体（*dl-α*），右旋体和消旋体的效价比为 1.4∶10，一般药用为合成品。

2. 主要理化性质

① 维生素 E 为微黄色或黄色透明的黏稠液体，遇光色渐变深。易溶于乙醇、丙酮、乙醚、石油醚，不溶于水。

② 维生素 E 结构中具有苯环，故有紫外吸收。

③ 维生素 E 苯环上有一个乙酰化的酚羟基。在无氧或无其他氧化剂存在时，在酸性或碱性溶液中，加热可水解生成游离酚，称生育酚；在有氧或有其他氧化剂存在时，则进一步氧化生成醌型化合物。在碱性条件下加热，这种氧化作用更易发生。

④ 维生素 E 的比旋度（按 d-α-生育酚计，即测得结果除以换算系数 0.911）不得低于 $+24°$（天然型）。

测定方法：避光操作。取本品约 0.4g，精密称定，置 150mL 具塞圆底烧瓶中，加无水乙醇 25mL 使溶解，加硫酸乙醇溶液（1→7）20mL，置水浴上回流 3h，放冷，用硫酸乙醇溶液（1→72）定量转移至 200mL 量瓶中并稀释至刻度，摇匀。精密量取 100mL，置分液漏斗中，加水 200mL，用乙醚提取 2 次（75mL、25mL），合并乙醚液，加铁氰化钾氢氧化钠溶液［取铁氰化钾 50g，加氢氧化钠溶液（1→125）溶解并稀释至 500mL］50mL，振摇 3min；取乙醚层，用水洗涤 4 次，每次 50mL，弃去洗涤液，乙醚液经无水硫酸钠脱水后，置水浴上减压或在氮气流下蒸干至 7～8mL 时，停止加热，继续挥干乙醚，残渣立即加异辛烷溶解并定量转移至 25mL 量瓶中，用异辛烷稀释至刻度，摇匀，测定比旋光度。

⑤ 维生素 E 的折光率为 1.494～1.499。

⑥ 维生素 E 用无水乙醇制成 1mL 含 0.1mg 的溶液，在 284nm 的波长处测定吸光度，吸收系数（$E_{1cm}^{1\%}$）为 41.0～45.0。

二、鉴别试验

利用维生素 E 苯环上乙酰化的酚羟基易于水解、游离后氧化的特点，《中国药典》（2020）采用以下两种方法对其进行鉴别。

1. 与硝酸反应

（1）原理　维生素 E 在酸性条件下，水解生成生育酚，生育酚被硝酸氧化成具邻醌结构的生育红而显橙红色。

维生素E　　　　　　　　　生育红（橙红色）

（2）方法　取供试品约 30mg，加无水乙醇 10mL 溶解后，加硝酸 2mL，摇匀，在 75℃ 加热约 15min，溶液应显橙红色。

2. 三氯化铁反应

（1）原理　维生素 E 在碱性条件下水解生成生育酚，经乙醚提取后，与 $FeCl_3$ 作用，被 Fe^{3+} 氧化生成对生育醌，同时 Fe^{3+} 被还原成 Fe^{2+}，后者与联吡啶生成红色配离子。

α-生育酚

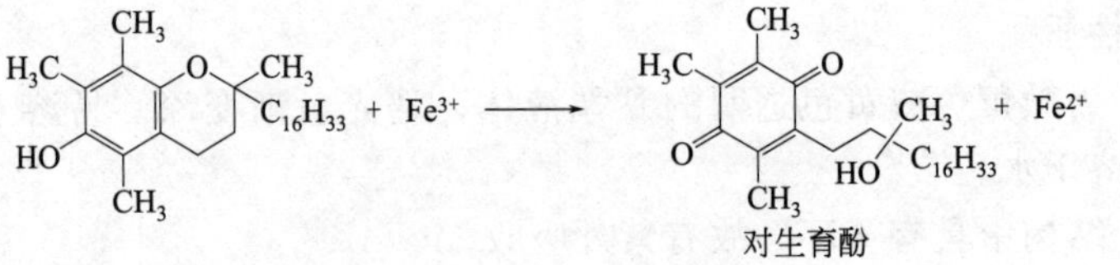

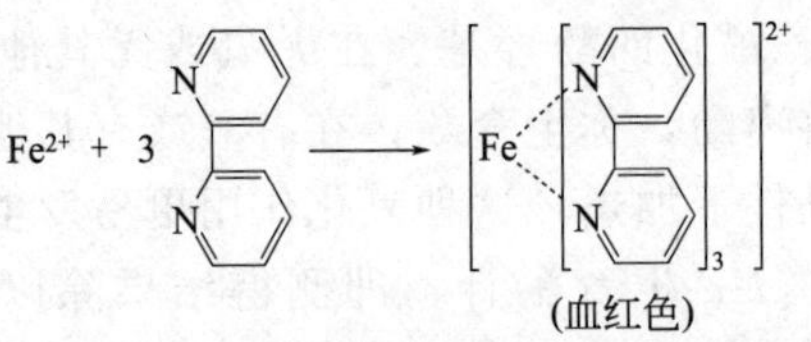

（2）方法　取供试品约 10mg，加醇制氢氧化钾试液 2mL，煮沸 5min，放冷，加水 4mL 与乙醚 10mL，振摇、静置使分层，取乙醚液 2mL，加 2,2′-联吡啶的乙醇溶液（0.5→100）数滴和三氯化铁的乙醇溶液（0.2→100）数滴，应显血红色。

3. 紫外吸收光谱法

利用本品结构中具有苯环，在紫外有吸收的特性，对其进行鉴定。

鉴定方法：取供试品 0.1mg/mL 无水乙醇溶液在 284nm 波长处的吸收系数（$E_{1cm}^{1\%}$）为 41.0～45.0。

4. 薄层色谱法

供试品和对照品在同样条件下薄层色谱，对比二者的斑点或 R_f 值进行鉴定。

鉴定方法：分别取供试品和对照品各 10mg，溶解于 2mL 环己烷中备用。将供试品和对照品溶液分别点于硅胶 HF_{254} 板上，以环己烷：乙醚（4∶1）为展开剂，展开 10～15cm 后，取出，晾干，于 254nm 紫外光灯下检测。供试品和对照品的主斑点应一致。

5. 色谱保留时间鉴别法

在含量测定项下记录的色谱图中，供试品溶液主峰的保留时间应与对照品溶液主峰的保留时间一致。

6. 其他方法

气相色谱、红外光谱都可以鉴定维生素 E，利用供试品和对照品的对比进行鉴定。还可以利用维生素 E 的旋光性通过测定比旋光度进行鉴定。

三、杂质检查

1. 酸度

取乙醇和乙醚各 15mL，置锥形瓶中，加酚酞指示液 0.5mL，滴加氢氧化钠滴定溶液（0.1mol/L）至显粉红色，加本品 1.0g，溶解后，用氢氧化钠滴定溶液滴定，不得超过 0.5mL。

2. 生育酚（天然型）

采用铈量法检查维生素 E 中的游离生育酚。其原理是利用游离生育酚具有还原性，可被硫酸铈定量氧化，通过限制硫酸铈滴定液消耗的体积，控制游离生育酚的限量。因维生素 E 的酚羟基被乙酰化，故对游离生育酚的检查无干扰。《中国药典》（2020）要求维生素 E 中含游离生育酚杂质限量不得超过 2.15%。

检查方法：取本品 0.10g，加无水乙醇 5mL 溶解后，加二苯胺试液 1 滴，用硫酸铈滴定液（0.01mol/L）滴定，消耗硫酸铈滴定液（0.01mol/L）不得过 1.0mL。

3. 有关物质（合成型）

取本品适量，用正己烷稀释制成 1mL 中含维生素 E 2.5mg 的溶液，作为供试品溶液；

精密量取适量，加正己烷制成 1mL 中含维生素 E 25μg 的溶液，作为对照溶液。照含量测定项下的色谱条件，分流比为 25∶1，取对照溶液 1μL 注入气相色谱仪，调节检测器灵敏度，使主成分色谱峰的峰高为满量程的 20%～30%；再精密量取供试品溶液与对照溶液各 1μL，分别注入气相色谱仪，记录色谱图至主成分峰保留时间的 2 倍，供试品溶液的色谱图中如有杂质峰（α-生育酚对维生素 E 峰的相对保留时间约为 0.87），α-生育酚不得大于对照溶液主峰面积的 1.0 倍（1.0%），其他单个最大杂质不得大于对照溶液主峰面积的 1.5 倍（1.5%），各杂质峰面积的和不得大于对照溶液主峰面积的 2.5 倍（2.5%）。

4. 残留溶剂正己烷

取本品，精密称定，加 N,N-二甲基甲酰胺溶解并定量稀释制成 1mL 中约含 50mg 的溶液，作为供试品溶液；另取正己烷，加 N,N-二甲基甲酰胺定量稀释制成 1mL 中约含 10μg 的溶液，作为对照品溶液。按照残留溶剂测定法试验［《中国药典》（2020）通则 0861］，以 5%苯基甲基聚硅氧烷为固定液（或极性相近的固定液），起始柱温为 50℃，维持 8min，然后以每分钟 45℃的速率升温至 260℃，维持 15min。正己烷的残留量应符合规定（天然型）。

四、含量测定

维生素 E 含量测定的方法有很多，经典的方法以往主要有铈量法，即利用其水解产物游离生育酚的还原性，用硫酸铈滴定液直接滴定；或采用三氯化铁-2,2-联吡啶比色法，即将 Fe^{3+} 还原为 Fe^{2+} 后，再与 2,2-联吡啶生成有色配位化合物后进行比色测定；也可用硝酸氧化、邻苯二胺缩合后荧光测定等方法。这些方法均存在着不足。近年来，各国药典多采用气相色谱法，该法简便、快速、专属性强。《中国药典》（2020）收载的维生素 E 原料药、维生素 E 片剂、注射剂、胶丸及粉剂均采用气相色谱法测定含量。

1. 气相色谱法

维生素 E 的沸点为 350℃，可直接用气相色谱法测定含量。由于气相色谱法选择性高，可分离维生素 E 及其异构体，故可选择性地测定维生素 E，尤其适用于维生素 E 制剂的含量测定。

（1）色谱条件与系统适应性试验　载气为氮气；以硅酮（OV-17）为固定相，涂布浓度为 2%；柱温为 265℃，进样口温度应高于柱温 30～50℃；进样量一般不超过数微升；检测器为氢火焰离子化检测器。理论板数按维生素 E 峰计算应不低于 500，维生素 E 峰与内标物质峰的分离度应大于 2。

（2）校正因子测定　取正三十二烷适量，加正己烷溶解并稀释成 1mL 中含 1.0mg 的溶液，摇匀，作为内标溶液。另取维生素 E 对照品约 20mg，精密称定，置棕色具塞锥形瓶中，精密加入内标溶液 10mL，密塞，振摇使溶解，取 1～3μL 注入气相色谱仪中，计算校正因子。

（3）测定方法　取本品约 20mg，精密称定，置棕色具塞锥形瓶中，精密加入内标溶液 10mL，密塞，振摇使溶解，取 1～3μL 注入气相色谱仪，测定，计算，即得。

（4）计算

① 校正因子（f）

$$f = \frac{A_S / m_S}{A_R / m_R}$$

式中，A_S 为内标物质的峰面积或峰高；A_R 为对照品的峰面积或峰高；m_S 为加入内标物质的量，mg；m_R 为加入对照品的量，mg。

② 含量（m_X）

$$m_X = f \times \frac{A_X}{A_S/m_S}$$

式中，A_X 为供试品峰面积或峰高；m_X 为供试品的量，mg；f、A_S 和 m_S 的意义同上。

（5）注意事项

① 维生素 E 对氧十分敏感，遇光、空气可被氧化。

② 氮气必须是最先开，最后关。

③ 进样操作时，为获得良好的精密度和色谱峰形状，进样时速度要快而果断，并且每次进样速度、留针时间应保持一致。此次实验中平行实验之间色谱峰面积相差很大，进样操作造成的误差较大，另外仪器本身也存在一定误差。

④ 严禁在高温下打开柱温箱门，以免固定相流失。若要开柱温箱门，必须先降柱温至 50℃ 以下。

⑤ 内标法的准确性较高，操作条件和进样量的稍许变动对定量结果的影响不大。但每个试样的分析都要进行两次称量，不适合大批量试样的快速分析。

2. 高效液相色谱法

（1）色谱条件　色谱柱为内径 4mm、长 15～30cm 的不锈钢柱，填充粒径为 5～10μm 的十八烷基硅烷键合硅胶为固定相；甲醇-水（49∶1）为流动相；紫外检测器，检测波长为 292nm。生育酚与其醋酸酯的分离度应大于 2.6，峰高的相对标准差应小于 0.8%（$n=3$）。

（2）测定方法　取供试品维生素 E 和对照品生育酚各约 0.05g，精密称定，分别溶于无水乙醇中，并准确稀释至 50.0mL，制成供试品溶液和对照品溶液。精密量取两种溶液各 20μL 注入色谱仪，记录色谱图。

（3）计算

$$供试品中生育酚的含量（m_X）= m_R \times \frac{h_X}{h_R}$$

式中，m_R 为对照品的量，mg；h_R 为对照品的峰高；h_X 为供试品中生育酚的峰高。

由于供试品和对照品是在平行条件下按同法操作，溶液的稀释过程相同。故计算时可不考虑溶液的稀释体积，使计算简便。

3. 荧光分光光度法

维生素 E 的测定国内外多用荧光法，由于维生素 E 的荧光峰和溶剂的拉曼光谱重叠，因而影响测定方法的灵敏度和准确性。采用同步荧光扫描法测定血清中维生素 E，可有效地消除溶剂拉曼光谱的干扰，提高测定方法的灵敏度和准确性。

（1）维生素 E 对照品溶液的制备　称取 dl-α-生育酚用正己烷配成 1mg/mL 溶液，放 4℃ 冰箱保存，临用时再用无水乙醇稀释成 4.0mg/L。

（2）测定方法　取三支试管，标明 U、S、B，分别加入血清、对照品液和水各 0.1mL。每管再加水 0.1mL，无水乙醇 0.4mL，混匀 30s，各加入正己烷 2.0mL，混匀 60s，然后离心 2min，分别吸取上清液于 1cm 石英比色池中，在荧光分光光度计上以发射、激发波长间隔 $\Delta\lambda$ 为 40nm，在 220～400nm 扫描其同步荧光光谱，测定同步荧光峰（337nm）的荧光强度信号值。荧光分光光度计的工作条件为双狭缝 10nm，响应时间 2s，扫描速度 600nm/min。

（3）含量计算

$$C_i(\text{mg/L}) = \frac{R_i - R_B}{R_R - R_B} \times 4.0$$

式中，R_i 为测定样液在同步荧光峰 337nm 处的荧光强度；R_R 为标准液在同步荧光峰 337nm 处的荧光强度；R_B 为空白液在同步荧光峰 337nm 处的荧光强度。

维生素C片的含量
测定

本 章 小 结

本章重点介绍了维生素 A、维生素 B_1、维生素 C、维生素 D、维生素 E 的性质、鉴别反应、检查和含量测定。由于它们分属于不同类型的化合物，性质各异，因此分析方法几乎无共性。

维生素 A 分子中具有共轭多烯醇结构，对紫外光有特征吸收，可用以鉴别和含量测定。因为维生素 A 合成品中含有其他异构体、中间体、副产物及氧化产物、制剂中含有的稀释用油等，对测定有干扰，因此含量测定前需在必要时进行皂化、提取、精制处理，还应根据不同情况下，对测得的吸光度利用不同公式加以校正。

维生素 B_1 主要根据含氮杂环的碱性和共轭基团对紫外光的吸收进行分析。其原料和制剂的含量分别采用紫外分光光度法和非水滴定法测定。

维生素 C 用于分析的最主要的性质是其还原性。多种氧化剂可将其氧化产生特殊现象，用以鉴定。《中国药典》对维生素 C 及其制剂的含量测定均采用碘量法，掌握该方法的结果计算十分重要。

维生素 D 分子中含有多个烯键，易氧化，可用以鉴定。薄层色谱、紫外光谱、红外光谱均可定性。《中国药典》采用的高效液相色谱法根据杂质情况用三种处理方法。

维生素 E 为苯并二氢吡喃衍生物。分析时主要利用其易被氧化的性质，目前理想的含量测定法为气相色谱法，也有采用高效液相色谱法。

习　　题

1. 称取标示量为 1g 含维生素 A 50 万 U 的供试品 0.1810g，用环己烷配成 100mL 溶液，精密量取此溶液 1mL，用环己烷稀释为 100mL。其吸收峰波长为 328nm，该波长处的吸光度为 0.4737。在 300nm、316nm、340nm 和 360nm 波长处的吸光度与波长 328nm 处吸光度的比值符合药典规定不需校正吸光度的数值，求该供试品的含量为标示量的百分之几？（99.45%）

2. 取标示量为 10mg 的维生素 E 片 10 片，总重为 1.4902g，研细，称取 0.2982g，用 1.0mg/mL 内标溶液 10mL 溶解，用气相色谱法测定。设进样量为 3μL，校正因子 $f=$ 1.96，供试品峰面积 $A_i=28.76mm^2$，内标物峰面积 $A_S=30.24mm^2$，求供试品含量为标示量的百分之几？（93.20%）

3. 取标示量为 10mg 的维生素 B_1 片 15 片，总重为 1.2156g，研细，称出 0.4082g，按药典规定用紫外分光光度法测定。先配成 100mL 溶液，滤过后，取续滤液 1mL 稀释为 50mL，照分光光度法在 246nm 波长处测定吸光度为 0.407。按 $C_{12}H_{17}ClN_4OS \cdot HCl$ 的吸收系数（$E_{1cm}^{1\%}$）为 425 计算，求该片剂按标示量表示的百分含量？（95.1%）

4. 称取维生素 C 供试品 0.21062g，用碘滴定液（0.103mol/L）滴定至终点时用去 23.13mL。按 1mL 碘滴定液（0.1mol/L）相当于 8.806mg 的 $C_6H_8O_6$ 计算维生素 C 的百分含量。（99.6%）

5. 取标示量为 5mL、0.5g 的维生素 C 注射液 2mL，用碘滴定液（0.1mol/L）滴定至终点时共用 20.76mL。按 1mL 碘滴定液（0.1mol/L）相当于 8.806mg 的 $C_6H_8O_6$ 计算，求该注射液按标示量表示的百分含量？（91.4%）

第十二章 甾体激素类药物的分析

【学习目标】

熟悉甾体类药物的基本结构以及结构与分析方法的关系；掌握甾体激素类药物常用的鉴别方法、含量测定原理和其他甾体类药物检查方法；了解甾体激素类药物中其他特殊杂质的检查方法。

甾体激素类药物是指具有甾体结构的激素类药物，是临床上一类较为重要的药物。主要包括肾上腺皮质激素和性激素两大类，性激素又分为雌激素、雄激素和蛋白同化激素及孕激素等。

第一节 甾体激素类药物的分类、化学结构及主要理化性质

一、基本结构

1. 基本骨架

甾体激素类药物种类较多，有些为天然药物，有些为人工合成品。但无论是天然的还是人工合成的甾体激素类药物，均具有环戊烷并多氢菲母核。其基本骨架如下。

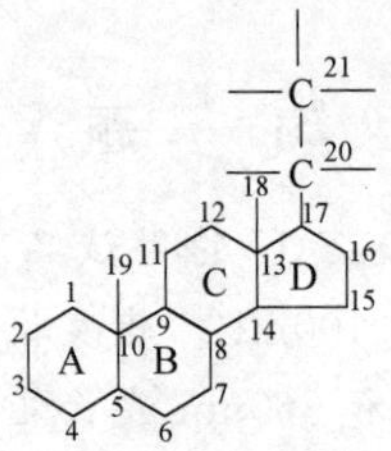

基本骨架主要是由三个六元环和一个五元环所组成，四个环分别称为 A 环、B 环、C 环、D 环。

2. 甾体激素类药物的类型及其基本结构

多数甾体激素类药物是由雌激素、雄激素和蛋白同化激素、孕激素及肾上腺皮质激素的基本结构衍生而来的。

（1）肾上腺皮质激素（简称皮质激素）

① 基本结构

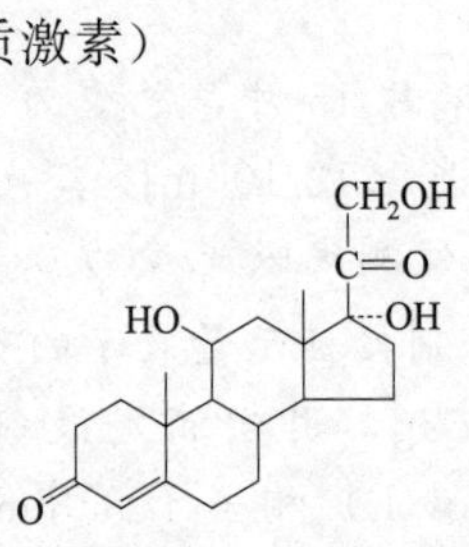

② 该类药物的结构特点是：A 环上 C-4/C-5 间有双键，并与 C-3 酮共轭，称为 α,β-不饱和酮，标记为 Δ^4-3-酮；C-10 位和 C-13 位上皆有甲基；C-11 环位上有羰基或羟基；C-17 位上有羟基和醇酮基等。

本类药物主要有氢化可的松、醋酸泼尼松、醋酸地塞米松、醋酸氟轻松、地塞米松磷酸

钠、倍他米松等。

（2）雄激素和蛋白同化激素

① 基本结构

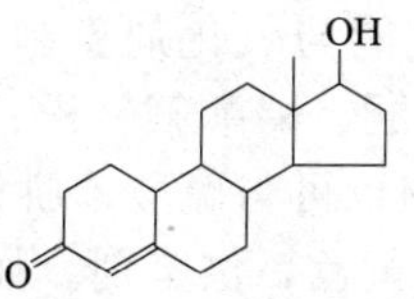

② 该类药物的结构特点是：A 环上有共轭体系 Δ^4-3 酮基；C-10 位和 C-13 位上皆有甲基；D 环 C-17 位上无侧链，多为羟基（如甲睾酮），有些是由羟基形成的酯（如丙酸睾酮）；有的蛋白同化激素 C-10 位上无甲基（如苯丙酸诺龙）。

该类药物主要有丙酸睾酮、甲睾酮、苯丙酸诺龙等。

（3）孕激素

① 基本结构

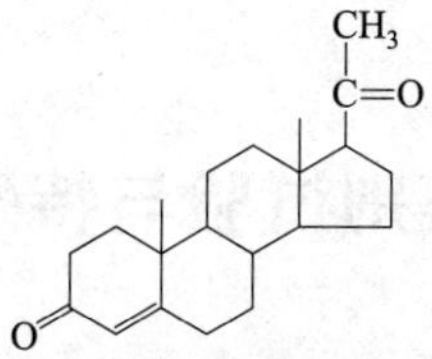

② 孕激素类药物的结构特点是：A 环上有 Δ^4-3 酮基；C-10 位和 C-13 位上皆有甲基；D 环 C-17 位上有甲酮基，有些具有羟基，有些是由羟基形成的酯，还有些具有乙炔基。

《中国药典》（2020）收载的孕激素类药物有黄体酮、炔孕酮、炔诺酮、炔诺孕酮、醋酸氯地孕酮和醋酸甲地孕酮等。

（4）雌激素

① 基本结构

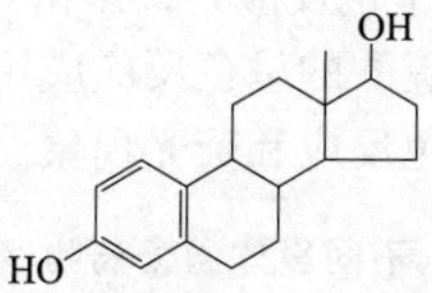

② 雌激素类药物的结构特点是：A 环为苯环；C-3 位有酚羟基（有些形成酯）；C-10 位无甲基；C-13 位上有甲基；D 环 C-17 位上有羟基或羰基（有些形成酯），有些有乙炔基（如炔雌醇）。

《中国药典》（2020）收载的雌激素类药物有炔雌醇、炔雌醚、雌二醇、尼二雌醇及苯甲酸雌二醇、戊二酸雌二醇等。

二、结构特征与分析方法

甾体激素类药物种类较多，根据上述各类甾体激素类药物结构特点，可作为分析用的主要基团如下。

1. Δ^4-3-酮基

① 利用 C-3 位羰基与羟胺、氨基脲等试剂的缩合反应，测定其生成物的熔点，供鉴别。如炔诺孕酮、苯丙酸诺龙的鉴别可用此法。

② C-3 上羰基也可与羰基试剂 2,4-二硝基苯肼、异烟肼等呈色，供鉴别。如黄体酮的鉴别可用此法。

③ 利用 Δ^4-3 酮基或 $\Delta^{1,4}$-3-酮的共轭体系，在 240nm 或 280nm 波长附近，有紫外特征

吸收，进行甾体激素类药物的鉴别和含量测定。如炔孕酮的含量测定可用此法。

2. C-17-α-醇酮基

① 肾上腺皮质激素类药物均有此结构，因而具有还原性，能与氧化剂碱性酒石酸铜反应，析出橙红色的氧化亚铜沉淀；也能与氧化剂氨制硝酸银反应，生成黑色单质银，供鉴别。如醋酸泼尼松龙、醋酸去氧皮质酮、醋酸氟轻松、倍他米松等药物可用此法鉴别。

② 具有该结构的甾体激素类药物也可与硫酸苯肼作用，经分子重排和缩合形成单苯腙，再与 C-3 位羰基缩合形成双苯腙，呈黄色，供鉴别。如醋酸氢化可的松、醋酸可的松、氢化可的松可用此法鉴别。

3. 酯键

一些甾体激素类药物具有羧酸酯的结构，能水解生成醋酸乙酯的香气或己酸、戊酸的特臭，供鉴别。如醋酸地塞米松、戊酸雌二醇、己酸羟孕酮的鉴别可用此法。

4. 氟元素

含有有机氟的甾体激素类药物，可采用有机氟化物的鉴别试验进行鉴别。如醋酸地塞米松、醋酸氟轻松、倍他米松等药物。

第二节　鉴别试验与特殊杂质检查

一、鉴别试验

甾体激素类药物主要是根据它们的甾体结构以及各种官能团的反应进行鉴别的。鉴别甾体激素药物常用的方法有呈色反应、沉淀反应、制备衍生物测定其熔点、水解产物的反应、紫外分光光度法、红外吸收光谱法、薄层色谱法、高效液相色谱法等。

鉴别试验——呈色反应

1. 呈色反应

（1）与强酸的呈色反应　许多甾体激素能与硫酸、磷酸、高氯酸、盐酸等呈色，其中以与硫酸的呈色反应应用较广。表 12-1 列出了不同甾体激素遇硫酸等试剂后的呈色反应和荧光现象。

表 12-1　不同甾体激素药物遇硫酸后的变化

药品名称	试剂	现象
十一酸睾酮	硫酸-乙醇(2:1)	黄色并带有黄绿色荧光
丁酸氢化可的松	硫酸	黄色至棕黄色并带绿色荧光
己酸羟孕酮	硫酸	渐显微黄色，加水，由绿经红至带蓝色荧光的红紫色
苯甲酸雌二醇	硫酸	黄绿色并有蓝色荧光，将此溶液倾入水中，溶液显淡橙色
炔雌醚	硫酸	即显橙红色，在紫外光下观察显黄绿色荧光，加水即产生红色沉淀

某些甾体激素药物与硫酸呈色后，再与三氯化铁作用呈色，加水稀释后发生颜色改变。如雌二醇的鉴别：取供试品约 2mg 时，加硫酸 2mL 溶解，有黄绿色荧光，加三氯化铁试液 2 滴，呈草绿色，再加水稀释，则变为红色。

（2）官能团的呈色反应

① 酮基。甾体激素分子结构中含有酮基，如 C-3-酮基和 C-20-酮基，均能与异烟肼、硫酸苯肼、2,4-二硝基苯肼等羰基试剂呈色。例如，醋酸可的松、氢化可的松等，它们的甲醇或乙醇溶液加新制的硫酸苯试液，70℃加热 15min 显黄色。黄体酮的甲醇溶液在稀盐酸溶液中与异烟肼反应显黄色。

官能团的呈色反应

② α-醇酮基。皮质激素类药物分子结构中 C-17 位上的 α-醇酮基，具有还原

性，能与氧化剂四氮唑盐反应而呈色。如醋酸泼尼松在碱性条件下与氯化三苯四氮唑试液反应生成红色。

本反应亦可用于薄层色谱法鉴别甾体激素类药物，如醋酸泼尼松片及眼膏、醋酸氟氢可的松软膏等，可用碱性四氮唑蓝试液为显色剂。该呈色反应不仅能用作皮质激素类药物的鉴别和检查（参见本章第三节），也是该类药物含量测定的依据。

α-醇酮基的呈色反应

③ 甲酮基。分子结构中含有甲酮基的甾体激素类药物，能与亚硝基铁氰化钠、芳香醛类等反应显色。其中亚硝基铁氰化钠反应可认为是黄体酮的灵敏、专属的鉴别方法，亚硝基铁氰化钠与黄体酮甲醇溶液反应显蓝紫色，而其他常用甾体激素显淡橙色或不显色。

甾体激素类药物的鉴别

④ 有机氟。一些含氟的甾体激素药物（如丙酸倍氯米松、地塞米松等），经氧瓶燃烧后生成无机氟化物，在12％醋酸钠的稀醋酸中与茜素氟蓝及硝酸亚铈起反应，即显蓝紫色。

2. 沉淀反应

（1）与斐林试剂的沉淀反应　皮质激素的C-17-α-醇酮基具强还原作用，与斐林试剂反应生成橙红色氧化亚铜沉淀反应。例如丁酸氢化可的松约10mg，加甲醇1mL溶解后，加碱性酒石酸铜试液1mL加热，即产生红色氧化亚铜沉淀。

当C-21位烃基形成醋酸酯时，如醋酸曲安奈德及醋酸泼尼松龙，衍生物仍可与碱性酒石酸铜试液作用，产生红色氧化亚铜沉淀。因而可鉴别。

（2）与硝酸银的沉淀反应　含炔基的甾体激素，如炔雌醇、炔诺酮，遇硝酸银试液，即生成白色的炔雌醇银盐沉淀及白色炔诺酮银沉淀。

$$R—C≡CH + AgNO_3 \longrightarrow R—C≡CAg\downarrow（白色）+HNO_3$$

（3）与氨制硝酸银的沉淀反应　炔孕酮与氨制硝酸银反应，生成游离金属银，吸附于洁净的试管壁上。

（4）与硝酸-硝酸银的沉淀反应　丙酸氯倍他索、丙酸倍氯米松中氯原子呈有机状态，经加热或进行有机破坏生成无机氯化物后，可于硝酸酸性条件下与硝酸银作用，生成氯化银的白色沉淀。

3. 制备衍生物测定熔点

利用甾醇、甾酮类药物与一些试剂反应生成酯、缩氨基脲，或利用醇制碱液水解甾体酯类生成相应的母体，然后测定熔点进行鉴别。本法属传统鉴别方法，虽操作烦琐费时，但目前仍为一些国家药典采用。

（1）酯的生成　如炔雌醇与苯甲酰氯反应，生成苯甲酸酯，其熔点应为200～202℃。

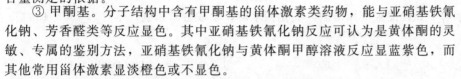

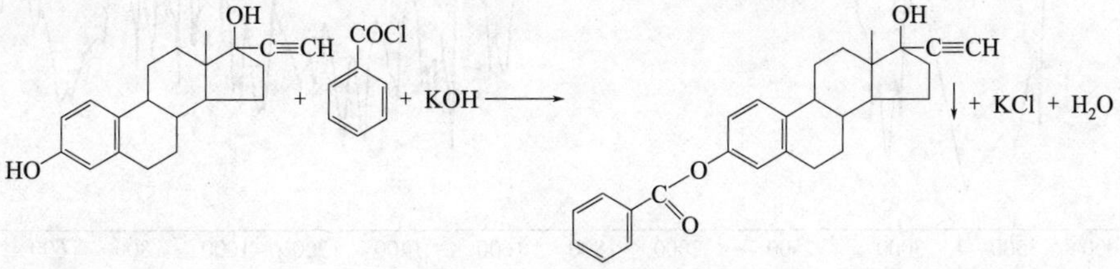

（2）缩氨基脲的生成　如苯丙酸诺龙与盐酸氨基脲反应，生成缩氨基脲衍生物，熔点为178～185℃。

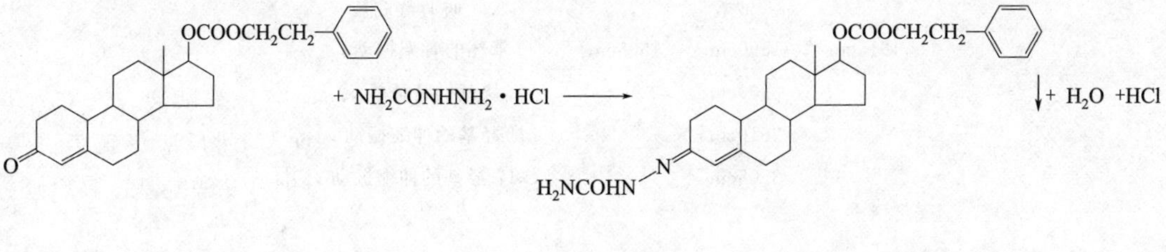

（3）酮肟的生成　　如黄体酮与盐酸羟胺作用生成黄体酮双酮肟，熔点为 235～240℃。

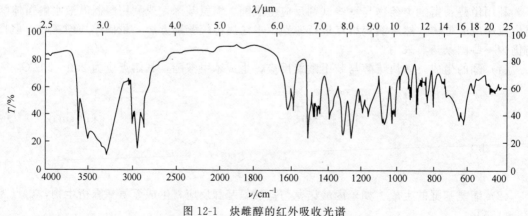

（4）酯的水解　　如丙酸睾酮用醇制氢氧化钠水解，生成游离睾酮，熔点为 150～156℃。

4. 水解产物的反应

一些甾体激素类药物具有羧酸酯的结构，可先水解，再根据水解产物来鉴别。如《中国药典》对戊酸雌二醇的鉴别：取供试品约 50mg，加乙醇 1mL 使溶解后，加 10% 氢氧化钠溶液 3mL，摇匀，加热至沸，放冷，滴加硫酸使呈酸性，再稍加热，即发生戊酸的特臭。

5. 紫外分光光度法

甾体激素药物的分子中存在 $C=C-C=O$ 和 $C=C-C=C$ 共轭体系，在紫外光区有特征吸收，可用紫外分光光度法进行鉴别。例如，丙酸倍氯米松的乙醇溶液（20μg/mL），在 239nm 波长处有最大吸收，吸光度为 0.57～0.60，在 239nm 与 263nm 波长处的吸光度比值为 2.25～2.45。

6. 红外吸收光谱法

甾体激素类药物结构复杂，红外吸收光谱是鉴别该类药物有效而可靠的方法。目前，各国药典收载的甾体激素药物都采用红外光谱法作为一项鉴别方法。《中国药典》收载的甾体激素原料，其中大多采用该法鉴别。

以炔雌醇为例，该药物分子具有苯环、酚羟基、醇羟基和炔基，因此在其红外吸收光谱（图 12-1）中有以下几个主要特征峰。

图 12-1　炔雌醇的红外吸收光谱

波数	吸收峰归属
1615cm^{-1}、1590cm^{-1}、1505cm^{-1}	苯环的骨架振动 ν_{C-C}
3300cm^{-1}	炔基的特征峰 ν_{-CH}
3610cm^{-1}	酚羟基的伸缩振动 ν_{-OH}
3505cm^{-1}	C-17 羟基的伸缩振动 ν_{-OH}

甾体激素药物分子中某些基团的红外特征吸收频率列于表12-2。

表12-2　甾体激素药物分子中某些基团的红外特征吸收频率

振动类型	基团	频率/cm^{-1}
ν_{-OH}	OH	3200～3600
ν_{C-H}	CH,CH$_2$,CH$_3$	2970～2850
ν_{O-O}	=C—H	3010～3030
	六元环(饱和酮)	1705～1720
	五元环(饱和酮)	1742～1749
	C$_{20}$	1706～1710
	—OCOCH$_3$	1725～1742
	—C=C—C=O	1620～1684
ν_{O-C}	—C=C—	1600～1660
ν_{C-O}	—C—OH(醇)	1050～1150
	—C—OH(酚)	1300～1200
	—OCOR	1300～1000
δ_{C-H}	=C—H	1000～650

7. 薄层色谱法

《中国药典》收载的炔诺孕酮、炔雌醚片、丙酸睾酮注射液、倍他米松磷酸钠、醋酸氯地孕酮、醋酸甲羟孕酮片、醋酸泼尼松片、苯丙酸诺龙注射液、戊酸雌二醇注射液、苯甲酸雌二醇注射液、复方己酸孕酮注射液、复方炔诺酮片、复方炔诺酮膜、复方炔诺孕酮片、复方炔诺孕酮滴丸、哈西奈德软膏等甾体激素药物均采用了薄层色谱法标准品对照法进行鉴别。

（1）供试品溶液和对照品溶液的制备　供试品通常需做前处理（如有机溶剂提取）消除注射液、片剂及软膏剂等的辅料的干扰。将处理好的供试品和对照品用规定溶剂配成一定浓度的溶液备用。

（2）展开与检出　将供试液与对照液在同一块薄层板上分别点样，用规定的展开剂展开，取出晾干，用规定的显色剂显色，立即检视。供试品溶液所显斑点与对照品所显斑点的R_f值相同。

8. 高效液相色谱法

在一定的色谱条件下，比较甾体激素供试品与其对照品色谱峰的保留时间，可以鉴别这些化合物。一般方法是：规定在含量测定项下的高效液相色谱图中，供试品峰的保留时间应与对照品峰的保留时间一致。《中国药典》对醋酸氟轻松软膏、醋酸氟氢可的松软膏、醋酸曲安奈德软膏、丙酸倍氯米松软膏、地塞米松磷酸钠滴眼液、哈西奈德乳膏等的鉴别均用高效液相色谱法。

二、特殊杂质的检查

甾体激素药物多由其他甾体化合物或结构类似的其他甾体激素经结构改造而来，因而成品中可能含有原料、中间体、异构体、降解产物以及试剂和溶剂等杂质。甾体激素类药物在纯度检查时，除一般杂质外，"其他甾体"这一类特殊杂质的检查十分重要。此外，根据生产工艺的不同，有些甾体激素还规定有其他检查项目。如地塞米松磷酸钠、氢化可的松磷酸钠中规定检查游离磷酸；地塞米松磷酸钠中应检查残留溶剂甲醇和丙酮；醋酸地塞米松、醋酸氟轻松、泼尼松龙等中应检查硒；炔雌醇中要检查雌酮等。

1. 游离磷酸盐

游离磷酸盐是在甾体激素类药物制备过程中，由磷酸酯化时残存的过量磷酸盐。采用钼蓝比色法检查。利用在酸性溶液中磷酸盐与钼酸铵作用，生成磷钼酸铵，再经还原形成磷钼酸蓝（钼蓝）在 740nm 处有最大吸收。

$$H_3PO_4 \longrightarrow H_3[P(MoO_{10})_4] \cdot nH_2O$$
$$H_3[P(MoO_{10})_4] \cdot nH_2O \longrightarrow 钼蓝$$

地塞米松磷酸钠中游离磷酸盐的检查为例。

检查方法：精密称取本品 20mg，置 25mL 量瓶中，加水 15mL 使溶解；另取标准磷酸盐溶液［精密称取经 105℃ 干燥 2h 的磷酸二氢钾 0.35g，置 1000mL 量瓶中，加硫酸溶液（3→10）10mL 与水适量使溶解，并稀释至刻度，摇匀；临用时再稀释 10 倍］4.0mL，置另一 25mL 量瓶中，加水 11mL；各精密加钼酸铵硫酸试液 2.5mL 与 1-氨基-2-萘酚-4-磺酸溶液（取无水亚硫酸钠 5g，亚硫酸氢钠 94.3g 与 1-氨基-2-萘酚-4-磺酸 0.7g 充分混合，临用时取此混合物 1.5g 加水 10mL 使溶解，必要时过滤）1mL，加水至刻度，摇匀，在 20℃ 放置 30～50min。用分光光度法，在 740nm 的波长处测定吸光度。供试品溶液的吸光度不得大于对照溶液的吸光度。

2. 甲醇和丙酮

某些甾体激素类药物在生产工艺中使用大量的甲醇和丙酮，甲醇对人体有害，因此，规定做甲醇和丙酮残留量检查。《中国药典》（2020）采用气相色谱法检查，规定采用气相色谱法测定时不得出现甲醇峰，丙酮不得过 5.0%（质量分数）。

3. 雌酮

JP（17）对收载的炔雌醇中雌酮的检查方法为：取本供试品 5mg 溶于 0.5mL 乙醇（99.5%），加间二硝基苯 0.05g，再加新配制的稀氢氧化钾-乙醇液 0.5mL，在暗处放置 1h 后，再加乙醇 10mL 时，溶液呈现的颜色不得比对照液更深。对照液同法制成，但不加炔雌醇。

讨论：本法是根据雌酮的 Zimmermann 反应来检查的，即在羰基的邻位具有活泼亚甲基的化合物在碱性的氢氧化钾乙醇溶液中，能与间二硝基苯反应呈红至蓝色。雌酮是 17-酮甾类，因此能反应生成紫红色化合物。在此操作中，应使用高纯度的间二硝基苯，否则反应物呈褐色而难以判断。

4. 硒

硒主要来自生产中使用二氧化硒脱氢工艺。检查原理是利用氧瓶燃烧法进行有机破坏，使硒转化为高价氧化物（SeO_3），以硝酸溶液吸收；再用盐酸羟胺将 Se^{6+} 还原为 Se^{4+}；在 pH=2.0 的条件下与二氨基萘试液作用，生成 4,5-苯并硒二唑，经环己烷提取后，在 378nm 波长处有最大吸收。通过测定供试品溶液和对照品溶液的吸光度进行比较，规定供试品溶液的吸光度不得大于硒对照液的吸光度。如醋酸地塞米松中硒的检查：取供试品 0.10g，依硒检查法进行。

5. 其他甾体

甾体激素药物多由甾体母体或结构类似的其他甾体激素制备而来，因此可能带有原料、中间体、异构体、降解产物等杂质。有些杂质与该甾体激素药物结构类似，也具有一定的药理作用而又互不相同，这就使得在甾体激素药物中规定"其他甾体"的限度检查显得非常必要，成为甾体激素药物纯度检查的一个重要项目。薄层色谱法、高效液相色谱法是各国药典常用的检查方法。

（1）薄层色谱法　采用主成分自身对照法。色谱条件如下。

① 薄层板。大多数采用硅胶 G 板，少数采用了硅胶 GF_{254} 或硅胶 HF_{254}。

② 供试液和对照液的制备。取一定量供试品和对照品，分别用溶剂（如三氯甲烷-甲醇

或甲醇或三氯甲烷或丙酮）配成一定浓度的溶液。

③ 展开剂系统。各种不同比例的二氯甲烷-乙醚-甲醇-水混合溶剂用得较多，还有苯-无水乙醇、二氯乙烷-甲醇-水、三氯甲烷-甲醇、二氯甲烷-醋酸甲酯-水、苯-丙酮等混合溶剂。

④ 显色剂。碱性四氮唑蓝试液、硫酸-乙醇（2：8 或 1：1 或 3：7）、20％硫酸、10％磷钼酸-乙醇溶液。

⑤ 检出法。用碱性四氮唑蓝试液作显色剂时，以展开剂展开后，晾干，在 105℃干燥 10min，放冷，喷以碱性四氮唑蓝试液，立即检视；用硫酸-乙醇显色剂时，以展开剂展开后，晾干，喷以硫酸-乙醇，在 120℃或 100℃加热 5min，放冷，置紫外光灯（365nm）下检视；用 20％硫酸显色时，用展开剂展开后，晾干，喷 20％硫酸显色，在 105℃加热 10min 后检视；用 10％磷钼酸-乙醇液显色时，以展开剂展开后，晾干，喷以 10％磷钼酸-乙醇液，在 100℃加热 10～15min，在日光下检视。某些甾体激素药物，如醋酸去氧皮质酮、地塞米松磷酸钠、倍他米松磷酸钠等，采用硅胶 GF_{254} 薄层板，用展开剂展开后，晾干，直接在紫外光灯（254nm）下检视。

⑥ 结果判定。按各药品项下规定的杂质斑点的数目和颜色的要求进行判定。如醋酸氟轻松中"其他甾体"的检查方法为：取供试品，加三氯甲烷-甲醇（9：1）制成 1mL 含 3.0mg 的溶液，作为供试品溶液；精密量取适量，加三氯甲烷-甲醇（9：1）稀释成 1mL 中含 60μg 的溶液，作为对照溶液。照薄层色谱法试验，吸取上述两种溶液各 5μL，分别点于同一硅胶 G 薄层板上，以三氯甲烷-甲醇（97：3）为展开剂，展开后，晾干，在 105℃干燥 10min，放冷，喷以碱性四氮唑蓝试液，立即检视。供试品溶液如显杂质斑点，不得多于 2 个，其颜色与对照溶液的主斑点比较，不得更深。

(2) 高效液相色谱法　采用主成分自身对照法或归一化法。色谱条件如下。

① 色谱柱。填充剂十八烷基硅烷键合硅胶。

② 流动相。各种不同比例的甲醇-水混合溶剂。

③ 检测器。紫外吸收检测器（241nm、254nm、281nm、218nm、230nm、288nm 等，视品种而定）。

④ 供试液和对照液的制备。将供试品用甲醇溶解配制成高、低两种浓度的溶液，高浓度者为溶液 A，低浓度者为溶液 B。

⑤ 结果判定。溶液 A 显示的杂质峰数不得超过 1 个或数个；各杂质峰面积或其总和不得大于溶液 B 主峰面积的一定分数，具体按各药品项下规定的杂质峰数目和面积要求判定。

如《中国药典》对黄体酮中"其他甾体"的检查方法为：取供试品适量，精密称定，以甲醇为溶剂，配制成 1mL 含 8mg 的溶液 A 与 1mL 含 0.02mg 的溶液 B。用含量测定项下的方法和溶液，取 5μL 注入液相色谱仪，校正仪器灵敏度，使主成分峰高度达记录仪的满标度。再分别取溶液 A 和 B 各 10μL 进样。记录色谱图至主成分峰保留时间的 1.5 倍。溶液 A 显示的杂质峰数不得超过 1 个，其面积不得大于溶液 B 主峰面积的 3/4。

第三节　含量测定

根据甾体激素药物具有的官能团和整个分子结构特征，可采用容量法、比色法、紫外分光光度法、高效液相色谱法等对该类药物进行含量测定。本节讨论常用的高效液相色谱法、紫外分光光度法、四氮唑比色法、异烟肼比色法、柯柏反应比色法等。

四氮唑比色法

一、比色法

（一）四氮唑比色法

1. 四氮唑盐的种类

常用的四氮唑盐有两种：①2,3,5-三苯基氯化四氮唑（TTC），简称氯化三苯基四氮唑或红四氮唑（RT），其还原产物为不溶于水的深红色三苯甲腈，λ_{max} 在 480～490nm。②3,3'-二甲氧苯基双-4,4'-(3,5-二苯基) 氯化四氮唑，简称蓝四氮唑（BT），即其还原产物为暗蓝色的双甲腈，λ_{max} 在 525nm 左右。TTC 和 BT 的结构式如下。

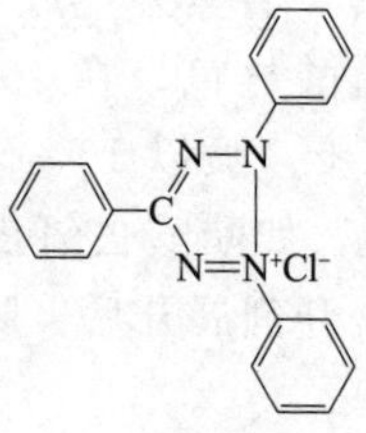

TTC 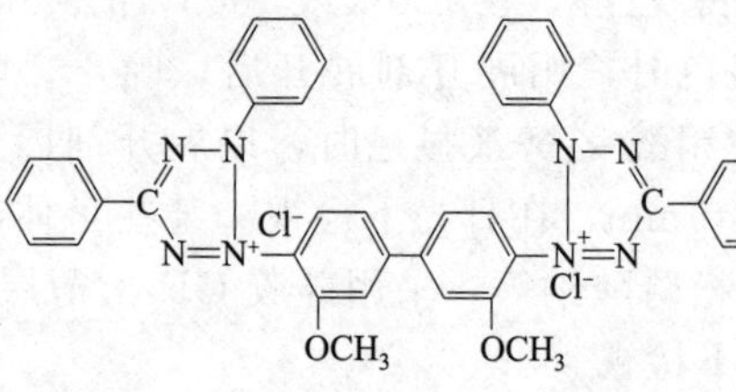　　　　　　　　　　　　　　　　　BT

2. 原理

皮质激素 C-17 上的 α-醇酮基（—CO—CH$_2$OH）具有还原性，在强碱性溶液中能将四氮唑盐定量地还原为有色甲腈。生成的颜色随所用试剂和条件的不同而定，多为红色或蓝色。

对反应机理的探讨，一般认为甾体激素分子发生了两种之一的可能的结构变化：①α-醇酮基失去 2 个电子氧化为 20-酮-21-醛基，在碱催化下，分子内部进行重排，有部分形成 20-羟基-21-羟基衍生物；②C-20 与 C-21 之间键断裂形成甾基甲酸衍生物和甲醛。而四氮唑盐得到 2 个电子，开环形成甲腈而呈红色。

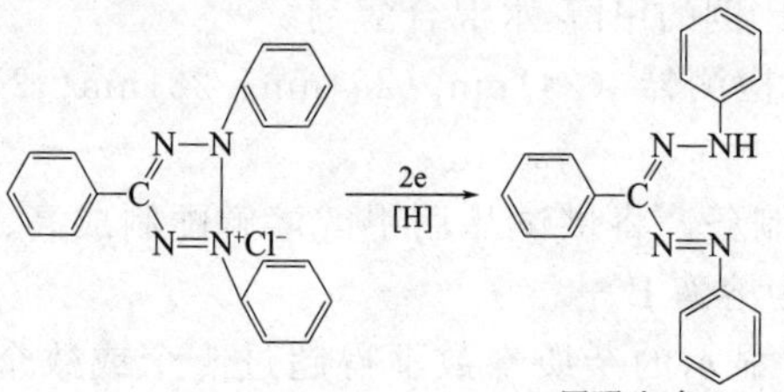

$$\xrightarrow[\text{[H]}]{2e}$$

甲腈(红色)

3. 测定方法

以氯化三苯四氮唑法测定醋酸泼尼松龙乳膏的含量测定为例，方法如下。

（1）对照品溶液的制备　精密称取醋酸泼尼松龙对照品 20mg，置 100mL 量瓶中，加无水乙醇振摇使溶解，并稀释至刻度，摇匀，即得。

（2）供试品溶液的制备　精密称取供试品 4g（约相当于醋酸泼尼松龙 20mg），置烧杯中，加无水乙醇约 30mL，置水浴上加热，充分搅拌，使醋酸泼尼松龙溶解，再置冰浴中放冷后，滤过，滤液滤入 100mL 量瓶中，同法提取 3 次，滤液并入量瓶中，加无水乙醇稀释至刻度，摇匀，即得。

（3）测定法　精密量取对照品溶液及供试品溶液各 1mL，分别置于干燥具塞试管中，各精密加无水乙醇 9mL 与氯化三苯四氮唑试液 2mL，摇匀，再精密加氢氧化四甲基铵试液 1mL，摇匀，在 25℃暗处放置 40～45min，照分光光度法，在 485nm 的波长处分别测定吸光度，计算，即得。

4. 影响因素

四氮唑盐比色法广泛地用于肾上腺皮质激素类药物的含量测定，被各国药典所采用。但测定时的各种因素，如肾上腺皮质激素的结构、溶剂和水分、呈色温度和时间、碱的浓度、空气中氧及光线等，对形成有色甲䐶的反应速度、呈色强度、稳定性都有影响。因此，在操作中，应严格控制实验条件，才能获得满意的结果。

（1）结构影响　一般认为 C-11-酮基比 C-17-羟基的甾体激素类药物反应速度快；C-21-羟基酯化后比其未酯化的母体羟基的反应速度慢；当酯化的基团是三甲基醋酸酯、磷酸酯、琥珀酸酯时，反应速度更慢。

（2）溶剂和水分的影响　含水量大时会使呈色速度减慢，但含水量不超过 5％时，对结果几乎无影响。为了减少整个反应液中水分的含量，一般使用无水乙醇。另外，醛具有一定还原性，会使吸光度增高，故一般应采用无醛醇作溶剂。

（3）温度和时间的影响　一般情况呈色速度随温度增高而加快，一般以室温或 30℃恒温条件下显色易得重现性较好的结果。《中国药典》（2020）中多数反应的温度和时间是 25℃暗处反应 40～45min。

（4）碱的影响　在各类有机碱或无机碱中，以氢氧化四甲基铵最为理想，能得到满意结果，故最为常用。一般用甲醇或乙醇将 10％的氢氧化四甲基铵溶液稀释后再用，反应完毕后溶液中碱的浓度约为 0.01mol/L。

（5）空气中氧与光线的影响　反应物及其产物对光和氧皆敏感，因此必须用避光容器且置于暗处，并尽量减少反应容器的剩余空间进行显色，同时在达到最大呈色时间后，立即测定吸光度。

（6）干扰物影响　有些还原性物质如维生素 C、还原性糖、多元酚、硫醇等皆能与四氮唑盐反应造成干扰，但在甾体激素类原料药及制剂的分析中不易遇到。而某些赋形剂如聚乙二醇、丙二醇、羊毛脂对蓝四氮唑的显色反应则有较显著的干扰，山梨醇和角鲨烯也有干扰。因此，测定油膏、冷霜等制剂时应先分离后测定。

（二）异烟肼比色法

1. 原理

甾体激素 C-3 上的酮基及某些其他位置上的酮基都能在酸性条件下与羰基试剂异烟肼缩合形成黄色异烟腙，在一定波长下具有最大吸收。反应式如下。

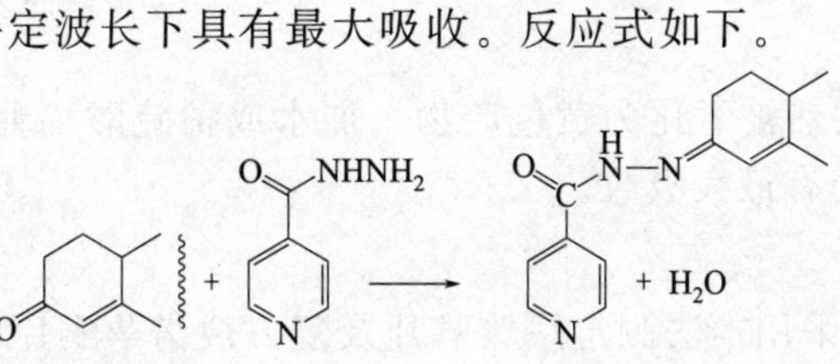

某些具有两个酮基的甾体激素可形成双腙，如黄体酮、可的松和氢化可的松等。

2. 测定方法

以醋酸地塞米松软膏的含量测定为例，方法如下。

（1）对照品溶液的制备　精密称取醋酸地塞米松对照品 25mg，置 100mL 量瓶中，加无水乙醇适量使溶解稀释至刻度，摇匀。精密量取 5mL，用无水乙醇稀释至 50mL，摇匀，即得。

（2）供试品溶液的制备　取供试品适量（约相当于醋酸地塞米松 2.5mg），精密称定，置烧杯中，加无水乙醇约 25mL，置水浴中加热，搅拌，使醋酸地塞米松溶解，再置冰浴中冷却，滤过，滤液置 100mL 量瓶中，同法提取 3 次，滤液并入量瓶中，用无水乙醇稀释至刻度，摇匀，即得。

（3）测定法　精密量取对照品溶液及供试品溶液各 10mL，分别置具塞容器中，置水浴中蒸去乙醇，残渣中加三氯甲烷 10mL，振摇，使残渣溶解，各精密加 0.1％异烟肼甲醇溶液（取异烟肼 0.5g，加盐酸 0.63mL，加甲醇使溶解成 500mL，即得） 10mL，摇匀，置 55℃暗处保温 45min，取出，放冷至室温，用三氯甲烷稀释至 25mL，摇匀，在 415nm 波长处分别测定吸光度，计算，即得。

异烟肼比色法主要用于甾体激素制剂的测定，如倍他米松软膏、哈西奈德软膏、倍他米松磷酸钠及其注射液等的含量测定。

3. 影响因素及条件选择

（1）溶剂　用无水乙醇和无水甲醇为溶剂均能得到满意的结果，其他溶剂因受到异烟肼盐酸盐在其中溶解度的限制不能采用。试剂在无水甲醇中的稳定性较好，呈色强度也比在无水乙醇中为高，但由于甲醇对制剂辅料植物油的溶解度较乙醇小，故一般多选用乙醇。

（2）酸的种类及与异烟肼的浓度比例　当酸与异烟肼试剂的摩尔比为 2：1 时可获得最大吸光度；上述实例中盐酸浓度为 0.0074mol/L，异烟肼试液为 0.5mg/mL，浓度相当于 0.00365mol/L。若以硫酸代替盐酸，则应采用硫酸的浓度为 0.0037mol/L；而采用醋酸时，浓度需增大到 4.4mol/L。

（3）水分、温度、光线和氧的影响　当溶剂中含水量增高时，吸光度将随之降低。这是因为甾体激素与异烟肼的缩合为可逆反应，水分可促使反应逆转而水解。温度升高，逆转反应加速。当在具塞玻璃试管中不致使溶剂挥发和吸收水分时，光与氧不影响反应。

（4）关于反应的专属性　具有 Δ^4-3-酮基的甾体激素，在室温下不到 1h 即可定量地与酸性异烟肼反应，而其他甾酮化合物则需经长时间放置或加热后方可反应完全，例如 C-20 的酮化合物（黄体酮、可的松等）反应就很慢，C-17 的甾酮化合物也可发生反应并形成腙，C-11 的酮在上述条件下不发生反应。具有共轭双键的另一些甾酮化合物，如 Δ^5-7 酮醋酸胆甾醇，在相当长的时间内反应仍不能反应完全。因此，在上述反应条件下，本法对 Δ^4-3-酮甾体具有一定的专属性。

（三）柯柏（Kober）反应比色法

1. 原理

供试品与硫酸-乙醇共热被氧化为黄色产物，加水或稀硫酸稀释，重新加热显桃红色，在 515nm 处有最大吸收。

柯柏 (Kober) 反应比色法

2. 测定示例

《中国药典》（2020）采用本法测定炔雌醇片及复方炔诺孕酮片、复方炔诺孕酮滴丸、复方左炔诺孕酮滴丸中的炔雌醇的含量。现以炔雌醇片为例，介绍柯柏反应比色法的分析步骤。

（1）对照品溶液的制备　精密称取炔雌醇对照品 25mg，置 100mL 量瓶中，加无水乙醇适量使溶解并稀释至刻度，摇匀。精密量取 2mL，置 50mL 量瓶中，用无水乙醇稀释至刻度，摇匀，即得（1mL 中含炔雌醇 10μg）。

（2）供试品溶液的制备　取供试品 10 片（20μg、50μg、500μg 规格）或 20 片（5μg），置具塞试管中，加水 10mL，振摇使崩散，置水浴中加热至半透明状，放冷，精密加三氯甲烷 10mL，密塞、振摇 20min，静置分层后，吸去上层水溶液，加无水硫酸钠 0.5g，振摇脱水后，经干燥滤纸滤过，弃去初滤液，精密量取续滤液 2mL，置水浴中蒸干后，低温干燥、放冷，精密加无水乙醇使溶解成 1mL 中约含 10μg 的溶液，即得。

（3）测定方法　精密量取对照品溶液与供试品溶液各 1mL，分别置试管中，在冰浴内冷却，各精密滴加硫酸-乙醇（4∶1）4mL，摇匀，显色后，在 530nm 波长处分别测定吸光度，计算，即得。

二、紫外分光光度法

甾体激素分子中存在 Δ^4-3-酮（C ＝C—C ＝O）或苯环（C ＝C—C ＝C）共轭系统，因而在紫外光区有特征吸收。具有 Δ^4-3-酮基结构的皮质激素、雄性激素、孕激素以及许多口服避孕药在 240nm 附近有最大吸收。具有苯环的雌激素在 280nm 附近有最大吸收。这些特征吸收都可用于含量测定。

紫外分光光度法准确、简便，因此被广泛用于甾体激素的原料及片剂、注射液等的测定。

原料、注射液一般用一定溶剂溶解或稀释成一定浓度后，即可直接在某波长下测定吸光度；而对片剂来说，为消除一些赋形剂在 240nm 附近的吸收，需先用一定溶剂提取、滤过，再取一定量的续滤液在某波长下进行紫外测定。

《中国药典》（2020）对收载的醋酸可的松片即采用紫外分光光度法测定含量。方法为：取本供试品 20 片，精密称定，研细，精密称取适量（约相当于醋酸可的松 20mg），置 100mL 量瓶中，加无水乙醇 75mL，时时振摇约 1h，使醋酸可的松溶解，加无水乙醇稀释至刻度，摇匀，用干滤纸滤过，精密量取续滤液 5mL，置另一 100mL 量瓶中，加无水乙醇稀释至刻度，摇匀，照分光光度法，在 238nm 的波长处测定吸光度，按 $C_{23}H_{30}O_6$ 的吸收系数（$E_{1cm}^{1\%}$）为 390 计算，即得。

三、高效液相色谱法

高效液相色谱法具有样品用量少、准确、灵敏、分离效能好等优点，因此各国药典广泛用于分析甾体激素原料和制剂。《中国药典》（2020）收载的甾体激素类药物中，多采用高效液相色谱法，其中大多数为内标法，居各种分析方法之首。

高效液相色谱法中，常用固定相是十八烷基硅烷键合硅胶；流动相多为甲醇和水组成的混合溶液，个别药物还采用甲醇-水-乙醚、乙腈-异丙醇-水、甲醇-四氢呋喃-水、甲醇-乙腈-水等，采用紫外检测器于 240nm 或 280nm 波长检测。如《中国药典》（2020）收载的醋酸泼尼松龙的含量测定。

1. 色谱条件与系统适用性试验

用十八烷基硅烷键合硅胶为填充剂；甲醇-水（70∶30）为流动相；检测波长为 240nm。理论板数按醋酸泼尼松龙峰计算应不低于 3000，醋酸泼尼松龙峰和内标物质峰的分离度应符合要求。

2. 内标溶液的制备

取醋酸氟氢松，加甲醇制成 1mL 中含 0.50mg 的溶液，即得。

3. 测定方法

取醋酸泼尼松龙对照品适量，精密称定，加甲醇溶解并定量稀释制成 1mL 中约含 0.50mg 的溶液。精密量取该溶液与内标溶液各 5mL，置 25mL 量瓶中，加甲醇稀释至刻度，摇匀。取 5μL 注入液相色谱仪，记录色谱图；另取供试品适量，同法测定，按内标法以峰面积计算，即得。

本 章 小 结

甾体激素类药物具有环戊烷并多氢菲的基本母核。主要有肾上腺皮质激素、雌激素、雄激素和蛋白同化激素及孕激素等。利用各种甾体激素所具有的不同结构特点，可以对它们进行鉴别和含量测定。鉴别采用显色反应、红外光谱法、紫外吸收特征参数、薄层色谱法、高效液相色谱法以及衍生化制备等方式进行。特殊杂质检查的项目主要有其他甾体、游离磷酸盐、甲醇和丙酮、硒、乙炔基等。其中其他甾体是甾体激素类药物的重要特殊杂质，采用薄层色谱法、高效液相色谱法检查。含量测定主要采用四氮唑法、异烟肼法、柯柏反应比色法、紫外分光光度法、高效液相色谱法。

习　　题

1. 常采用哪些官能团的呈色反应进行甾体激素药物的鉴别？
2. 红外光谱为何成为甾体激素类药物鉴别的重要手段？
3. 柯柏反应比色法的原理是什么？可用于哪些甾体激素类药物的含量测定？
4. 四氮唑盐比色法的原理是什么？该方法受到哪些因素的影响？
5. 甾体激素类药物的母核类同，但基团差异明显，通用而特征性强的鉴别方法是下列哪种？为什么？

A. 紫外光谱　　B. 核磁共振谱　　C. 质谱　　D. 红外光谱　　E. 旋光法

6. 采用哪些方法检查其他甾体？
7. 甾体激素类药物最常用的含量测定方法有哪些？
8. 甾体激素类药物常分为哪几类？各自的结构特点是什么？
9. 甾体激素类药物中游离磷酸盐的检查原理是什么？

第十三章　抗生素类药物的分析

【学习目标】

掌握本类药物的化学结构特点与分析方法间的关系，掌握 β-内酰胺类抗生素的鉴别和含量测定方法；掌握氨基糖苷类抗生素的鉴别和含量测定方法；熟悉四环素类抗生素有关物质的来源、检查方法（包括降解产物及异构体）。

抗生素是临床上常用的一类重要药物，主要来源于生物发酵、半合成、也有少数药物是化学全合成得到的。由于生物发酵的生产技术比较复杂、异物污染的可能性较大，虽然经过精制提纯，成品中仍不可避免含有杂质，如无机盐、脂肪、各种蛋白及其降解产物以及色素、热源、毒性物质等；此外大多数抗生素的性质不够稳定，分解后使疗效降低或失效，甚至引起毒副作用。为保证临床用药的安全和有效，根据抗生素的性质以及生产方法的特殊性和复杂性，各国药典均对抗生素药物制定了严格的质量控制内容。如"检查"项下规定了"水分""溶液的澄清度与颜色""酸碱度""乙醇中不溶物""硫酸盐""炽灼残渣""重金属"等分析项目外，还要对"异常毒性""热源""降压物质""无菌"等进行检查。

抗生素的含量或效价测定方法主要分为微生物检定法和化学及物理化学测定法。微生物检定法是以抗生素抑制细菌生长的能力或其杀菌力作为衡量效价的标准。测定原理与临床应用的要求一致，方法灵敏，对供试品的纯度要求不高，对已知或新发现的抗生素均能应用。但其操作步骤多，测定时间长，误差较大。

化学法及物理化学法是根据所测抗生素的化学结构特点，利用其特有的物理化学性质及反应而进行的。对于提纯的化学结构、已知的供试品，能够迅速准确测定，且操作简单、省时、准确，并具有较高的专属性。但只有当本法的测定结果与微生物检定法相吻合时，才可用于含量测定。目前各国药典收载的抗生素中，除青霉素、头孢菌素、氯霉素、四环素、灰黄霉素等采用化学法测定外，多数还是采用微生物法检定。随着抗生素化学研究的进展，化学及物理化学方法正逐步取代微生物检定法，成为抗生素药物测定的方法主流，尤其是高效液相色谱法在抗生素的测定中的应用越来越广。

本章主要介绍 β-内酰胺类、氨基糖苷类、四环素类药物的结构、理化性质、鉴别反应、杂质检查及含量测定的原理与方法。有关药物的生物效价测定内容因属于生物学范畴，在此不再讨论。

第一节　β-内酰胺类抗生素的分析

本类抗生素包括青霉素类和头孢菌素类，由于其分子结构中均含有 β-内酰胺环，故统称为 β-内酰胺类抗生素。

一、结构与性质

1. 化学结构

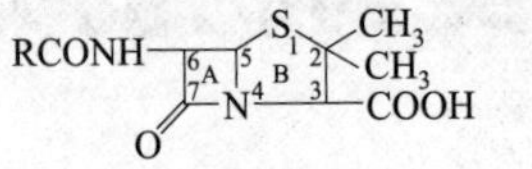

青霉素
A—β-内胺环；B—氢化噻唑环

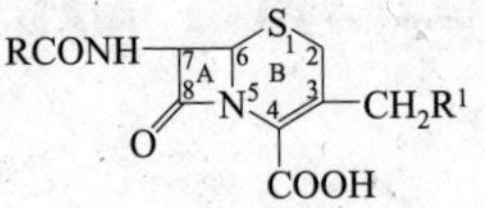

头孢菌素
A—β-内酰胺环；B—氢化噻嗪环

　　青霉素（penicillins）和头孢菌素（cephalosporins）分子中均具有一个游离羧基和酰胺侧链。氢化噻唑环和氢化噻嗪环与 β-内酰胺环并和的杂环，分别构成二者的母核。青霉素族分子的母核称为 6-氨基青霉烷酸（6-aminopenicillanic acid，简称 6-APA）；头孢菌素族分子的母核称为 7-氨基头孢烷酸（7-aminocephalosporanic，acid，简称 7-ACA）。青霉素分子中含有三个手性碳原子（C-3、C-5、C-6），头孢菌素分子中含有两个手性碳原子（C-6、C-7）。R 和 R^1 的不同，构成了不同的青霉素和头孢菌素。代表药物有青霉素钠、氨苄西林、阿莫西林、头孢噻吩钠、头孢氨苄等。《中国药典》（2020）收载的青霉素族及头孢菌素药物分别见表 13-1 和表 13-2。

表 13-1　《中国药典》（2020）收载的青霉素族药物

药　物	R 基	药　物	R 基
青霉素钠 （benzylpenicillin sodium）	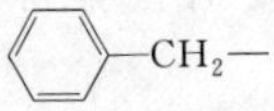	苯唑西林钠 （oxacillin sodium）	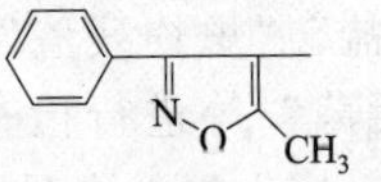
阿莫西林 （amoxicillin）	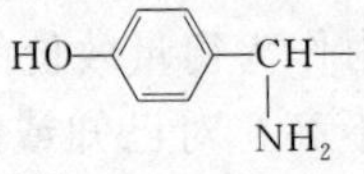	磺苄西林钠 （sulbenicillin sodium）	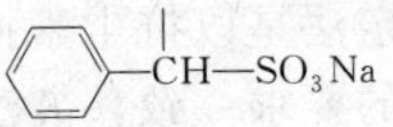
氨苄西林 （ampicillin）	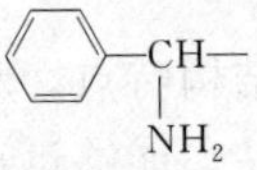		

表 13-2　《中国药典》（2020）收载的头孢菌素族药物

药　物	R 基	R^1 基
头孢拉定 （cefradine）	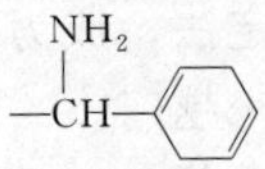	H
头孢氨苄 （cefalexin）	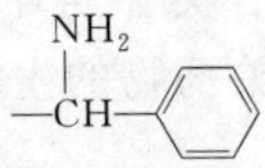	H
头孢羟氨苄 （cefadroxil）	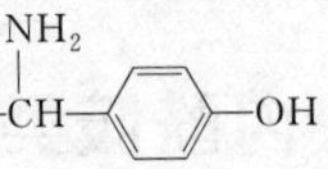	H
头孢噻吩钠 （cefalotin sodium）	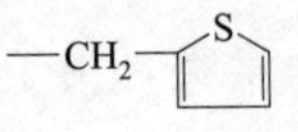	—OCOCH$_3$
头孢噻肟钠 （cefotaxime sodium）	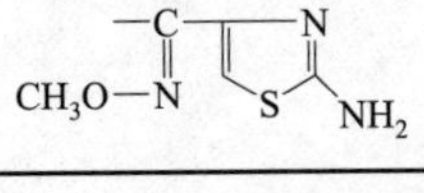	—OCOCH$_3$

2. 主要理化性质

（1）性状 青霉素和头孢菌素类药物均为白色、类白色或微黄色结晶性粉末，其分子中的游离羧基具有较强的酸性（大多数青霉素的 pK_a 值在 $2.5 \sim 2.8$），能与无机碱或某些有机碱作用成盐，如青霉素钠（钾）、氨苄西林钠等。其碱金属盐易溶于水，其有机碱盐难溶于水，易溶于甲醇等有机溶剂。青霉素的碱金属盐水溶液遇酸则析出游离酸的白色沉淀。

（2）旋光性 青霉素族和头孢菌素的母核中均含有手性碳原子，都具有旋光性。利用这一特点，可对这两类药物进行定性和定量分析。

（3）紫外吸收 青霉素族分子中的母核部分无紫外吸收，但其侧链酰胺基团上 R 基如具有苯环或共轭系统，则有紫外吸收特征。如青霉素钾（钠）的 R 为苄基，其水溶液在 264nm 波长处具有较强吸收。头孢菌素由于母核部分具有 O＝C—N—C＝C 结构，故有紫外吸收。如头孢呋辛水溶液在 274nm 处有最大吸收。

（4）β-内酰胺环的不稳定性 干燥纯净的青霉素盐很稳定，在室温可保存 3 年以上。但青霉素的水溶液很不稳定，β-内酰胺环是青霉素结构中最不稳定的部分，如与酸、碱、青霉素酶、羟胺及某些金属离子（铜、铅、汞、银）等作用时，易发生水解和分子重排，导致 β-内酰胺环破坏而失去抗菌活性。青霉素的 β-内酰胺环破坏和发生分子重排后，产生一系列的降解产物，如青霉噻唑酸、青霉酸、青霉醛、青霉胺、α-青霉噻唑酰基羟胺酸和青霉烯酸等。

头孢菌素族干燥粉末于 25℃ 密封保存，可贮存 3 年以上，但其水溶液于 25℃ 放置 24h 约损失活性 8%。酸、碱、β-内酰胺酶、胺类（包括胺、氨基酸、羟胺等）均能促使供试品降解。与青霉素相比头孢菌素较不易发生开环反应，对青霉素酶和稀酸比较稳定。

二、鉴别试验

1. 钾、钠盐的焰色反应

青霉素族、头孢菌素族药物多是制成钾盐或钠盐供临床使用，因而可利用其焰色反应进行鉴别。钾盐在无色火焰中燃烧，火焰即显紫色，若有少量钠盐混存时，须隔蓝色钴玻璃透视辨认。钠盐在无色火焰中燃烧，火焰即显鲜黄色。

2. 光谱法

（1）紫外分光光度法 最大吸收波长鉴别法：将供试品配成适当浓度的水溶液，直接进行紫外分光光度法检测，根据其吸收光谱的最大吸收波长进行鉴别。如《中国药典》（2020）收载的头孢唑林钠用此法鉴别。如 1mL 含头孢唑林钠约 $16\mu g$ 的溶液，在 272nm 的波长处有最大吸光度，按无水物计算，吸收系数（$E_{1cm}^{1\%}$）为 $400 \sim 440$。

（2）红外光谱法 《中国药典》（2020）青霉素钠、头孢拉定等药物采用红外光谱法鉴别。

3. 色谱法

《中国药典》（2020）采用薄层色谱法鉴别头孢拉定，采用高效液相色谱法鉴别头孢氨苄、头孢噻吩钠、头孢拉定等。

三、聚合物的检查

β-内酰胺抗生素临床上最常见的不良反应就是过敏反应。经过研究证明，引发 β-内酰胺抗生素过敏反应是其中存在的高分子聚合物。抗生素药物中的高分子杂质按其来源通常分为外源性杂质和内源性杂质。外源性杂质一般来源于发酵工艺，随着现代生产工艺的不断改进和提高，外源性杂质日趋减少，因此对内源性杂质的控制是当前抗生素高分子杂质质量控制的重点。内源性杂质是抗生素药物自身聚合产物，来自生产过程，贮存或在用药时使用不当产生。

目前国内外对 β-内酰胺抗生素中聚合物杂质的分离方法，概括起来有凝胶过滤色谱法、离子交换色谱法、反相色谱法。例如，《中国药典》（2020）采用了葡萄糖 G-10 自身对照外标法测定头孢他啶、头孢噻肟钠、头孢曲松钠的高分子聚合物杂质。

四、含量测定

《中国药典》（2020）对 β-内酰胺类药物的含量测定目前大多采用高效液相色谱法。因 β-内酰胺类药物含有异构体、有关物质等杂质，采用高效液相色谱法不但可快速、高效测定药物含量，更能够将供试品中可能存在的降解产物、原料等杂质分离及定量。

以头孢唑林钠的含量测定为例，照高效液相色谱法（通则 0512）测定。

（1）色谱条件与系统适用性试验　用十八烷基硅烷键合硅胶为填充剂；以磷酸氢二钠、枸橼酸溶液（取无水磷酸氢二钠 1.33g 与枸橼酸 1.12g，加水溶解并稀释成 1000mL）-乙腈（88∶12）为流动相；检测波长为 254nm；取本品约 10mg，加 0.2%氢氧化钠溶液 10mL 使溶解，静置 15~30min，精密量取 1mL，置 10mL 量瓶中，加流动相 A 稀释至刻度，摇匀，取 10μL 注入液相色谱仪，记录色谱图，头孢唑林的保留时间约为 7.5min。头孢唑林峰和相邻杂质峰的分离度应符合要求。

（2）测定法　取本品适量，精密称定，加流动相溶解并定量制成 1mL 中约含 0.1mg 的溶液，摇匀，精密量取 10μL 注入液相色谱仪，记录色谱图；另取头孢唑林对照品适量，加磷酸盐缓冲液（pH 7.0）5mL 溶解后，再用流动相稀释，同法测定。按外标法以峰面积计算供试品中 $C_{14}H_{14}N_8O_4S_3$ 的含量。

第二节　氨基糖苷类抗生素的分析

本类抗生素都是以碱性环己多元醇为苷元，与氨基糖缩合而成的苷，故称为氨基糖苷类抗生素。本类抗生素主要有链霉素、庆大霉素、卡那霉素、硫酸阿米卡星、新霉素、巴龙霉素等，这些药物的抗菌谱和化学性质都有共同之处。本节以链霉素和庆大霉素为例，讨论它们的物理、化学鉴别和检查方法。这两种抗生素原料及制剂均系用微生物检定法测定生物效价。

一、结构与性质

1. 化学结构

（1）链霉素　链霉素（streptomycin）是由链霉胍（streptidine）、链霉糖（streptose）和 N-甲基-L-葡萄糖胺（N-methyl-glucosamine）以糖苷键彼此相连结合而成的碱性苷。链霉胍通过苷键与链霉糖相接，此键结合较弱，链霉糖以另一个苷键与 N-甲基葡萄糖胺连接成链霉双糖胺，此键结合较牢。

链霉素分子中有三个碱性中心（式中有 * 号处），其中两个是链霉胍上的强碱性胍基（pK_a=11.5），另一个是葡萄糖胺上的甲氨基（pK_a=7.7）。因此，链霉素为碱性化合物，可与无机酸或有机酸形成可溶于水的盐，临床多用其硫酸盐。

（2）庆大霉素　庆大霉素（gentamicin）是由绛红糖胺、脱氧链霉胺和加洛糖胺缩合而成的苷。

临床应用的庆大霉素是庆大霉素 C 的复合物的硫酸盐，其主要成分为 C_1、C_2、C_{1a}、

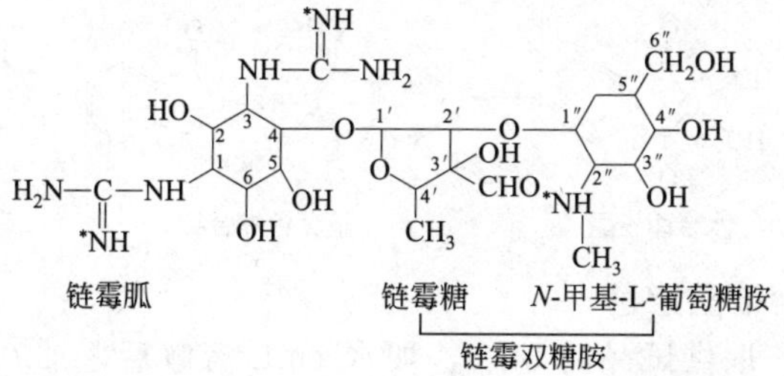

链霉胍　　　　　　　　链霉糖　　N-甲基-L-葡萄糖胺

链霉双糖胺

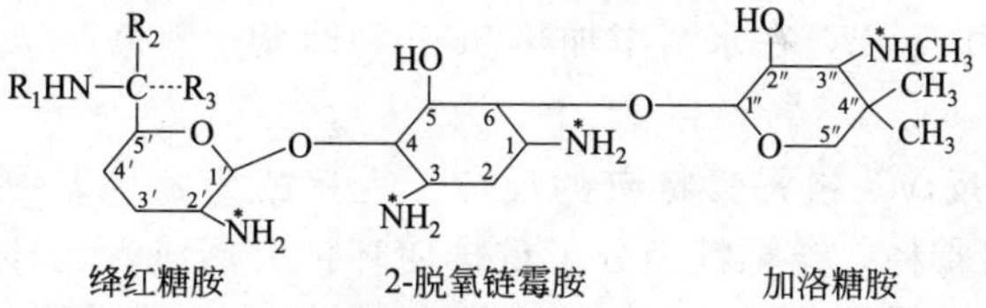

绛红糖胺　　　　　　2-脱氧链霉胺　　　　加洛糖胺

C_{2a}，庆大霉素 C_1、C_2、C_{1a} 三者结构相似，见表 13-3，仅在绛红糖胺 C-6 位及氨基上甲基化程度不同。C_{2a} 是 C_2 的异构体。

表 13-3　庆大霉素 C_1、C_2、C_{1a} 的结构

庆大霉素	R^1	R^2	R^3	分子式
C_1	CH_3	CH_3	H	$C_{21}H_{43}N_5O_7$
C_2	CH_3	H	H	$C_{20}H_{41}N_5O_7$
C_3	H	H	H	$C_{19}H_{29}N_5O_7$
C_4	H	H	CH_3	$C_{20}H_{41}N_5O_7$

庆大霉素有五个碱性中心（式中有 * 号处），其碱性相似（$pK \approx 8$），能与无机酸或有机酸形成可溶于水的盐，临床多用其硫酸盐。

2. 主要理化性质

（1）性状　硫酸链霉素为白色或类白色粉末；无臭或几乎无臭，味微苦；有引湿性；易溶于水，不溶于乙醇、三氯甲烷。硫酸庆大霉素为白色或类白色粉末；无臭；有引湿性；在水中易溶，在乙醇、丙酮、三氯甲烷或乙醚中不溶。

（2）水解性　硫酸链霉素水溶液在 pH 为 5～7.5 时最为稳定，过酸或过碱条件下易水解失效。由于链霉胍和链霉双糖胺之间的苷键要比链霉糖和氨基葡萄糖之间的苷键弱得多，因此在酸性条件下，链霉素水解为链霉胍和链霉双糖胺，进一步水解则得 N-甲基-L-葡萄糖胺。弱碱性也能使链霉素水解为链霉胍和链霉双糖胺，但随后链霉糖部分分子重排麦芽酚。生成麦芽酚是链霉素特有反应，而庆大霉素对光、热、空气均较稳定，水溶液亦稳定，pH为 2～12 时，100℃加热 30min 活性无明显变化。

（3）氧化还原性　链霉素分子结构中具有醛基，遇氧化剂如高锰酸钾、氯酸钾、过氧化氢等易被氧化成链霉酸而失效；遇还原剂如维生素 C、葡萄糖、半胱氨酸等被还原为双氢链霉素，毒性增加。

二、鉴别试验

1. 茚三酮反应

链霉素与庆大霉素均具有氨基糖苷结构，具有羟基胺类和 α-氨基酸的性质，可与茚三酮缩合成蓝紫色缩合物。

（1）硫酸链霉素　取供试品水溶液（1 → 100）5mL，加茚三酮试液 1mL 及吡啶

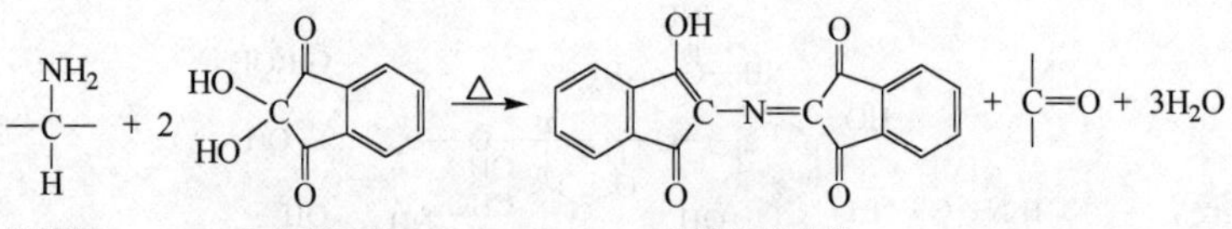

0.5mL，加热 10min，溶液呈紫色。

（2）硫酸庆大霉素　取供试品约 5mg，加水 1mL 溶解后，加 0.1% 茚三酮的水饱和正丁醇溶液 1mL 与吡啶 0.5mL，在水浴中加热 5min，即显蓝紫色。

2. 麦芽酚的反应

麦芽酚（maltol）反应为链霉素特有的反应。麦芽酚为 α-甲基-β-羟基-γ-吡喃酮，链霉素经碱性水解后生成链霉糖，链霉糖经分子重排使环扩大形成六元环，然后消除 N-甲基葡萄糖胺，再消除链霉胍生成麦芽酚（α-甲基-β-羟基-γ-吡喃）。麦芽酚可与铁离子在微酸性溶液中形成紫红色配位化合物。

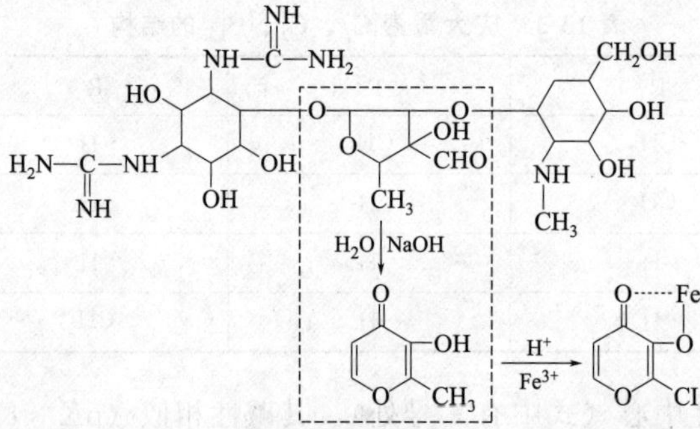

鉴别方法：取供试品约 20mg，加水 5mL 溶解后，加氢氧化钠 0.3mL，置水浴上加热 5min，加硫酸铁铵溶液（取硫酸铁铵 0.1mg，加 0.5mol/L 硫酸溶液 5mL 使溶解）0.5mL，即显紫红色。

3. 硫酸盐的鉴别反应

利用硫酸盐能与氯化钡试液生成白色硫酸钡沉淀，各国药典对硫酸链霉素进行鉴别。

4. 薄层色谱法

《中国药典》（2020）采用薄层色谱法鉴别庆大霉素。

鉴别方法：取本品与庆大霉素标准品，分别加水制成 1mL 中含 2.5mg 的溶液，照薄层色谱法（通则 0502）试验，吸取上述两种溶液各 $2\mu L$，分别点于同一硅胶 G 薄层板（临用前于 105℃活化 2h）上；另取三氯甲烷-甲醇-浓氨溶液（1：1：1）混合振摇，放置 30min，分取下层混合液为展开剂，展开后，取出于 20～25℃晾干，置碘蒸气中显色，供试品溶液所显主斑点数、颜色与位置应与标准品溶液斑点相同。

5. 红外光谱法

《中国药典》（2020）硫酸链霉素与硫酸庆大霉素均采用红外分光光度法鉴别，其红外吸收图谱应依次与对照的图谱（光谱集 491 图、485 图）一致。

三、特殊杂质检查

1. 链霉素中有关杂质的检查

（1）有关物质　照高效液相色谱法［《中国药典》（2020）通则 0512］测定。

（2）色谱条件与系统适用性试验　　用十八烷基硅烷键合硅胶为填充剂，以 0.15mol/L 的三氟醋酸溶液为流动相，流速为每分钟 0.5mL，用蒸发光散射检测器检测（漂移管温度 110℃，载气流速 2.8L/min），取链霉素对照品适量，用水溶解并稀释制成 1mL 中约含链霉素 3.5mg 的溶液，置日光灯（3000lx）下照射 24h，作为分离度试验用溶液。取妥布霉素对照品适量，用分离度试验用溶液溶解并稀释制成 1mL 中约含妥布霉素 0.06mg 的溶液，量取 10μL 注入液相色谱仪，记录色谱图。链霉素峰保留时间为 10～12min，链霉素峰（相对保留时间为 1.0）与相对保留时间为 0.9 处的杂质峰的分离度和链霉素峰与妥布霉素峰的分离度分别应不小于 1.2 和 1.5。连续进样 5 次，链霉素峰面积的相对标准偏差应不大于 2.0%。

（3）测定方法　　取本品适量，精密称定，加水溶解并定量稀释制成 1mL 中约含链霉素 3.5mg 的溶液，作为供试品溶液。精密量取供试品溶液适量，加水稀释制成 1mL 中约含链霉素 35μg、70μg 和 140μg 的溶液，作为对照溶液①、②、③。照含量测定项下的色谱条件，量取对照溶液②10μL 注入液相色谱仪，调节检测灵敏度，使主成分色谱峰的峰高为满量程的 10%～20%，精密量取对照溶液①、②、③各 10μL，分别注入液相色谱仪，记录色谱图。以对照溶液浓度的对数值与相应峰面积的对数值计算回归方程，相关系数（r）应不小于 0.99。另取供试品溶液，同法测定，记录色谱图至主成分峰保留时间的 2 倍，用回归方程计算，最大单一杂质不得过 2.0%，杂质总量不得过 5.0%。

取本品，用适宜溶剂溶解，转移至不少于 500mL 的 0.9% 无菌氯化钠溶液中，用薄膜过滤法处理后，依法检查，应符合规定。另取装量 10mL 含 2 万 U 的溶液 0.25～0.5mL，3 管在 30～35℃培养，另 3 管在 20～25℃培养，应符合规定。

2. 硫酸庆大霉素 C 组分的测定

国内各生产厂的发酵工艺基本一致，但提炼工艺各有不同。由于发酵菌种不同或工艺略有差别，各厂家产品 C 组分含量比例不完全一致。庆大霉素 C_1、C_2、C_{1a} 对微生物的活性无明显差异，但其毒副作用和耐药性有差异，从而影响产品的效价和临床疗效。因此，应规定各组分的相对含量百分比。

《中国药典》（2020）采用高效液相色谱法测定庆大霉素 C 组分的含量。

庆大霉素 C 组分照高效液相色谱法（通则 0512）测定。

（1）色谱条件与系统适应性试验　　用十八烷基键合硅胶为填充剂（pH 值适应范围 0.8～8.0）；以 0.2mol/L 三氟醋酸-甲醇（92∶8）为流动相；流速为每分钟 0.6mL；用蒸发光散射检测器（参考条件：漂移管温度 110℃，载气流量为每分钟 2.8L），分别取庆大霉素和小诺霉素标准品各适量，用流动相制成 1mL 中含 0.2mg 的溶液，取 20μL 注入液相色谱仪，记录色谱图，C 组分的出峰顺序从第二个主峰计，依次为：庆大霉素 C_{1a}、C_2、小诺霉素、C_{2a}、C_1，C_2、小诺霉素和 C_{2a} 之间的分离度应符合要求，连续进样的小诺霉素峰面积的相当标准偏差应不大于 2.0%。

（2）测定法　　取庆大霉素，精密称定，用流动相制成 1mL 中约含庆大霉素 1.0mg、2.5mg 和 5.0mg 的溶液作为标准品溶液①、②、③。取上述三种溶液各 20μL，分别注入液相色谱仪，记录色谱图，计算标准品溶液各组分浓度的对数值与相应的主峰面积对数值的回归方程，相关系数（r）应不小于 0.99；另取本品适量，精密称定，用流动相制成每 1mL 中约含庆大霉素 2.5mg 的溶液，同法测定，用庆大霉素各组分的回归方程分别计算供试品中对应组分的量（X_{c_x}），并根据所得的各组分的量（X_{c_x}）按下面公式计算出各组分的含量。

$$C_x = \frac{X_{cx}}{X_{c_{1a}} + X_{c_2} + X_{c_{2a}} + X_{c_1}} \times 100\%$$

式中，C_x 为庆大霉素各组分的含量；C_1 应为 $25\% \sim 50\%$；C_{1a} 应为 $15\% \sim 40\%$；$C_2 + C_{2a}$ 应为 $20\% \sim 50\%$。

杂质峰按小诺霉素回归方程计算，单个杂质不得过 2.0%，总杂质不得过 5%。

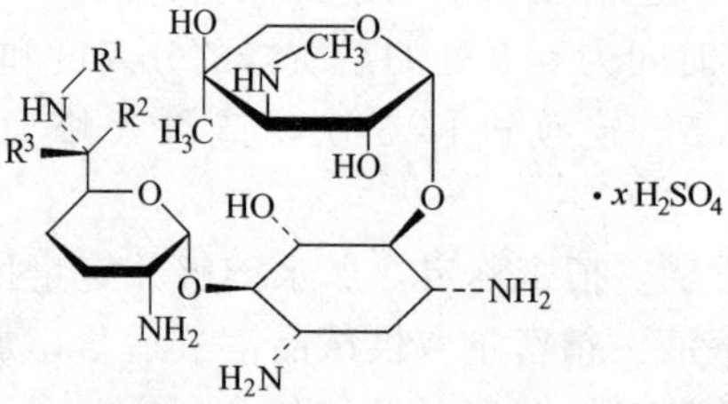

庆大霉素	分子式	R^1	R^2	R^3
C_1	$C_{21}H_{43}N_5O_7$	CH_3	CH_3	H
C_{1a}	$C_{19}H_{39}N_5O_7$	H	H	H
C_2	$C_{20}H_{41}N_5O_7$	H	CH_3	H
C_{2a}	$C_{20}H_{41}N_5O_7$	H	H	CH_3

（3）有关物质　取西索米星、小诺霉素标准品各适量，精密称定，用流动相制成 1mL 中约含西索米星和小诺霉素各 $25\mu g$、$50\mu g$ 和 $100\mu g$ 的溶液作为标准品溶液①、②、③。照庆大霉素 C 组分项下色谱条件试验，取上述三种溶液各 $20\mu L$，分别注入液相色谱仪，记录色谱图，计算标准品溶液浓度的对数值与相应的主峰面积对数值的回归方程，相关系数（r）应不小于 0.99；另取本品适量，精密称定，用流动相制成 1mL 中约含庆大霉素 2.5mg 的溶液，同法测定，供试品色谱图中如有西索米星、小诺霉素峰，用相应的回归方程计算西索米星、小诺霉素的含量。含西索米星不得过 2.0%，小诺霉素不得过 3.0%。除硫酸峰外，其他杂质按小诺霉素回归方程计算，单个杂质不得过 2.0%，总杂质不得过 5.0%。

四、含量测定

目前各国药典仍采用抗生素微生物检定法测定氨基糖苷类抗生素及各种制剂的含量。《中国药典》（2020）采用此类方法测定含量。

第三节　四环素类抗生素的分析

四环素类抗生素的化学结构中均具有氢化并四苯环，故称为四环素类抗生素。

四环素类药物的认知

一、结构与性质

1. 化学结构

四环素类抗生素是氢化并四苯的衍生物。根据结构中各取代基 R、R^1、R^2、R^3 的不同而构成了不同四环素类抗生素。常见的本类药物见表 13-4。

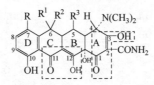

表 13-4　四环素类分子中的取代基

药物	R	R¹	R²	R³
四环素 （tetracycline，TC）	H	OH	CH$_3$	H
金霉素 （chlortetracycline，CTC）	Cl	OH	CH$_3$	H
土霉素 （oxytetracycline，OTC）	H	OH	CH$_3$	OH
多西环素 （doxycycline，DOTC）	H	H	CH$_3$	H
美他环素 （metacycline，METC）	H	＝CH$_2$		OH

　　四环素类抗生素由 A、B、C、D 四个环组成，均为氢化并四苯的衍生物。其结构特点为母核 C-4 位有二甲胺基 [—N（CH$_3$）$_2$]、C-2 位有酰胺基（—CONH$_2$）、C-10 位有酚羟基（Ar—OH）和两个含有酮基和烯醇基的共轭双键（结构式中虚线内所示部分）。

2. 主要理化性质

　　（1）性状　四环素类抗生素均为黄色结晶性粉末；无臭，味苦；有引湿性；大多数遇光色渐变深，在碱性溶液中易破坏失效，在水中溶解，在乙醇中略溶，在三氯甲烷或乙醚中不溶。

　　（2）酸碱性　分子中具有酚羟基和烯醇型羟基，显弱酸性，同时分子中具有二甲胺基，显弱碱，故为酸碱两性化合物，遇酸及碱均能生成相应的盐，临床多使用其盐酸盐。

　　（3）不稳定　干燥的四环素类游离碱及其盐较稳定，但在贮存中遇光氧化颜色变深。在酸性溶液中会发生差向异构化反应及降解反应；在碱性溶液中会发生降解反应。

　　① 差向异构化反应。四环素类抗生素在 pH 为 2～6 的溶液中，由于 A 环上手性碳原子 C$_4$ 构型的改变，发生差向异构化，形成差向异构体即 4-差向四环素。反应是可逆的，达到平衡时溶液中差向化合物的含量可达 40%～60%。金霉素也很容易发生差向异构化，形成 4-差向金霉素，其抗菌活性极弱或完全消失。而土霉素、多烯环素、美他环素由于 C-5 上的羟基和 C-4 上的二甲胺基形成氢键，因而较稳定，C-4 上不易发生差向异构化。溶液中某些阴离子如磷酸根、枸橼酸根、醋酸根离子的存在，能使差向化速度增大，加速异构化反应的进行。

　　② 酸性条件下的降解反应。四环素类抗生素如四环素和金霉素，在 pH＜2 的溶液中，特别是在加热的情况下极易脱水，生成脱水四环素和金霉素。脱水四环素类分子中，共轭双键的数目增加，色泽加深，对光的吸收程度增大。橙黄色的脱水四环素和脱水金霉素分别在 435nm 及 445nm 处有较大吸收。利用这一性质，对金霉素和四环素进行比色测定。

　　四环素的差向异构化反应和降解反应可表示如下。

　　a. 碱性条件下的降解反应。四环素抗生素在碱性溶液中，由于氢氧根离子的作用，C-6 上的羟基形成氧负离子，向 C-11 发生分子内亲核进攻，经电子转移，C 环破裂，生成无活

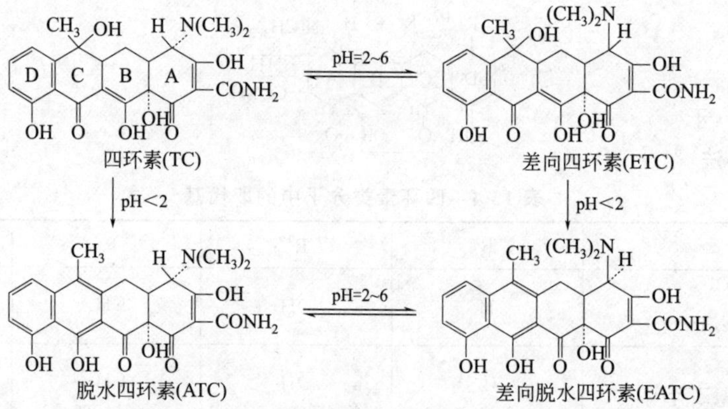

四环素（TC） 差向四环素（ETC）

脱水四环素（ATC） 差向脱水四环素（EATC）

性的具内酯结构的异构体，若在强碱性溶液中加热，几乎可以定量地转化为异四环素，其在紫外光照射下，具强烈荧光。

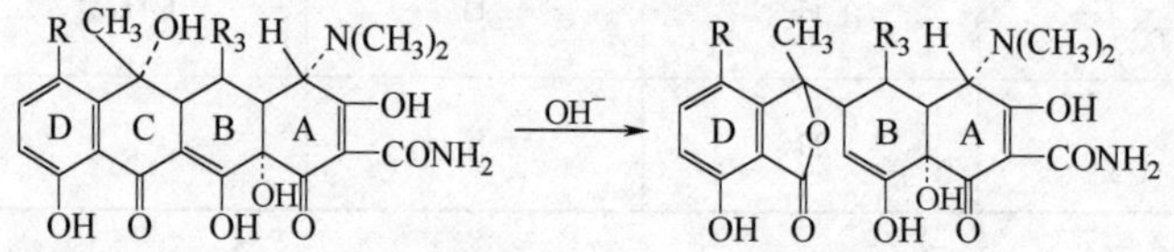

b. 与金属粒子形成配位化合物。四环素类抗生素分子中具有酚羟基和烯醇基，能与许多金属粒子形成不溶性盐类或有色配化合物。如与钙离子镁离子形成不溶性的钙盐或镁盐，与铁离子形成红色配位化合物，与氯离子形成黄色配位化合物。

二、鉴别试验

1. 浓硫酸显色反应

四环素类抗生素与硫酸反应立即产生不同颜色，可用于鉴别和区别各种四环素类抗生素。如盐酸四环素显深紫色；盐酸金霉素显蓝色，渐变橄榄绿色，加水 1mL 后显金黄色或棕色；盐酸土霉素显深朱红色；盐酸多西环显黄色；盐酸美他环显橙红色。

2. 三氯化铁反应

四环素类抗生素分子结构中具有酚羟基，遇三氯化铁试液立即产生颜色。如盐酸四环素显红棕色；盐酸金霉素显深褐色；盐酸土霉素显橙褐色；盐酸多烯环素显褐色。

3. 氯化物反应

四环素类药物均为盐酸盐，可与硝酸银试液反应，从而鉴别。

4. 比旋光度

除美他环素外，其他四种四环素类抗生素的盐酸溶液均有旋光性，《中国药典》（2020）在性状项下规定，盐酸四环素、盐酸金霉素、盐酸多西环素和盐酸土霉素的盐酸溶液应具有比旋光度数值。

5. 紫外分光光度法

本类抗生素分子内含有共轭双键系统，在紫外光区有吸收。因此《中国药典》（2020）将紫外吸收的特征作为盐酸美他环素的鉴别项目。如盐酸美他环素适量，用水溶解并稀释制成 1mL 中约含 $10\mu g$ 的溶液，照紫外-可见分光光度法（通则 0401）测定，在 345nm、282nm 和 241nm 波长处有最大吸收，在 264nm 和 222nm 波长处有最小吸收。

6. 荧光法

本类抗生素分子中具有共轭双键，在紫外光照射下能产生荧光，其降解产物也具有荧光，可供鉴别。如土霉素经酸性降解后，在紫外光下成绿色荧光；金霉素经碱降解后，在紫外光下呈蓝色荧光；土霉素经碱降解后成绿色荧光，加热，转为蓝色荧光；四环素经碱降解后呈黄色荧光。如盐酸金霉素可用下列方法鉴别。取供试品约 50mg，加 0.4% 氢氧化钠溶液 5mL 使溶解，于 100℃ 加热 1min，在紫外光灯（365nm）下检视，显强烈的蓝色荧光。

7. 薄层色谱法

《中国药典》（2020）中土霉素的鉴别条目之一采用薄层色谱法鉴别。

取本品与土霉素对照品，分别用甲醇制成 1mL 中约含 1mg 的溶液，作为供试品溶液与对照品溶液；另取土霉素与盐酸四环素对照品，用甲醇制成 1mL 中各约含 1mg 的混合溶液，照薄层色谱法（通则 0502）试验，吸取上述三种溶液各 1μL，分别点于同一薄层板上，以乙酸乙酯-三氯甲烷-丙酮（2：2：1）溶液 200mL 中加 4% 乙二胺四醋酸二钠溶液（pH 7.0）5mL 作为展开剂，展开，晾干，用氨蒸气熏后，置紫外光灯（365nm）下检视，混合溶液应显示两个完全分离的斑点，供试品溶液所显主斑点的荧光强度和位置应与对照品溶液的主斑点相同。

三、特殊杂质检查

1. 盐酸四环素中有关物质的检查

盐酸四环素中的特殊杂质有关物质，主要是指在生产中和贮存过程中易形成的异构杂质、降解杂质（ETC、ATC、EATC）和金霉素（CTC）等。临床上因服用变质四环素可引起病人出现恶心、呕吐、酸中毒、蛋白尿、糖尿等现象。因此，各国药典采用不同的方法控制有关物质的限量。《中国药典》（2020）采用高效液相色谱法控制盐酸四环素中"有关物质"的限量。

离子色谱法

检查方法：取本品适量，精密称定，用 0.01mol/L 盐酸溶液溶解并定量稀释制成 1mL 中约含 0.5mg 的溶液（临用现配），作为供试品溶液；精密量取 2mL，置 100mL 量瓶中，用 0.01mol/L 盐酸溶液稀释至刻度，摇匀，作为对照溶液。照含量测定项下的色谱条件，取对照溶液 10μL 注入液相色谱仪，调节检测灵敏度，使主成分色谱峰的峰高约为满量程的 20%，再精密量取供试品溶液与对照溶液各 10μL，分别注入液相色谱仪，记录色谱图至主成分峰保留时间的 2.5 倍，供试品溶液色谱图中如有杂质峰，按校正后的峰面积计算（盐酸四环素、土霉素、4-差向四环素、盐酸金霉素、脱水四环素和差向脱水四环素的校正因子分别为 1.0、1.0、1.42、1.39、0.48 和 0.62），土霉素、4-差向四环素、盐酸金霉素、脱水四环素、差向脱水四环素的峰面积分别不得大于对照溶液主峰面积的 1/4（0.5%）、1.5 倍（3.0%）、1/2（1.0%）、1/4（0.5%）、1/4（0.5%），其他各杂质峰峰面积的和不得大于对照溶液主峰面积的 1/2（1.0%）。

2. 盐酸土霉素中杂质吸光度的检查

杂质吸光度越大，四环素类药物的脱水物及差向脱水的含量也越高。《中国药典》（2020）采用分光光度法检查盐酸土霉素中的杂质吸光度的限量。

检查方法：取供试品，加 0.1mol/L 盐酸溶液的甲醇溶液（1→100）制成 1mL 中含 2.0mg 的溶液，于 1h 内在 490nm 波长处测定，吸光度不得过 0.50。另取供试品，用上述盐酸的甲醇溶液制成 1mL 中含 10mg 的溶液，照上法，在 490nm 波长出测定，吸光度不得过 0.20。

四、含量测定

《中国药典》（2020）已全部采用高效液相色谱法测定。以盐酸四环素含量测定为例。

（1）色谱条件与系统适用性试验　用十八烷基硅烷键合硅胶为填充剂；醋酸铵溶液 [0.15mol/L 醋酸铵溶液-0.01mol/L 乙二胺四醋酸二钠溶液-三乙胺（100：10：1），用醋酸调节 pH 值至 8.5]-乙腈（83：17）为流动相；检测波长为 280nm。取 4-差向四环素、土霉素、差向脱水四环素、盐酸金霉素及脱水四环素对照品各约 3mg 与盐酸四环素对照品约 48mg，置 100mL 量瓶中，加 0.1mol/L 盐酸溶液 10mL 使溶解后，用水稀释至刻度，摇匀，作为分离度试验用溶液，取 10μL 注入液相色谱仪，记录色谱图，出峰顺序为 4-差向四环素、土霉素、差向脱水四环素、盐酸四环素、盐酸金霉素、脱水四环素，四环素的保留时间约为 14min。4-差向四环素、土霉素、差向脱水四环素、盐酸四环素、盐酸金霉素峰间的分离度均应符合要求，盐酸金霉素及脱水四环素峰间的分离度应不小于 1.0。

（2）测定法　取本品约 25mg，精密称定，置 50mL 量瓶中，用 0.01mol/L 盐酸溶液溶解并稀释至刻度，摇匀，精密量取 5mL，置 25mL 量瓶中，加 0.01mol/L 盐酸溶液稀释至刻度，摇匀，精密量取 10μL 注入液相色谱仪，记录色谱图；另取盐酸四环素对照品适量，同法测定。按外标法以峰面积计算出供试品中 $C_{22}H_{24}N_2O_8 \cdot HCl$ 的含量。

本 章 小 结

本章主要讨论了 β-内酰胺类、氨基糖苷类及四环素类抗生素的理化性质、鉴别反应、特殊杂质检查以及含量测定的理化方法。

β-内酰胺类抗生素分子结构中，含有 β-内酰胺环。由于分子结构中侧链的不同，构成了各种不同的青霉素和头孢菌素类药物。由于分子结构中都具有羧基，因而青霉素和头孢菌素类抗生素显酸性，能与碱形成盐；又由于分子中含有手性碳原子，因而这些抗生素具有旋光性；头孢菌素类以及某些侧链具有共轭系统的青霉素类抗生素，具有紫外吸收的性质；青霉素类和头孢菌素类抗生素分子中，最不稳定的部分为 β-内酰胺类，在酸、碱、青霉素酶和某些氧化剂等的作用下，可使 β-内酰胺环打开或发生分子重排，得到各种不同的降解产物。《中国药典》对所收载的头孢类抗生素的分析均采用高效液相色谱法，高效液相色谱法具有快速、高效、灵敏、选择性强和重现性好的特点。对 β-内酰胺类抗生素中所含高分子杂质的检查是近年来这一类药物研究中的热点，它对于保障临床用药安全、有效十分重要。

氨基糖苷类抗生素分子中含水量有氨基糖苷结构，为强碱性的有机碱，能与无机酸或有机酸形成可溶于水的盐，本类抗生素经水解后，可得到各种苷元、双糖或单糖，因此可利用糖类的一般反应或苷元的特殊反应进行鉴别。本类抗生素的含量测定，目前各国药典仍采用微生物学方法。由于这一类药物在临床上应用的常为几种组分的混合物（如庆大霉素是由庆大霉素 C_1、C_2、C_{1a} 组成的混合物），而这些组分的毒副作用存在差异，因此仅仅根据微生物测定法测得的总效价来控制药品质量的优劣，显然不够。为此，《中国药典》采用色谱分离、分析方法，控制各组分的含量。

四环素抗生素为四并苯（或萘并萘）的衍生物，由于母核上的取代基不同而构成各种不同四环素类药物。由于分子中存在的酚羟基和烯醇基，四环素类抗生素显酸性，而分子中存在的二甲胺基又使该类化合物显碱性，因此四环素类抗生素是两性化合物，遇酸或碱均能生成盐。本类抗生素在弱酸性溶液中（pH=2.0～6.0），由于 C-4 构型的改变，发生差向异构化；在较酸溶液（pH<2）或碱性溶液中，均能发生降解反应。四环素类抗生素的很多鉴别和杂质检查是根据以上性质而制定的。为了保证用药安全和有效，药典中规定了对降解产物及异构杂质采用高效液相色谱法、紫外分光光度法进行检查。基于四环素类药物的杂质多，共存成分的结构相近的特点，该类药物均采用高效液相色谱法测定含量。

习题　　　　　　　习题答案

第十四章 药物制剂分析

【学习目标】

了解制剂分析的特点；掌握片剂分析的步骤和项目；掌握注射剂分析的步骤和项目；掌握片剂和注射剂含量测定的结果计算；了解复方制剂的特点及分析方法思路。能熟悉片剂和注射剂常规分析项目的测定方法。

第一节 药物制剂分析的特点

原料药经过一定的生产工艺制成适当的剂型，称为药物制剂。药物制剂是一类为了适应医疗需要，更好地发挥药物的疗效，降低药物的毒性或副作用；便于使用、贮藏和运输；直接供广大消费者使用的一种产品，因此控制好药物制剂的质量更是必要和重要。

药物的剂型很多，《中国药典》（2020）收载的药物剂型有：片剂、注射剂、胶囊剂、颗粒剂、眼用制剂、鼻用制剂、栓剂、丸剂、软膏剂、乳膏剂、糊剂、吸入制剂、喷雾剂、气雾剂、凝胶剂、散剂、糖浆剂、搽剂、涂剂、涂膜剂、酊剂、贴剂、贴膏剂、口服溶液剂、口服混悬剂、口服乳剂、植入剂、膜剂、耳用制剂、洗剂、冲洗剂、灌肠剂、合剂、锭剂、煎膏剂、胶剂、酒剂、膏药、露剂、茶剂、流浸膏剂与浸膏剂。根据制剂中所含药物数量的多少，制剂又分成单方制剂和复方制剂。

制剂分析是根据药物的性质特点，采用适当的理化法、光谱法、色谱法及生物学法等，对药物制剂的质量进行全面的分析测定，以检验制剂是否符合质量标准的过程。

从原料药制成制剂，要经过一定的生产工艺，加入了一定的附加成分，如赋形剂、稀释剂、稳定剂、抗氧剂、防腐剂和着色剂等，由于有这些附加成分的存在，会对主药分析产生影响，因而制剂分析表现出一定的特点。

一、制剂分析的复杂性

制剂分析的复杂，一方面体现在拟定测定方案时，不仅要考虑主药的结构和性质，还要考虑附加成分对测定的影响，包括附加成分有无干扰、干扰程度如何、干扰如何消除等；另一方面体现在进行测定时，更要注意测定条件，如不严格按规程进行，干扰因素未排除干净，就将造成测定结果中存在较大误差，从而产生严重后果。

由于附加成分的存在，原料药可使用的分析方法，制剂不一定适用；同一原料制成不同制剂，由于加入了不同的附加成分，且生产工艺也有所不同，其分析方法也不一定相同。

以阿司匹林为例，阿司匹林原料药采用直接滴定法测定含量，而阿司匹林片和肠溶片原来药典采用两步滴定法，现在药典采用高效液相色谱法。原因是阿司匹林片剂中加入了附加成分酒石酸或枸橼酸，且制剂生产过程中也可能有酸性水解产物（水杨酸、醋酸）产生，故而需采用两步滴定法，第一步滴定先中和与供试品共存的酸，第二步再在碱性条件下滴定水解后的产物从而得到其含量，这样可较有效排除制剂中附加成分的干扰，采用专属性强的高效液相色谱法测定含量排除干扰的效果更好，而且操作简便。

复方制剂中由于所含药物不止一种，确定分析方法时，不仅要考虑附加成分的干扰，还要考虑有效成分之间的相互干扰，因此其分析更为复杂。

二、制剂分析的侧重性

制剂分析的侧重性一方面表现在其分析项目与其原料药的区别上。制剂分析检查项目多数不再去重复原料药已做过的部分，只是针对在制剂生产过程中或贮存过程中所产生的杂质进行检查。例如：盐酸普鲁卡因干燥时性质稳定，而在制成注射液和贮存过程中，往往会水解生成对氨基苯甲酸。因此该品的注射液增加到一项对氨基苯甲酸的检查。另外，《中国药典》附录对各种剂型应达到的质量要求均作出了规定，称为制剂通则，药物制剂分析均应按制剂通则规定的项目进行检查，并应符合规定。

制剂分析的侧重性另一方面表现在其分析方法的不同上。原料药不含附加成分，分析测定时干扰少，在方法的选择上应侧重准确度高的方法，因此容量分析法用得比较多。制剂分析中，排除附加成分的干扰是其主要考虑的因素，在方法的选择上则应侧重专属性的方法，因此仪器分析法用得比较多。

第二节 片剂分析

一、片剂的组成及分析步骤

片剂系指药物与适宜的辅料混合，通过制剂技术压制而成的圆片状或异形片状的固体制剂。

片剂以口服普通片为主，也有含片、舌下片、口腔贴片、咀嚼片、分散片、可溶片、泡腾片、阴道片、阴道泡腾片、缓释片、控释片、肠溶片与口崩片等。

1. 片剂的组成

片剂由主药和附加剂经过适当工艺加工而成。附加剂主要包含有赋形剂（如淀粉、糊精、蔗糖、乳糖等）、润滑剂（如滑石粉、硫酸钙、硬脂酸镁等）等。

2. 片剂的分析步骤

片剂分析时，一般按照图 14-1 所示的操作步骤进行。

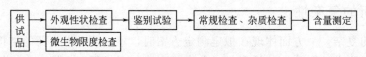

图 14-1 片剂分析的一般操作步骤

二、片剂的常规检查

《中国药典》（2020）规定片剂的常规检查包括：重量差异或含量均匀度检查；崩解时限或溶出度检查；发泡量检查；分散均匀性检查；微生物限度检查。

片剂常规检查

1. 重量差异检查

重量差异检查是指按规定称量方法测定每片的重量与平均片重之间的差异程度。

（1）重量差异限度 《中国药典》（2020）规定片剂重量差异不得超过表 14-1 限度的规定。

（2）检查法 取药片 20 片，精密称量总重量，求得平均片重后，再分别精密称定各片的重量。每片重量与平均片重相比较（凡无含量测定的片剂，每片重量应与标示片重比较），按表中的规定，超出重量差异限度的不得多于 2 片，并不得有 1 片超出限度 1 倍。

表 14-1　片剂重量差异限度

平均重量	重量差异限度
0.30g 以下	±7.5%
0.30g 或 0.30g 以上	±5%

（3）注意事项

① 糖衣片的片芯应检查重量差异并符合规定，包糖衣后不再检查重量差异。

② 薄膜衣片应在包薄膜衣后检查重量差异并符合规定。

③ 凡规定检查含量均匀度的片剂，可不进行重量差异的检查。

④ 操作过程中勿用手直接接触片剂，应戴手套或指套，用平头镊子拿取片剂。

⑤ 易吸潮的供试品需置于密闭的称量瓶中，尽快称量。

2. 崩解时限检查

崩解系指片剂等口服制剂在规定条件下全部崩解溶散或成碎粒，除不溶性包衣材料外，应全部通过筛网。崩解时限系指固体制剂在规定方法和液体介质中，崩解溶散到小于 2.0mm 碎粒（或溶化、软化）所需时间的限度。

（1）崩解时限测定原理　崩解时限检查采用升降式崩解仪，其主要结构为一能升降的金属支架与下端镶有筛网的吊篮，并附有挡板，见图 14-2。

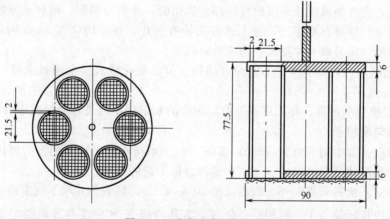

图 14-2　升降式崩解仪示意
单位：mm

测定时，使固体制剂在液体介质中，随着崩解仪器吊篮和上下移动，发生崩解成碎粒、溶化或软化的现象，以供试品通过筛网或软化的时间来控制。

（2）检查法　将吊篮通过上端的不锈钢轴悬挂于金属架上，浸入 1000mL 烧杯中，并调节吊篮位置使其下降时筛网距烧杯底部 25mm，烧杯内盛有温度为 37℃±1℃的水，调节水位高度使吊篮上升时筛网在水面下 15mm 处。并使升降的金属支架上下移动距离为 55mm±2mm，往返频率为每分钟 30~32 次。

除另有规定外，取药片 6 片，分别置上述吊篮的玻璃管中，启动崩解仪进行检查，各片均应在 15min 内全部崩解。如有一片不能完全崩解，应另取 6 片，按上述方法复试，均应符合规定。

（3）注意事项

① 中药浸膏片、半浸膏片和全粉片，每管加挡板 1 块，全粉片各片均应在 30min 内全部崩解；浸膏（半浸膏）片各片均应在 1h 内全部崩解。如果供试品黏附挡板，应另取 6 片，不加挡板按上述方法检查，应符合规定。如有 1 片不能完全崩解，应另取 6 片复试，均应符合规定。

② 薄膜衣片可改在盐酸溶液（9→1000）中进行检查，应在 30min 内全部崩解。如有 1 片不能完全崩解，应另取 6 片复试，均应符合规定。

③ 糖衣片应在 1h 内全部崩解。如有 1 片不能完全崩解，应另取 6 片复试，均应符合规定。

④ 肠溶衣片先在盐酸溶液（9→1000）中检查 2h，每片均不得有裂缝、崩解或软化现象，继将吊篮取出，用少量水洗涤后，每管加入挡板一块，再按上述方法在磷酸盐缓冲液（pH＝6.8）中进行检查，1h 内应全部崩解。如供试品黏附挡板，应另取 6 片，不加挡板按上述方法检查，应符合规定。如有 1 片不能完全崩解，应另取 6 片复试，均应符合规定。

⑤ 含片，除另有规定外，各片均不应在 10min 内全部崩解或溶化。如有 1 片不符合规定，应另取 6 片复试，均应符合规定。

⑥ 舌下片，除另有规定外，各片均应在 5min 内全部崩解并溶化。如有 1 片不能完全崩解或溶化，应另取 6 片复试，均应符合规定。

⑦ 可溶片，除另有规定外，水温为 20℃±5℃，按上述装置和方法检查，各片均应在 3min 内全部崩解并溶化。如有 1 片不能完全崩解或溶化，应另取 6 片复试，均应符合规定。

⑧ 泡腾片应取 1 片，置 250mL 烧杯中，烧杯内盛有 200mL 水，水温为 15～25℃，有许多气泡放出，当片剂或碎片周围的气体停止逸出时，片剂应崩解、溶解或分散在水中，无聚集的颗粒剩留。除另有规定外，按上述方法检查 6 片，各片均应在 5min 内崩解。如有 1 片不能完全崩解，应另取 6 片复试，均应符合规定。

⑨ 在规定时限内，如有少量不能通过筛网，但已软化或轻质上漂且无硬心者，可作符合规定论。

⑩ 凡规定检查溶出度、释放度或分散均匀性的制剂，不再进行崩解时限检查。

3. 含量均匀度检查

含量均匀度 ［《中国药典》（2020）通则 0941］系指小剂量或单剂量的固体制剂、半固体制剂和非均相液体制剂的每片（个）含量符合标示量的程度。

（1）检查法　除另有规定外，取供试品 10 片（个），照各药片项下规定的方法，分别测定每片（个）以标示量为 100 的相对含量 X，求其均值 $\overline{X}$ 和标准差 S 以及标示量与均值之差的绝对值 A。

$$S = \sqrt{\dfrac{\sum\limits_{i=1}^{n}(X_i - \overline{X})^2}{n-1}} \qquad A = |100 - \overline{X}|$$

根据计算进行判断。

计算结果	$A+2.2S \leqslant L$	$A+S > L$	$A+2.2S > L$，且 $A+S \leqslant L$
判断	符合规定	不符合规定	不可确定，应复试

若 $A+2.2S > L$ 且 $A+S \leqslant L$，则应另取 20 片（个）复试。根据初试、复试结果，计算 30 片（个）的均值 $\overline{X}$、标准差 S 和标示量与均值之差的绝对值 A，然后按下述标准进行

判断：

当 $A<0.25L$ 时，若 $A^2+S^2<0.25L^2$，则供试品的含量均匀度符合规定；若 $A^2+S^2>0.25L^2$ 则不符合规定。

当 $A>0.25L$ 时，若 $A+1.7S<L$，则供试品的含量均匀度符合规定；若 $A+1.7S>L$，则不符合规定。

（2）注意事项

① 除另有规定外，片剂、胶囊剂或注射用无菌粉末，每片（个）标示量小于 10mg 或主药含量小于每片（个）质量 5% 者；其他制剂，每个标示量小于 2mg 或主药含量小于每个质量 2% 者，均应检查含量均匀度。复方制剂仅检查符合上述条件的组分。

② 凡检查含量均匀度的制剂，不再检查重量差异。当全部主成分均进行含量均匀度检查时，复方制剂一般亦不再检查重（装）量差异。

③ 上述公式中 L 为规定值，除另有规定外，$L=15.0$；单剂量包装的口服混悬液、内充非均相溶液的软胶囊、胶囊型或泡囊型粉雾剂、单剂量包装的眼用、耳用、鼻用混悬剂、固体或半固体制剂 $L=20.0$；透皮贴剂、栓剂 $L=25.0$。如该品种项下规定含量均匀度的限度为 $\pm20\%$ 或其他数值时，$L=20.0$ 或其他相应的数值。

4. 溶出度检查（通则 0931）

溶出度［《中国药典》（2020）通则 0931］系指药物从片剂、胶囊剂或颗粒剂等固体制剂在规定条件下溶出的速率和程度。

固体制剂中的药物只有溶解之后，才能被机体吸收，而崩解只是药物溶出的最初阶段，还不能客观反映药物在体内溶出的全过程。药物在体内吸收的速度通常由溶解的快慢而决定，因此，溶出度是评价固体制剂内在质量的重要指标之一，是观察生物利用度的一种体外试验法。

（1）方法简介 《中国药典》（2020）规定溶出度测定方法有七种：篮法、桨法、小杯法、桨碟法、转筒法、流池法和往复筒法。

前三种方法的原理基本相同，即将某种固体制剂的一定量置于溶出仪的吊篮（或烧杯）中，在 37℃±0.5℃ 恒温下，在规定的转速、介质中依法检查，在规定的时间内测定其溶出的量。

$$溶出度=\frac{溶出量}{标示量}\times100\%$$

（2）结果判断 除另有规定外，应符合下列规定：取供试品 6 片（个），测定每片（个）的溶出量，按标示含量计算，进行判断。

限度(Q)：$Q=$ 标示含量 $\times70\%$			
测定结果	6 片（个）中，每片（个）均不低于 Q	6 片（个）中，仅有 1～2 片（个）低于 Q，但不低于 $Q-10\%$，且其平均溶出量不低于 Q	6 片（个）中，有 1 片（个）低于 $Q-10\%$，但不低于 $Q-20\%$，且其平均溶出量不低于 Q
判定	符合规定	符合规定	复试

复试方法：另取 6 片（个）进行测定，初试、复试的 12 片（粒、袋）中有 1～3 片（粒、袋）低于 Q，其中仅有 1 片（粒、袋）低于 $Q-10\%$，但不低于 $Q-20\%$，且其平均溶出量不低于 Q 时，亦可判定为符合规定。

（3）注意事项

① 凡规定检查溶出度的制剂，可不再进行崩解时限检查。

② 溶出仪转轴不用时应垂直挂置，不得平卧，以免转轴变形。

③ 用 0.8μm 的一次性滤头滤过。

④ 用篮法时，供试品进入溶剂后，立即开启仪器，同时计时。

⑤ 自取样至过滤应在 30s 内完成。

⑥ 溶出槽水保持清洁，定期更换。

⑦ 加入适量溶出液（已除去溶入气体），检查每个溶出槽内溶出液温度，应为 37℃±0.5℃。溶出液应预热，溶出液体积平均误差应在±1%以内。

5. 发泡量检查

除另有规定外，取 25mL 具塞刻度试管（内径 1.5cm，若片剂直径较大，可改为内径 2.0cm）10 支，平均片重 1.5g 及 1.5g 以下加 2.0mL 水，1.5g 以上加 4.0mL 水，置 37℃±1℃水浴中 5min，各管中分别投入供试品 1 片，20min 内观察最大发泡量的体积，平均发泡体积不得少于 6mL，且少于 4mL 的不得超过 2 片。

6. 分散均匀性检查

按照崩解时限检查法检查，不锈钢丝网的筛孔内径为 710μm，水温为 15～25℃；取供试品 6 片，应在 3min 内全部崩解并通过筛网。如有少量不能通过筛网，但已软化或轻质上漂且无硬心者，符合要求。

7. 微生物限度检查

以动物、植物、矿物来源的非单体成分制成的片剂，生物制品片剂，以及黏膜或皮肤炎症或腔道等局部用片剂（如口腔贴片、外用可溶片、阴道片、阴道泡腾片等），照非无菌产品微生物限度检查：微生物计数法和控制菌检查法及非无菌药品微生物限度标准检查，应符合规定。规定检查杂菌的生物制品片剂，可不进行微生物限度检查，检查意义及方法参见本书第四章。

三、片剂附加剂的干扰和排除

片剂中除含主药外，常用的附加剂有淀粉、糊精、蔗糖、乳糖、硫酸钙、硬脂酸镁、羧甲基纤维素和滑石粉等。这些附加剂的存在可能会对主药的含量测定方法产生干扰，当附加剂无干扰时，可采用与原料药相同的方法测定药物制剂。当附加剂对测定有干扰时，应根据主药、辅料的理化性质，采用适当的方法排除辅料干扰。常见辅料的干扰及排除方法简述如下。

1. 糖类的干扰及其排除

片剂中常含有淀粉、糊精、蔗糖、乳糖等，它们的水解产物最终均为葡萄糖。如淀粉水解后依次产生糊精、麦芽糖及葡萄糖，蔗糖水解为果糖和葡萄糖等。因为葡萄糖是醛糖，具有还原性，可被氧化，所以用氧化还原法测定主药的含量时，会对测定产生干扰。

糖类干扰的排除可考虑以下方法。

（1）提取分离除去干扰　糖类可溶于水，为水溶性，若主药为脂溶性，可用有机溶剂提取主药后测定。

（2）改变条件除去干扰　为了避免糖类对氧化还原法的干扰，可以采用改变条件的办法除去干扰。如在《中国药典》（2020）中硫酸亚铁原料药的含量测定采用高锰酸钾法，而硫酸亚铁片的含量测定则采用铈量法。这是由于高锰酸钾是强氧化剂，它既可氧化亚铁离子，又可以将醛糖氧化成酸，所以硫酸亚铁片的含量测定不能用高锰酸钾法，而是采用铈量法。硫酸铈的氧化电位稍低于高锰酸钾，它不能氧化葡萄糖，故消除了干扰。

2. 硬脂酸镁的干扰及其排除

（1）硬脂酸镁的干扰 硬脂酸镁为片剂润滑剂，当采用配位滴定法或非水滴定法时，它有干扰。

① 对配位滴定法测定的干扰。在碱性溶液中（pH＞9.7）用配位滴定测定主药含量时，硬脂酸镁中的 Mg^{2+} 能与 EDTA 发生配位反应，从而使含量偏高。

② 对非水滴定法测定的干扰。采用非水滴定法测定主药含量时，一般硬脂酸镁的干扰并不严重，但如果主药的含量较少，而硬脂酸镁的用量又较大时，它对测定的干扰就不容忽视了。如 50mL 经硬脂酸镁饱和的三氯甲烷可消耗高氯酸滴定液（0.1mol/L）0.028mL；50mL 经硬脂酸镁饱和的冰醋酸，则可消耗高氯酸滴定液（0.1mol/L）0.4mL。

（2）干扰的排除

① 调节反应的 pH 条件，可排除对配位滴定法的干扰。Mg^{2+} 与 EDTA 配位时的最低 pH 为 9.7，故可用缓冲溶液调节酸度，选择适当的 pH 条件，借助指示剂使主药与 EDTA 形成配位化合物，而 Mg^{2+} 不干扰，通常为了消除滴定误差，滴定结果一般用空白试验校正。

② 通过提取分离除去，可排除非水滴定法的干扰。若主药为脂溶性，可考虑用有机溶剂（如三氯甲烷、丙酮或乙醇等）提取主药，硬脂酸镁不溶于有机溶剂而与主药分离。水溶性药物可经酸化或碱化后再用有机溶剂提取。

③ 利用沉淀掩蔽法，除去镁离子的干扰。加入无水草酸、酒石酸的醋酐溶液，使与镁离子作用生成难溶性沉淀，再以高氯酸液进行滴定，硬脂酸镁的干扰即可消除。本法适用于叔胺类药物或含氮杂环类药物片剂的测定。

④ 若片剂中含主药量很少时，可采用溶解、过滤后，用比色法或分光光度法测定含量，以消除硬脂酸镁的干扰。

3. 滑石粉的干扰及其排除

（1）滑石粉的干扰 片剂中含有的滑石粉、硫酸钙等辅料，因其不溶于水和有机溶剂而使溶液发生浑浊，所以当采用比色法、紫外法及旋光法测定主药的含量时，由于不溶性颗粒对光的散射与反射作用，使测定结果产生误差。

（2）干扰的排除 可利用这些辅料不溶于水及有机溶剂的特性，将之过滤除去，再进行测定。

综上所述，在考虑附加剂对片剂含量测定的干扰与排除时，应考虑下列几个因素。

① 附加剂的理化性质。应根据附加剂的性质和特点，采取相应的措施消除其干扰。

② 附加剂与主药含量的配比。主药量大，附加剂量小时，干扰影响较小，甚至可忽略不计；如果主药量小，附加剂量大，则干扰影响就大。

③ 测定主药方法的选择。测定方法的专属性强，附加剂的干扰就小；主药量很小时，可选用灵敏度高的测定方法，如比色法、分光光度法及色谱法等。

四、含量测定及结果计算

1. 测定步骤

含量测定的步骤一般包括取样、溶液制备、测定三步。

（1）取样 取样必须具有代表性，由于每片药片除主药外，还含有附加剂，故每片的实际质量超过标示量，且在生产过程中，每片的质量也不完全一致，所以在分析时，一般取片剂 10 片或 20 片（糖衣片应除去糖衣），精密称定总质量后，计算出平均片重，全部研细，精密称取适量（约相当于规定的主药含量），按规定方法测定含量。

（2）溶液制备　在供试品溶液的制备过程中，必须注意片剂在生产过程中，原料药经过制料、加压、成片等工艺过程，物理性质有所变化，测定时，应采取适当的方法如振摇、超声等物理手段，使待测成分溶解完全。若供试品溶液需过滤，初滤液含有少量来自滤纸及容器壁的杂质，一般应弃去，取续滤液测定。高效液相色谱法，溶液还要经过 $0.45\mu m$ 的微孔滤膜滤过。

（3）测定　按供试品项下规定的方法进行测定。

2. 结果计算

片剂的含量测定结果用含量占标示量的百分比表示，其含义如下。

$$片剂的含量 = \frac{每片的实际含量}{标示量} \times 100\%$$

（1）用滴定分析法测定

$$每片药物的实际含量 = \frac{VTF}{W} \times 平均片重$$

$$片剂的含量 = \frac{VTF \times 平均片重}{W \times 标示量} \times 100\%$$

式中，V 为供试品消耗滴定液的体积，mL；T 为 1mL 滴定液相当于被测组分的质量，即滴定度，g/mL；F 为滴定液浓度校正因子，即 $C_{实}/C_{理}$；W 为称取供试品的质量，g。

【例 14-1】 甲苯磺丁脲片的含量测定。取甲苯磺丁脲片（标示量 0.5g）10 片，精密称定为 5.9480g，研细，精密称片粉 0.5996g，加中性乙醇（对酚酞指示液呈中性）25mL，微热，使甲苯磺丁脲溶解，放冷至室温，加酚酞指示液 3 滴，用氢氧化钠滴定液（0.1008mol/L）滴定至粉红色，消耗 18.47mL。1mL 氢氧化钠滴定液（0.1mol/L）相当于 27.04mg 的甲苯磺丁脲（$C_{13}H_{18}N_2O_3S$）。计算本品含量。〔《中国药典》（2020）规定本品含甲苯磺丁脲应为标示量的 $95\% \sim 105\%$。〕

解

$$片剂的含量 = \frac{VTF \times 平均片重}{W \times 标示量} \times 100\%$$

$$= \frac{18.47 \times \dfrac{27.04}{1000} \times \dfrac{0.1008}{0.1} \times \dfrac{5.9480}{10}}{0.5996} \times 100\%$$

$$= 99.88\%$$

答: 本品含量为 99.88%，符合《中国药典》（2020）的含量限度。

（2）用紫外分光光度法测

$$每片药物的实际含量 = \frac{\dfrac{A}{E_{1cm}^{1\%}} \times \dfrac{1}{100} \times VD \times 平均片重}{W}$$

$$片剂的含量 = \frac{\dfrac{A}{E_{1cm}^{1\%}} \times \dfrac{1}{100} \times VD \times 平均片重}{W \times 标示量} \times 100\%$$

式中，V 为供试品溶液体积，mL；D 为稀释倍数；W 为称取供试品的质量，g。

【例 14-2】 维生素 B_1 片的含量测定。取本品（标示量为 0.01g）20 片，精密称定为 1.6090g，研细，精密称取片粉 0.2095g，置于 100mL 量瓶中，加盐酸溶液（9→1000）约 70 mL，振摇 15min 使维生素 B_1 溶解，加盐酸溶液（9→1000）稀释至刻度，摇匀，用干燥滤纸滤过，精密量取续滤液 5mL，置另一 100mL 量瓶中，再加盐酸溶液（9→1000）稀释至刻度，摇匀，置 1cm 厚的石英吸收池中，在 246nm 的波长处测得吸光度为 0.533，按 $C_{12}H_{17}ClN_4OS \cdot HCl$ 的吸收系数（$E_{1cm}^{1\%}$）为 421 计算。《中国药典》（2020）规定本品含维生素 B_1 应为标示量的 90.0%～110.0%。试计算本品是否符合规定的含量限度。

解

$$片剂的含量 = \frac{\dfrac{0.553}{421} \times \dfrac{1}{100} \times 100 \times \dfrac{100}{5} \times \dfrac{1.6090}{20}}{0.2095 \times 0.01} \times 100\% = 100.9\%$$

答：本品含量为 100.9%，符合《中国药典》（2020）的含量限度。

【例 14-3】 甲硝唑片的含量测定。按照高效液相色谱法（通则 0512）测定。

色谱条件与系统适用性试验 用十八烷基硅烷键合硅胶为填充剂；以甲醇-水（20∶80）为流动相；检测波长为 320nm。理论板数按甲硝唑峰计算不低于 2000。

测定法 取本品 20 片，精密称定，5.1611g 研细，精密称取细粉适量（约相当于甲硝唑 0.25g）0.3226g，置 50mL 容量瓶中，加 50% 甲醇适量，振摇使甲硝唑溶解，用 50% 甲醇稀释至刻度，摇匀，滤过，精密量取续滤液 5mL，置 100mL 容量瓶中，用流动相稀释至刻度，摇匀，作为供试品溶液，精密量取 10μL 注入液相色谱仪，记录色谱图，t_R = 5.899min，A = 8273258；另取甲硝唑对照品适量，精密称定 0.01246g 置于 50mL 容量瓶中，加流动相溶解并定量稀释至刻度，摇匀，作为对照品溶液，同法测定 t_R = 5.911min，A = 8309168。按外标法以峰面积计算，即得。本品标示量为 0.2g。

$$标示量(\%) = A_x \times \frac{m_s}{A_s} \times \frac{1}{V_s} \times D_x \times V_x \times \frac{\overline{W}}{m} \times \frac{1}{S} \times 100\%$$

$$标示量(\%) = 8273258 \times \frac{0.01246}{8331339} \times \frac{1}{50} \times \frac{100}{5} \times 50 \times \frac{5.1611}{2 \times 0.3226} \times \frac{1}{0.2} \times 100\% = 99.0\%$$

第三节 注射剂分析

一、注射剂的组成及分析步骤

注射剂系指药物与适宜的溶剂或分散介质制成的供注入体内的溶液、乳状液或混悬液及供临用前配制或稀释成溶液或混悬液的粉末或浓溶液的无菌制剂。

注射剂可分为注射液、注射用无菌粉末与注射用浓溶液。注射液系指原料药物或与适宜的辅料制成的供注入体内的无菌液体制剂，包括溶液型、乳浊液型或混悬型注射液，可用于皮下注射、皮内注射、肌内注射、静脉注射、静脉滴注等，其中，供静脉滴注用的大体积（一般不小于 100mL）注射液也称静脉输液。注射用无菌粉末系指原料药物或与适宜辅料制成的供临用前用适宜的无菌溶液配制成澄清溶液或均匀混悬液的无菌粉末或无菌块状物。可用适宜的注射用溶剂配制后注射，也可用静脉输液配制后静脉滴注。一般采用无菌分装或冷冻干燥法制得。注射用浓溶液系指原料药物与适宜辅料制成的供临用前稀释后静脉滴注用的无菌浓溶液。注射剂的给药途径决定了对其质量严格控制的必要性。

1. 注射剂的组成

除注射用无菌粉末外，注射剂是由原料药溶解于溶剂中，配成一定的浓度，经过滤、灌封、灭菌而制成。其组成主要包含两部分，一是主药，二是溶剂。有时还有一些附加剂。

注射用的溶剂包括水性溶剂、植物油及其他非水性溶剂等。最常用的水性溶剂为注射用水，亦可用 0.9％氯化钠溶液或其他适宜的水溶液。非水溶剂有乙醇、丙二醇、聚乙二醇的水溶液。常用的油溶剂为注射用大豆油。

2. 注射剂的分析步骤

注射剂分析时，一般按照图 14-3 所示的操作步骤进行。

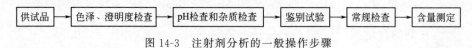

图 14-3　注射剂分析的一般操作步骤

二、注射剂的常规检查

注射剂常规检查

《中国药典》（2020）规定注射剂的常规检查包括：注射液及注射用浓溶液的装量检查、注射用无菌粉末的装量差异检查、渗透压摩尔浓度、可见异物检查、不溶性微粒检查、无菌检查、细菌内毒素检查或热原检查。

1. 注射液及注射用浓溶液的装量检查

检查注射液的装量时，标示装量不大于 2mL，取供试品 5 支（瓶），2mL 以上至 50mL，取供试品 3 支（瓶）。根据不同规格按规定取 2～5 支，开启，将内容物分别用相应体积的干燥注射器及注射针头抽尽，注入经标化的量入式量筒内（量筒的大小应使待测体积至少占其额定体积的 40％，不排尽针头中的液体），如为预装式注射器和弹筒式装置的供试品时，供试品与所配注射器、针头或活塞装配后将供试品缓慢连续注入容器，在室温下检视。测定油溶液、乳状液或混悬液时，应先加温（如有必要）摇匀，再用干燥注射器及注射针头抽尽后，同前法操作，放冷（加温时），检视。生物制品多剂量供试品应取供试品 1 支（瓶），按标示的剂量数和每剂的装量，分别用注射器抽出，测定单次剂量。每支均不得少于其标示量。标示装量为 50mL 以上的注射液及注射用浓溶液照最低装量检查法检查，应符合规定。

也可采用质量除以相对密度计算装量。准确量取供试品，精密称定，求出 1mL 供试品的质量（即供试品的相对密度）精密称定用干燥注射器及注射针头抽出或直接缓慢倾出供试品内容物的质量，再除以供试品相对密度，得出相应的装量。

2. 注射用无菌粉末的装量差异检查

取供试品 5 支（瓶），先除去铝盖与标签，容器外壁用乙醇擦净，干燥，开启时注意避免玻璃屑等异物落入容器中，分别迅速精密稳定，倾出内容物，容器用水或乙醇洗净，在适宜条件下干燥后，再分别精密称定每一容器的质量，求出每瓶（支）的装量与平均装量。

每瓶（支）装量与平均装量相比较（如有标示装量，则与标示装量相比较），装量差异限度应符合表 14-2 的要求，如有 1 瓶（支）不符合规定，应另取 10 瓶（支）复试，应符合规定。

表 14-2　注射用无菌粉末装量差异限度

标示装量或平均装量	装量差异限度/％	平均装量	装量差异限度/％
0.05g 以下至 0.05g	±15％	0.15g 以上至 0.50g	±7％
0.05g 以上至 0.15g	±10％	0.50g 以上	±5％

凡规定检查含量均匀度的注射用无菌粉末，一般不再进行装量差异检查。

3. 渗透压摩尔浓度

溶液的渗透压，依赖于溶液中溶质粒子的数量，通常以渗透压摩尔浓度来表示，它反映的是溶液中各种溶质对溶液渗透压贡献的总和。

除另有规定外，静脉输液及椎管注射用注射液按各品种项下的规定，照渗透压摩尔浓度测定法检查（通则 0632），应符合规定。

渗透压摩尔浓度通常采用测量溶液的冰点下降来间接测得。在理想的稀溶液中，冰点下降符合 $\Delta T_f = K_f m$ 的关系，式中，ΔT_f 为冰点下降；K_f 为冰点下降常数（当水为溶剂时为 1.86）；m 为质量摩尔浓度。而渗透压符合 $P_o = K_o m$ 的关系，式中，P_o 为渗透压；K_o 为渗透压常数，m 为溶液的质量摩尔浓度。由于两式中的浓度等同，故可以用冰点下降法测定溶液的渗透压摩尔浓度。

4. 可见异物检查

除另有规定外，照可见异物检查法（通则 0904）检查，应符合规定。

5. 不溶性微粒检查

用于静脉注射、静脉滴注、鞘内注射、椎管内注射的溶液型的注射液、注射用无菌粉末及注射用浓溶液照不溶性微粒检查法（通则 0903）检查。

检查方法包括光阻法和显微计数法。当光阻法测定结果不符合规定或供试品不适于用光阻法测定时，应采用显微计数法进行测定，并以显微计数法的测定结果作为判定依据。光阻法不适用于黏度过高和易析出结晶的制剂，也不适用于进入传感器时容易产生气泡的注射剂。对于黏度过高，采用两种方法都无法直接测定的注射液，可用适宜的溶剂稀释后测定。

6. 重金属及有害元素残留量

除另有规定外，中药注射剂按照铅、镉、砷、汞、铜测定法（通则 2321）测定，按各品种项下每日最大使用量计算，铅不得超过 $12\mu g$，镉不得超过 $3\mu g$，砷不得超过 $6\mu g$，汞不得超过 $2\mu g$，铜不得超过 $150\mu g$。

7. 无菌检查

取供试品照无菌检查法（通则 1101）检查，应符合规定。

8. 热原或细菌内毒素检查

供静脉滴注用注射剂，按各品种项下的规定，照热原检查法（通则 1142）或内毒素检查法（通则 1143）进行检查，应符合规定。

三、注射剂中常见附加剂的干扰和排除

1. 常见的附加剂

注射剂中的附加剂种类较多，其主要作用是保证药液稳定，减少对人体组织刺激。常用的附加剂有酸度调节剂、渗透压调节剂、助溶剂、抗氧剂（如亚硫酸钠、亚硫酸氢钠、焦亚硫酸钠和硫代硫酸钠）、抑菌剂（如三氯叔丁醇、苯酚等）、止痛剂（如苯甲醇）等。

2. 附加剂的干扰和排除

（1）抗氧剂的干扰与排除　注射剂中常用的抗氧剂有亚硫酸钠、亚硫酸氢钠、焦亚硫酸钠、硫代硫酸钠和维生素 C 等。抗氧剂均为还原性物质，对氧化还原法会产生干扰；维生素 C 还具有紫外吸收能力，对紫外分光光度法测定亦可能产生干扰。

注射剂中抗氧剂的干扰，常用下述方法排除。

① 加入掩蔽剂法。常用的掩蔽剂有甲醛与丙酮。注射剂中加入了亚硫酸钠、焦亚硫酸

钠或亚硫酸氢钠作抗氧剂，主药测定采用碘量法、银量法、铈量法或重氮化法时，使用上述掩蔽剂可与抗氧剂发生加成反应从而排除其干扰。

例如，采用碘量法测定维生素 C 注射液含量时，其中的抗氧剂亚硫酸氢钠也会消耗碘液而产生干扰。使用丙酮作掩蔽剂可消除其干扰，其反应式如下。

$$\underset{H_3C}{\overset{H_3C}{>}}C=O + NaHSO_3 \longrightarrow \underset{H_3C}{\overset{H_3C}{>}}\underset{SO_3H}{\overset{OH}{C}}$$

又如，采用碘量法测定安乃近注射液含量时，由于焦亚硫酸钠抗氧剂的存在会对测定产生干扰。使用甲醛作掩蔽剂可消除其干扰，其反应式如下。

$$Na_2S_2O_5 + H_2O \longrightarrow 2NaHSO_3$$

$$\underset{H}{\overset{H}{>}}C=O + NaHSO_3 \longrightarrow \underset{H}{\overset{H}{>}}\underset{SO_3Na}{\overset{OH}{C}}$$

② 加酸分解法。注射剂中如有亚硫酸钠、亚硫酸氢钠、焦亚硫酸钠、硫代硫酸钠等抗氧剂存在，可加入酸并加热，使之分解为二氧化硫逸出。

例如，亚硝酸钠测定盐酸普鲁卡因胺注射液的含量时，其中的抗氧剂亚硫酸氢钠或焦亚硫酸钠也能消耗亚硝酸钠滴定液而产生干扰，采用加入盐酸并迅速加热煮沸的办法可使抗氧剂分解从而消除其干扰。反应式如下。

$$NaHSO_3 + HCl \longrightarrow NaCl + H_2O + SO_2$$

③ 加入弱氧化剂氧化法。注射剂中的亚硫酸盐、亚硫酸氢盐抗氧剂可被一些弱氧化剂氧化，常用的弱氧化剂有过氧化氢或硝酸。但使用本法必须注意加入的弱氧化剂不能氧化待测组分，也不消耗滴定液。反应式如下。

$$Na_2SO_3 + H_2O_2 \longrightarrow Na_2SO_4 + H_2O$$
$$NaHSO_3 + H_2O_2 \longrightarrow NaHSO_4 + H_2O$$
$$Na_2SO_3 + 2HNO_3 \longrightarrow Na_2SO_4 + H_2O + 2NO_2\uparrow$$
$$2NaHSO_3 + 4HNO_3 \longrightarrow Na_2SO_4 + 2H_2O + H_2SO_4 + 4NO_2\uparrow$$

④ 选择适当测定波长法。注射液中如使用了维生素 C 作抗氧剂，其最大吸收波长为243nm，若主药的测定波长也在此波长附近，就会产生干扰。通常采用选择其他波长作测定波长的方法使主药有吸收，而维生素 C 几乎没有吸收。

例如，盐酸氯丙嗪注射液中含有维生素 C 抗氧剂，而主药盐酸氯丙嗪在紫外区的254nm 和 306nm 波长处有两个最大吸收峰，由于维生素 C 在 254nm 处也有强吸收，但在306nm 波长处无吸收，故选择 306nm 为测定波长。

（2）等渗溶液的干扰及其排除　注射剂中常用氯化钠作为等渗调节剂，氯化钠的存在，对用银量法或离子交换法测定主药含量时会产生干扰，应根据不同的情况采用不同的方法予以排除。

例如，复方乳酸钠注射液中加有氯化钠作为等渗调节剂，当用离子交换法测定主药含量时，氯化钠会干扰测定。

先用强酸性阳离子交换树脂处理时，氯化钠参与交换生成盐酸。反应式如下。

$$R\!-\!SO_3H + CH_3CHOHCOONa \longrightarrow R\!-\!SO_3Na + CH_3CHOHCOOH$$
$$R\!-\!SO_3H + NaCl \longrightarrow R\!-\!SO_3Na + HCl$$

继用氢氧化钠标准溶液滴定时，上述反应生成的盐酸也要消耗标准溶液。

$$CH_3CHOHCOOH + NaOH \longrightarrow CH_3CHOHCOONa + H_2O$$
$$HCl + NaOH \longrightarrow NaCl + H_2O$$

　　解决的办法是先用银量法测得氯化钠所耗硝酸银的物质的量，再从离子交换法中所消耗的氢氧化钠总物质的量中减去由氯化钠所消耗的那部分物质的量，即银量法测得的氯化钠所耗硝酸银的物质的量，从而求得供试品中主药的含量。

　　（3）助溶剂的干扰及排除　某些注射剂中可能添加有帮助主药溶解的助溶剂，这些助溶剂的存在也常影响主药的含量测定。

　　例如，葡萄糖酸钙注射液中加有氢氧化钙作助溶剂，当用配位滴定法测定含量时，就会使测得值偏高。为此，常在制备过程中控制钙盐的用量。《中国药典》（2020）规定添加的钙盐按钙（Ca）计算，不得超过葡萄糖酸中含有钙量的5.0%。

　　（4）溶剂水的干扰及排除　注射剂多以水作溶剂，当采用非水滴定法测定主药时，溶剂水的存在对测定产生干扰，必须先除去水后，再进行测定。除水的方法取决于主药的热稳定性。如果主药对热稳定，测定前，可在水浴上加热蒸发或在105℃下干燥，除去水分后再用非水滴定法进行测定，如乳酸钠注射液的含量测定；如果主药遇热易分解，则在适当的pH条件下，用有机溶剂提取后，再按原料药的方法进行测定，如盐酸氯胺酮注射液的含量测定。

　　（5）溶剂油的干扰及排除　对于脂溶性的药物，一般将其注射液制成油溶液，且油溶液进行肌内注射时，可延长作用时间。注射用植物油中往往含有甾醇及三萜类物质，它们有可能对主药测定产生干扰。排除干扰的办法常有下列几种。

　　① 用有机溶剂稀释。对主药含量较高，而测定中规定取样量较少的注射液，经有机溶剂稀释后，可使油溶液对测定影响减小。

　　② 用有机溶剂提取后再测定。加入有机溶剂，将主药从油溶液中提取出来，再按不同的方法测定。如黄体酮注射液。

四、注射剂含量测定结果的计算

　　注射剂的含量测定结果也用含量占标示量的百分比来表示，其含义如下。

$$注射剂的含量 = \frac{每支的实际含量}{标示量} \times 100\%$$

（1）用滴定分析法测定

$$每支的实际含量 = \frac{VTF \times 每支容量}{V_{样}}$$

$$注射剂的含量 = \frac{VTF \times 每支容量}{V_{样} \times 标示量} \times 100\%$$

　　式中，V 为供试品消耗滴定液的体积，mL；T 为每1mL滴定液相当于被测组分的质量，即滴定度，g/mL；F 为滴定液浓度校正因子，即 $C_{实}/C_{理}$；$V_{样}$ 为量取供试品的体积，mL。

　　【例14-4】　乳酸钠注射液的含量测定。精密量取本品（标示量为20mL：2.24g）1mL，置锥形瓶中，在105℃干燥1h，加冰醋酸15mL与醋酐2mL，加热使溶解，放冷，加结晶紫指示液1滴，用高氯酸滴定液（0.1011mol/L）滴定至溶液显蓝绿色，消耗10.26mL，并将滴定结果用空白试验校正，消耗0.03mL。1mL高氯酸滴定液（0.1mol/L）相当于11.21mg的乳酸钠（$C_3H_5O_3Na$）。《中国药典》（2020）规定本品含乳酸钠应为标示量的95.0%～110.0%。试计算本品是否符合规定的含量限度。

解

$$注射剂的含量 = \frac{(10.26-0.03) \times \frac{11.21}{1000} \times \frac{0.1011}{0.1} \times 20}{1 \times 2.24} \times 100\% = 103.5\%$$

答： 本品含量为 103.5%，符合《中国药典》（2020）的含量限度。

（2）用紫外分光光度法测定

$$每支的实际含量 = \frac{A}{E_{1cm}^{1\%}} \times \frac{1}{100} \times D \times 每支容量$$

$$注射剂的含量 = \frac{\frac{A}{E_{1cm}^{1\%}} \times \frac{1}{100} \times D \times 每支容量}{标示量} \times 100\%$$

式中，D 为稀释倍数。

【例 14-5】 马来酸氯苯那敏注射液的含量测定。精密量取本品（标示量为 1mL：10mg）2mL，置 100mL 量瓶中，加盐酸溶液（稀盐酸 1mL 加水至 100mL）稀释至刻度，摇匀。精密量取稀释液 5mL，置 50mL 量瓶中，用同一浓度盐酸溶液稀释至刻度，摇匀。取该溶液置 1cm 厚的石英吸收池中，以相同盐酸溶液为空白，在 264nm 波长处测得吸光度为 0.432，按 $C_{16}H_{19}ClN_2 \cdot C_4H_4O_4$ 的吸收系数（$E_{1cm}^{1\%}$）为 217 计算，《中国药典》（2020）规定本品含马来酸氯苯那敏应为标示量的 95.0%～105.0%。试计算本品是否符合规定的含量限度。

解

$$注射剂的含量 = \frac{\frac{0.432}{217} \times \frac{1}{100} \times \frac{100}{2} \times \frac{50}{5} \times 1}{\frac{10}{100}} \times 100\% = 99.54\%$$

答： 本品含量为 99.54%，符合《中国药典》（2020）的含量限度。

第四节　复方制剂的分析

复方制剂是指含有两种或两种以上有效成分的药物制剂。

一、复方制剂的特点和分析方法

1. 特点

复方制剂的分析特点是干扰多。其干扰不仅来自于附加成分或辅料；也有来自于有效成分之间的相互干扰。因此复方制剂的分析比单方制剂及原料药复杂得多。

2. 分析方法

鉴于复方制剂的特点，其分析方法主要根据其是否需要分离后测定进行分类。

（1）不经分离测定　复方制剂中各有效成分在所选方法测定时不发生干扰，可不经分离直接分别测定各主药含量。

（2）分离后测定　复方制剂中各有效成分若相互有干扰，则需经适当处理或分离后进行测定。一般分离的原理是根据各成分的物理和化学性质的共同性和特殊性，利用相互间的差异性进行定量的分离，分离后通常可用原料药的方法进行测定。

某些复方制剂难以分别测定各主药的含量，但可测定其总量，也可通过测定其总量来控制其质量。如复方泛影葡胺注射液，由 1 份泛影酸钠与 6.6 份泛影葡胺加适量氢氧化钠制成，可采用在碱性条件下水解，用硝酸银滴定法测定泛影酸钠与泛影葡胺总量的方法达到控制其质量的目的。

某些复方制剂中所含多种成分难于逐个测定或某些有效成分目前尚无适当的测定方法，则可对其中一两个主要成分进行测定，但要注意所选测定方法不能受其他成分的干扰。

二、不经分离测定复方制剂中主要成分含量

1. 同一种方法，不同条件下进行测定

当复方制剂中的两种有效成分既有共同性，又具有一定差异性时，可采用同一种方法，不同条件（如 pH 不同、指示剂不同等）分别测定各主药含量。

【例 14-6】 复方氢氧化铝片的含量测定。

复方氢氧化铝片的处方为：

氢氧化铝	245g
三硅酸镁	105g
颠茄流浸膏	2.6mL
制成	1000 片

处方中的两个主药氢氧化铝和三硅酸镁均系无机盐类药物，故可采用配位滴定法进行测定。但必须控制不同的测定条件分别加以测定。

（1）测定方法

① 氧化铝的测定。取本品 20 片，精密称定，研细，精密称取适量（约相当于 1/4 片），加盐酸 2mL 与水 50mL，煮沸，放冷，滤过，残渣用水洗涤；合并滤液与洗液，滴加氨试液至恰好析出沉淀，再滴加稀盐酸使沉淀恰溶解，加醋酸-醋酸铵缓冲液（pH 6.0）10mL，精密加乙二胺四乙酸二钠滴定液（0.05mol/L）25mL，煮沸 10min，放冷，加二甲酚橙指示液 1mL，用锌滴定液（0.05mol/L）滴定，至溶液由黄色转变为红色，并将滴定的结果用空白试验校正。1mL 的乙二胺四乙酸二钠溶液（0.05mol/L）相当于 3.900mg $Al(OH)_3$。

② 氧化镁的测定。精密称取上述细粉适量（约相当于 1 片），加盐酸 5mL 与水 50mL，加热煮沸，加甲基红指示液 1 滴，滴加氨试液使溶液由红色变为黄色，再继续煮沸 5min，趁热过滤，滤渣用 2%氯化铵溶液 30mL 洗涤，合并滤液与洗液，放冷，加氨试液 10mL 与三乙醇胺溶液（1→2）5mL，再加铬黑 T 批示剂少许，用乙二胺四乙酸二钠滴定液（0.05mol/L）滴定，至溶液显纯蓝色。1mL 的乙二胺四乙酸二钠溶液（0.05mol/L）相当于 2.015mg MgO。

（2）讨论

① 氧化铝测定中，加盐酸和水，煮沸，放冷，滤去赋形剂。再加氨试液、盐酸和缓冲液调节酸碱度。在 pH 为 4.5 时使 Al^{3+} 与乙二胺四乙酸二钠滴定液形成配合物，而 Mg^{2+} 至少要到 pH 为 7 以上才能配位结合。但由于 Al^{3+} 的配位反应较慢，故需要用返滴定方式。先加入一定量的乙二胺四乙酸二钠滴定液，使 Al^{3+} 在加热情况下加速配位反应，然后用锌滴定液回滴。

② 氧化镁测定中，Mg^{2+} 需要在氨-氯化铵缓冲液（pH＝10）中与乙二胺四乙酸二钠滴定液形成配合物，此时 Al^{3+} 生成沉淀妨碍测定。故应将细粉加盐酸与水加热煮沸，加氨试液，使 Al^{3+} 生成大部分氢氧化铝沉淀滤去，再加三乙醇胺作掩蔽剂，掩蔽少量 Al^{3+}，避免干扰测定。

2. 选用专属性强的方法测定各组分

利用复方制剂中各成分的物理或化学性质的差异，采用互不干扰的方法测定其含量。

【例 14-7】 葡萄糖氯化钠注射液的含量测定

葡萄糖氯化钠注射液中仅含葡萄糖和氯化钠两种组分。氯化钠可用银量法测定，葡萄糖则用旋光法测定。

（1）测定方法

① 葡萄糖的测定。精密量取供试品适量（约相当于葡萄糖10g），置100mL量瓶中，加氨试液0.2mL（10％或10％以下规格的本品可直接取样测定），用水稀释至刻度，摇匀，静置10min，依法测定旋光度，与2.0852相乘，即得供试量中含有$C_6H_{12}O_6 \cdot H_2O$的质量（g）。

② 氯化钠的测定。精密量取本品10mL（含氯化钠0.9％），加水40mL或精密量取本品50mL（含氯化钠0.18％），加2％糊精溶液5mL、2.5％硼砂溶液2mL与荧光黄指示液5～8滴，用硝酸银滴定液（0.1mol/L）滴定。1mL的硝酸银滴定液（0.1mol/L）相当于5.844mg的NaCl。

（2）讨论

① 葡萄糖测定时，由于葡萄糖的分子结构中五个碳都是手性碳原子，具有旋光性。当直线偏振光通过具有光学活性的化合物溶液时，能引起旋光现象，使偏振光的平面向左或向右旋转，此种旋转在一定条件下，有一定的度数，称为旋光度。旋光度（α）和溶液的浓度（C）和偏振光透过溶液的厚度（L）以及该物质比旋度$[\alpha]_D^t$三者成正比。即$\alpha = [\alpha]_D^t \times LC$。

葡萄糖是D-葡萄糖，具 α 型、β 型及醛型三种互变异构体，药用葡萄糖是三者的混合物，各种互变异构体的比旋度相去甚远，而在水溶液中逐渐达到平衡，此时的比旋度也趋于恒定，为$+52.50°\sim+53.00°$，这种现象称为变旋。新配制的葡萄糖溶液由于变旋未达到平衡，溶液的旋光度不稳定。加入少量氨试液，可促使下述反应较快达到平衡。

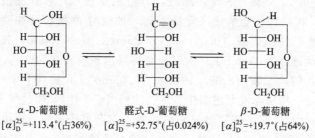

α-D-葡萄糖　　　　　　醛式-D-葡萄糖　　　　　　β-D-葡萄糖
$[\alpha]_D^{25}=+113.4°$（占36%）　$[\alpha]_D^{25}=+52.75°$（占0.024%）　$[\alpha]_D^{25}=+19.7°$（占64%）

除了上述的两种不经分离直接测定制剂中的主要成分以外，还有利用不同方法分析后通过简单计算求得各自含量，如复方碘口服溶液中碘和碘化钾的含量测定；利用紫外分光光度法通过计算不经分离直接测定二元混合物，具体的方法能：解联立方程法、差示分光光度法、双波长和三波长分光光度法、吸光度比法、导数分光光度法及正交函数分光光度法等，复方磺胺甲噁唑片中磺胺甲噁唑和甲氧苄氨嘧啶（TMP）的含量就可用双波长分光光度法测定得到。

② 氯化钠测定中，加2％糊精溶液保护形成的胶体，使氯化银沉淀呈胶体状态，具较大的表面积，有利于对指示剂的吸附，便于终点的观测。

葡萄糖氯化钠注射液的pH值较低，如溶液的pH在3.5左右。则无终点出现；加入2.5％的硼砂溶液后，溶液的pH为7，可促使荧光黄电离，以增大荧光黄阴离子的有效浓度，使终点变化敏锐。

三、经分离测定复方制剂中主要成分含量

复方制剂有效成分的分离方法常用的有经典的提取分离方法和色谱方法。下面以阿司匹

林片为例进行讨论。

复方阿司匹林片（APC）的含量测定

复方阿司匹林片含阿司匹林、非那西丁、咖啡因三种有效成分，可分别用酸碱滴定法、亚硝酸钠滴定法和剩余碘量法进行测定。

1. 测定原理

阿司匹林、非那西丁、咖啡因三种成分的结构分别如下。

阿司匹林　　　　　　　非那西丁　　　　　　　　咖啡因

阿司匹林结构中具有羧基，呈酸性，可用酸碱滴定法测定其含量。非那西丁是中性物质，咖啡因是弱碱性物质，故对阿司匹林的测定无干扰。但制备片剂时加入的枸橼酸、酒石酸等稳定剂以及阿司匹林本身水解产生的少量水杨酸及醋酸等对此方法有干扰，如果直接滴定会使测定结果偏高。因此需先用三氯甲烷提取，将辅料和水溶性酸分离。但由于水杨酸略溶于三氯甲烷，如果样品中游离水杨酸量较高，就会对测定结果造成较大影响。为避免这种干扰，可采用两步酸碱滴定法（第一步加碱中和酸类，第二步加碱使阿司匹林水解，再用酸回滴剩余碱）测定 APC 中的阿司匹林。

非那西丁结构中具乙酰胺基，在酸性条件下，水解生成游离芳伯氨基，以亚硝酸钠测定含量。在此条件下阿司匹林的水解产物水杨酸不溶于酸而析出，滤过，将辅料和水杨酸除去。此条件下测定非那西丁，咖啡因不干扰。

咖啡因属生物碱类药物，但其碱性极弱（$K_b = 0.7 \times 10^{-14}$），1‰的水溶液 pH 为 6.9，近于中性，故一般生物碱的含量测定方法均不适用。但咖啡因可在酸性条件下与碘定量生成沉淀，故可用剩余碘量法测定其含量。其反应式如下。

$$B + 2I_2 + KI + H_2SO_4 \longrightarrow B \cdot HI \cdot I_4 \downarrow + KHSO_4 \text{（式中 B 代表咖啡因）}$$

$$I_2 + 2Na_2S_2O_3 \longrightarrow 2NaI + Na_2S_4O_6$$

用碘量法测定咖啡因含量时，片剂中存在的非那西丁和淀粉都有干扰，故测定前先加稀硫酸充分振摇，使咖啡因溶解。滤过，除去辅料、阿司匹林和非那西丁。本法操作过程中应尽量避免碘液的挥发损失。

2. 测定方法

（1）阿司匹林的测定　精密称取本品细粉适量（约相当于阿司匹林 0.4g），置分液漏斗中，加水 15mL，摇匀，用三氯甲烷振摇提取四次（20mL、10mL、10mL、10mL），提取三氯甲烷液用同一份水 10mL 洗涤，合并三氯甲烷液，置水浴上蒸干，残渣加中性乙醇（对酚酞指示液显中性）20mL 溶解后，加酚酞指示液 3 滴，用氢氧化钠滴定液（0.1mol/L）滴定，即得。

（2）非那西丁的测定　精密称取本品细粉适量（约相当于非那西丁 0.3g），置锥形瓶中，加稀硫酸 25mL，缓缓加热回流 40min，放冷至室温，将析出的水杨酸滤过，滤渣与锥形瓶用盐酸液（1→2）40mL，分数次洗涤，每次 5mL，合并滤液与洗液，加溴化钾 3g，溶解后，用亚硝酸钠滴定液（0.1mol/L）滴定，以永停法指示终点，即得。

（3）咖啡因的测定　精密称取本品细粉适量（约相当于咖啡因 50mg），加稀硫酸 5mL，振摇数分钟使咖啡因溶解，滤过，滤液置 50mL 量瓶中，滤器与滤渣用水洗涤三次，每次 5mL，合并滤液与洗液，精密加入碘滴定液（0.1mol/L）25mL，用水稀释至刻度，摇匀，在约25℃避光放置15min，滤过，弃去初滤液，精密量取续滤液25mL置碘量瓶中，用硫代硫酸钠滴定液（0.05mol/L）滴定，至近终点时，加淀粉指示液，继续滴定至蓝色消失，并将滴定结果用空白试验校正，即得。

例如，复方甘草片中的咖啡因、甘草酸测定，通过高效液相色谱法测定。

本 章 小 结

一、药物制剂分析的特点

1.制剂分析的复杂性

2.制剂分析的侧重性

二、片剂分析

1.片剂的组成

片剂由主药和附加剂组成，附加剂主要包含有赋形剂（如淀粉、糊精、蔗糖、乳糖等）、润滑剂（如滑石粉、硫酸钙、硬脂酸镁等）等。

2.片剂的分析步骤

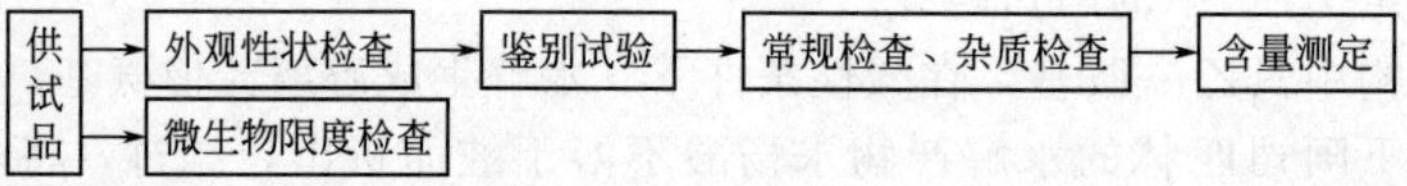

供试品 → 外观性状检查 → 鉴别试验 → 常规检查、杂质检查 → 含量测定

供试品 → 微生物限度检查

3.片剂的常规检查

《中国药典》（2020）规定片剂的常规检查包括：重量差异检查或含量均匀度检查；崩解时限检查或溶出度检查；发泡量检查；分散均匀性检查；微生物限度检查。

4.含量测定及结果计算

（1）含量测定的步骤　一般包括取样、溶液制备、测定三步。

（2）结果计算　注射剂含量 $= \dfrac{\text{每片的实际含量}}{\text{标示量}} \times 100\%$

① 用滴定分析法测定

$$\text{注射剂含量} = \frac{VTF \times \text{平均片重}}{W \times \text{标示量}} \times 100\%$$

② 用紫外分光光度法测定

$$\text{注射剂含量} = \frac{\dfrac{A}{E_{1cm}^{1\%}} \times \dfrac{1}{100} \times VD \times \text{平均片重}}{W \times \text{标示量}} \times 100\%$$

三、注射剂分析

1.注射剂的组成

主要包含两部分，一是主药，二是溶剂。有时还有一些附加剂。

2.注射剂的分析步骤

供试品 → 色泽、澄明度检查 → pH检查和杂质检查 → 鉴别试验 → 常规检查 → 含量测定

3.注射剂的常规检查

《中国药典》（2020）规定注射剂的常规检查包括：注射液及注射用浓溶液的装量检查、注射用无菌粉末的装量差异检查、渗透压摩尔浓度、可见异物检查、不溶性微粒检查、无菌检查、细菌内毒素检查或热原检查。

4.注射剂含量测定结果的计算

$$注射剂含量 = \frac{每支的实际含量}{标示量} \times 100\%$$

（1）用滴定分析法测定

$$注射剂含量 = \frac{VTF \times 每支容量}{V_样 \times 标示量} \times 100\%$$

（2）用紫外分光光度法测定

$$注射剂含量 = \frac{\dfrac{A}{E_{1cm}^{1\%}} \times \dfrac{1}{100} \times D \times 每支容量}{标示量} \times 100\%$$

四、复方制剂的分析

复方制剂是指含有两种或两种以上有效成分的药物制剂。

（1）复方制剂的特点　复方制剂的分析特点是干扰多。其干扰不仅来自于附加成分或辅料；也有来自于有效成分之间的相互干扰。因此复方制剂的分析比单方制剂及原料药复杂得多。

（2）分析方法：①不经分离测定；②分离后测定

习　　题

1.简述药物制剂分析的特点。

2.片剂的常规检查项目有哪些？其基本要求如何？

3.片剂中的常见辅料有哪些？它们对分析的干扰及其排除方法如何？

4.注射剂的常规检查项目有哪些？其基本要求如何？

5.注射剂的常见辅料有哪些？它们对分析的干扰及其排除方法如何？

6.简述复方制剂的分析特点。

7.测定盐酸土霉素比旋度时，称取供试品0.5050g，置50mL量瓶中，加盐酸（9→1000）稀释至刻度，用2dm的旋光管测定，要求比旋度范围为188°～200°，则测得旋光度范围为多少？

8.取异烟肼片20片，精密称定。研细。精密称适量（约相当于异烟肼0.2g）置100mL量瓶中，加水适量，振摇使异烟肼溶解并稀释至刻度，摇匀，用干燥滤纸过滤，精密量取续滤液25mL，加水50mL，盐酸20mL与甲基橙指示液1滴，用溴酸钾滴定液（0.01667mol/L）缓缓滴定（温度保持在18～25℃）至粉红色消失。1mL的溴酸钾滴定液（0.01667mol/L）相当于3.429mg的$C_6H_7N_3O$。取标示量为100mg的异烟肼片20片，称得质量为2.422g。如称取的片粉为0.2560g，滴定时消耗0.01635mol/L溴酸钾滴定液16.10mL。计算供试品标示量的含量。

药物分析与检验技术实验

对学生进行药物分析实验训练，是学好药物分析课程的必要环节。药物分析实验是药物分析课程的重要组成部分，是培养学生药物分析实验操作能力的主要途径和重要手段。通过药物分析实验，要求学生能够掌握《中国药典》中常用的药物分析方法和技术，能够按照药品质量标准独立完成药物的性状观测、鉴别、杂质检查和含量测定工作，能够理论联系实际，利用所学理论解释实验中所出现的现象，并能根据工作中的实际需要，选择适当的药物分析方法对不同的药物进行分析检验。

本书实验内容的编写是以《中国药典》（2020）和药品标准为依据，共安排 14 个实验。除少量实验项目采用化学分析法外，大部分实验项目均采用仪器分析方法。其中包括紫外-可见分光光度法、红外分光光度法、电化学分析法、气相色谱法、高效液相色谱法等。

为了保证药物分析实验的顺利进行，要求学生在实验之前应认真预习实验内容、明确实验目的，熟悉实验的基本原理，掌握实验内容和方法。实验过程中应培养学生严肃认真的工作作风和实事求是的科学态度。实验中要认真观察实验现象，作好原始记录，并按规定书写药物分析报告。

实验一　药物的一般鉴别试验

一、目的要求

1. 掌握药物鉴别实验常用方法。
2. 掌握药物鉴别实验原理与药物结构特点及理化性质之间的关系。

二、实验原理

鉴别实验是根据药物的化学结构特点及理化性质，采用反应现象明显的化学方法，或利用光谱、色谱特征进行。

入选一般鉴别的原则：再现性好、灵敏度高、操作方便快捷，对无机药品是根据阴阳离子的特殊反应进行鉴别，对有机药品则大都采用官能团反应。

根据采用的方法不同，化学鉴别实验大致可分为两种：①将供试品加适当试剂在规定的温度条件下（一般是高温）试验而发生特异现象，如供试品高温加热，供试品中某些元素产生特殊的焰色；利用供试品中某些特殊基团在加热条件下分解，生成有特殊气味的气体。②供试品在适当溶剂中与某种化学试剂反应，发生明显化学变化，如颜色、荧光、气体、沉淀等。

三、仪器与试剂

① 仪器：所有仪器要求洁净，以免干扰鉴别反应。
② 试剂：供试品应符合现行药典附录要求，使用时按要求对供试药品进行处理。试液

除另有规定外，均应按现行药典附录试液项下的方法进行配制和贮藏，要求新配制的必须新配制。

四、实验步骤

1. 利用焰色反应进行鉴别

取铂丝，用盐酸湿润后，蘸取地塞米松磷酸纳，在无色火焰中燃烧，火焰即显鲜黄色。（本焰色反应极为灵敏，因此对所用仪器和试剂的要求必须严格，在检测前应将铂丝烧红，趁热浸入盐酸中，如此反复数次，直至火焰不染黄色后，再蘸取供试品进行测定。只有当强烈的黄色火焰持续数秒钟不退，才能确认为钠盐。）

2. 利用颜色反应进行鉴别

① 取阿司匹林约 0.1g，置 20mL 试管中，加水 10mL，振摇使溶解，置于小火上煮沸，放冷，加三氯化铁试液（取 $FeCl_3$ 9g，加水溶至 100mL）1 滴，即呈紫堇色。[《中国药典》（2020）通则 0301。]

② 取醋酸氟轻松约 7mg，照氧瓶燃烧法 [《中国药典》（2020）通则 0703] 进行有机破坏，用水 20mL 与 0.01mol/L 氢氧化钠溶液 6.5mL 为吸收液，待燃烧完毕后，充分振摇。取吸收液 2mL，加茜素氟蓝试液 0.5mL，再加 12% 醋酸钠的稀醋酸溶液 0.2mL，用水稀释至 4mL，加硝酸亚铈试液 0.5mL，即显蓝紫色；同时做空白对照。

茜素氟蓝试液的配制：取茜素氟蓝 0.19g，加氢氧化钠溶液（1.2→100）12.5mL，加水 800mL 与 0.25g 醋酸钠结晶，用稀盐酸（取 234mL 盐酸加水稀释至 1000mL，即得）调节 pH 约为 5.4，用水稀释至 1000mL，摇匀，即得。

稀醋酸溶液的配制：取冰醋酸 60mL，加水稀释至 1000mL，即得。

硝酸亚铈试液的配制：称取硝酸亚铈 0.22g，加水 50mL 使溶解，加硝酸 0.1mL 与盐酸羟胺 50mg，加水稀释即可。

③ 取硫酸阿托品约 10mg，加发烟硝酸 5 滴，置水浴上蒸干，即得黄色的残渣。放冷，加乙醇 2～3 滴湿润，加固体氢氧化钾一小颗，即显深紫色。

3. 利用生成沉淀进行鉴别

(1) 丙二酰脲类的鉴别　取苯巴比妥约 0.1g，加碳酸钠试液 1mL 与水 10mL，振摇 2min，滤过。滤液中逐滴加入 0.1mol/L 硝酸银试液，即产生白色沉淀。振摇，沉淀即溶解，继续滴加过量的 0.1mol/L 硝酸银试液，沉淀不再溶解。（注：苯巴比妥用量可酌减。）[《中国药典》（2020）通则 0301。]

碳酸钠试液的配制：取一水合碳酸钠 12.5g 或无水碳酸钠 10.5g 加水使溶解成 100mL。

(2) 芳香第一胺的鉴别　取盐酸普鲁卡因约 50mg，加稀盐酸（取 234mL 硫酸加水稀释至 1000mL，即得。）1mL，必要时缓缓煮沸使溶解，放冷，加 0.1mol/L 亚硝酸钠溶液数滴，滴加碱性 β-萘酚试液数滴，视供试品的不同，生成橙黄到猩红色沉淀。[《中国药典》（2020）通则 0301。]

碱性 β-萘酚试液的配制：取 β-萘酚 0.25g，加氢氧化钠溶液（1→10）10mL 使溶解，即得。本试液临用新配。

4. 利用生成特殊气体进行鉴别

① 取盐酸普鲁卡因约 0.1g，加水 2mL 溶解后，加 10% 氢氧化钠 1mL，即生成白色沉淀；加热，变成油状物；继续加热，产生的蒸气能使湿润的红色石蕊试纸变蓝色。

② 取尼可刹米 10 滴，加氢氧化钠试液 3mL，加热，即产生二乙胺的臭气，能使湿润的红色石蕊试纸变蓝色。

氢氧化钠试液的配制：量取澄清的饱和溶液 56mL，加新煮沸冷却过的水至 1000mL，摇匀即得。

③ 取巴比妥钠 0.2g，加氢氧化钠试液 10mL，加热煮沸，产生的蒸气能使湿润的红色石蕊试纸变蓝色。

五、思考题

1. 写出阿司匹林溶液加热后与三氯化铁发生颜色反应原理及反应式。
2. 写出苯巴比妥与硝酸银的反应式。
3. 写出硫酸阿托品与硝酸的反应式，其反应产物与氢氧化钾的反应式。
4. 写出磺胺甲唑与亚硝酸钠的反应式，反应产物与 β-萘酚的反应式。
5. 进行氧瓶燃烧试验时，应注意哪些问题？

实验二　葡萄糖的一般杂质检查

一、目的要求

1. 掌握一般杂质检验的原理、操作方法及限量计算方法。
2. 熟悉药物中一般杂质检验的目的和意义。

二、实验原理

葡萄糖是淀粉以无机酸水解或在酶催化下经水解得到的稀葡萄糖液，再经脱色、浓缩结晶制得。

1. 国内生产方法

（1）酸水解法　以无机酸将淀粉水解为葡萄糖。

$$(C_6H_{10}O_5)_n + nH_2O \xrightarrow[\triangle]{HCl} nC_6H_{12}O_6$$

（2）双酶水解法　以生物酶为催化剂将淀粉水解为葡萄糖。

$$(C_6H_{10}O_5)_n + nH_2O \xrightarrow[\triangle]{生物酶} nC_6H_{12}O_6$$

（3）酸酶水解法　以盐酸为液化剂，糖化酶为催化剂，将淀粉水解为葡萄糖。

$$(C_6H_{10}O_5)_n + nH_2O \xrightarrow[\triangle]{HCl\ 糖化酶} nC_6H_{12}O_6$$

根据葡萄糖生产工艺特点，应进行氯化物、重金属、砷盐等一般杂质检查，进行蛋白质、可溶性淀粉等特殊杂质检查。

2. 各种杂质检查原理

（1）氯化物检查法　《中国药典》（2020）通则 0801 对氯化物的检查是利用氯化物在硝酸酸性溶液中与硝酸银试液作用，生成氯化银白色浑浊液，与一定量的标准氯化钠溶液和硝酸银在同样条件下生成的氯化银浑浊相比较，浑浊度不得更大，测定供试品中氯化物的限量。

$$Cl^- + Ag^+ \longrightarrow AgCl\downarrow$$

（2）硫酸盐检查法　《中国药典》（2020）通则 0802 药物中微量硫酸盐与氯化钡在酸性溶液中作用，生成硫酸钡微粒而显白色浑浊液，同一定量标准硫酸钾溶液与氯化钡在同样条件下生成的浑浊比较，浑浊度不得更大，判断药物中含硫酸盐的限量。

$$SO_4^{2-} + Ba^{2+} \longrightarrow BaSO_4 \downarrow$$

（3）铁盐检查法　检查药品中的铁盐杂质，《中国药典》和 USP 均采用硫氰酸盐法。铁盐在盐酸酸性溶液中与硫氰酸盐生成红色可溶性硫氰酸铁配离子，与一定量标准铁溶液用同法处理所呈现的颜色进行比较，颜色不得更深。

$$Fe^{3+} + 6SCN^- \longrightarrow [Fe(SCN)_6]^{3-}$$
（红色）

进行葡萄糖的铁盐检查时，需在显色前加硝酸 3 滴，煮沸 5min，使 Fe^{2+} 氧化为 Fe^{3+}。由于硝酸中可能含有亚硝酸，亚硝酸也能与硫氰酸根离子反应生成红色的亚硝酰硫氰化物，影响比色，因此加入显色剂之前加热煮沸有助于除去氧化氮，以消除氧化氮生产的亚硝酸干扰。

（4）重金属检查法　《中国药典》（2020）通则 0821 指出重金属是指在实验条件下，能与硫代乙酰胺或 S^{2-} 作用生成硫化物而显色的金属杂质，如，银、铅、汞、铜、镉、铋、砷、锑、锡、锌、钴、镍等。在药品生产过程中遇到铅的机会较多，且铅在体内易积蓄中毒，故检查时以铅为代表。硫代乙酰胺（thioacetamide）在弱酸性（pH 约 3.5）溶液中水解，产生硫化氢，可与重金属离子结合生成有色硫化物的均匀沉淀，可与对照标准液同法处理比较。本方法的适宜目视比色范围为 27mL 溶液中含铅 10～20μg，相当于标准铅溶液 1～2mL，检查中根据规定含重金属的限量确定供试品的取用量。

$$CH_3CSNH_2 + H_2O \longrightarrow CH_3CONH_2 + H_2S$$
$$Pb^{2+} + H_2S \longrightarrow PbS \downarrow + 2H^+$$

（5）砷盐检查法　《中国药典》（2020）通则 0822 主要采用古蔡氏法检查砷盐。其原理是利用金属锌与酸作用产生新生态的氢，与药物中的微量砷盐作用生成具挥发性的砷化氢，遇溴化汞（或氯化汞）试纸，产生黄色至棕色的砷斑，与定量标准砷溶液所生成的砷斑比较，可判定药物中含砷盐的限量。其反应式如下。

$$AsO_3^{3-} + 3Zn + 9H^+ \longrightarrow AsH_3 \uparrow + 3Zn^{2+} + 3H_2O$$
$$AsH_3 + 2HgBr_2 \longrightarrow 2HBr + AsH(HgBr)_2$$
（黄色）
$$AsH_3 + 3HgBr_2 \longrightarrow 3HBr + As(HgBr)_3$$
（棕色）

五价砷在酸性溶液中也能被金属锌还原为砷化氢，但生成砷化氢的速度较三价砷慢，故在反应液中加入碘化钾及酸性氯化亚锡将五价砷还原为三价砷，碘化钾被氧化生成的碘又可被氯化亚锡还原为碘离子。

$$AsO_4^{3-} + 2I^- + 2H^+ \longrightarrow AsO_3^{3-} + I_2 + H_2O$$
$$AsO_4^{3-} + Sn^{2+} + 2H^+ \longrightarrow AsO_3^{3-} + Sn^{4+} + H_2O$$
$$I_2 + Sn^{2+} \longrightarrow 2I^- + Sn^{4+}$$

溶液中的碘离子，与反应中产生的锌离子能形成配合物，使生成砷化氢的反应不断进行。

$$4I^- + Zn^{2+} \longrightarrow [ZnI_4]^{2-}$$

氯化亚锡与碘化钾存在，可抑制锑化氢的生成，因锑化氢也能与溴化汞试纸作用生成锑斑，在实验条件下 100μg 锑存在不会干扰测定。氯化亚锡又可与锌作用，在锌粒表面形成锌锡齐，起去极化作用，从而使氢气均匀而连续地发生。

（6）干燥失重测定法　《中国药典》（2020）通则 0831 中，干燥失重是指药物在规定条件下经干燥后所减失的重量，根据所减失的重量和取样量计算供试品干燥失重的百分率。干燥失重检查法主要控制药物中的水分，也包括其他挥发性物质如乙醇等。

（7）炽灼残渣检查法　《中国药典》（2020）通则 0841 中，炽灼残渣系指有机药物经加热炭化后再被硫酸破坏，于高温（700～800℃）炽灼，有机物质被破坏分解为挥发性物质逸出，残留的非挥发性无机杂质（多为金属的氧化物或盐类）成为硫酸盐，称为炽灼残渣。如炽灼残渣需留作重金属检查，则控制炽灼温度在 500～600℃。

三、仪器与试剂

电热恒温干燥箱，高温电炉（马弗炉），普通电炉，水浴锅，50mL 比色管，量筒，50mL 烧杯；葡萄糖，硝酸银，硝酸，硫酸，氯化钡，硫氰酸铵，硫代乙酰胺，甘油，氢氧化钠，溴化钾，碘化钾，20 目无砷锌粒，氯化亚锡，醋酸铅，溴化汞，磺基水杨酸。

四、实验方法

1. 酸度

取本品 2.0g，加水 20mL 溶解后，加酚酞指示液 3 滴与 0.02mol/L 氢氧化钠滴定液 0.20mL，应显粉红色。

酚酞指示液的配制：取酚酞 1g，加乙醇 100mL 使溶解，即得。

2. 溶液的澄清度与颜色

取本品 5.0g，加热水溶解后，放冷，用水稀释至 10mL，溶液应澄清无色；如显浑浊，与 1 号浊度标准液比较，不得更浓；如显色，与对照液（取比色用氯化钴液 3.0mL、比色用铬酸钾液 3.0mL 与比色用硫酸铜液 6.0mL，加水稀释成 50mL）1.0mL 加水稀释至 10mL 比较，不得更深。浊度标准液的制备参照《中国药典》（2020）通则 0902。

（1）浊度标准贮备液的制备　称取于 105℃ 干燥至恒重的硫酸肼 1.00g，置 100mL 量瓶中，加水适量使溶解，必要时可在 40℃ 的水浴中温热溶解，并用水稀释至刻度，摇匀，放置 4～6h；取此溶液与等容量的 10% 乌洛托品溶液混合，摇匀，于 25℃ 避光静置 24h，即得。本液应置冷处避光保存，可在 2 个月内使用，用前应摇匀。

（2）浊度标准原液的制备　取浊度标准贮备液 15.0mL，置 1000mL 量瓶中，加水稀释至刻度，摇匀，取适量，置 1cm 吸收池中，照紫外-可见分光光度法，在 550nm 的波长处测定，其吸光度应在 0.12～0.15。本液应在 48h 内使用，用前应摇匀。

（3）浊度标准液的制备（1 号）　取浊度标准原液 5.0mL 加水 95.0mL，摇匀，即得。

3. 乙醇溶液的澄清度

取本品 1.0g，加 90% 乙醇 30mL，置水浴上加热回流约 10min，溶液应澄清。

4. 氯化物

取本品 0.60g，加水溶解使成 25mL（如溶液呈碱性，可滴加硝酸使遇石蕊试纸显中性反应），再加稀硝酸 10mL，溶液如不澄清，应滤过；置 50mL 纳氏比色管中，加水使成约 40mL，摇匀，即得供试液。另取标准氯化钠溶液 6.0mL 置 50mL 纳氏比色管中，加稀硝酸 10mL，用水稀释使成约 40mL，摇匀，即得对照液。向供试液与对照液中分别加 0.1mol/L 硝酸银试液 1.0mL，用水稀释使成 50mL，摇匀，暗处放置 5min，同置黑色背景上，从比色管上方向下观察，如发生浑浊，样品管不得比对照管更浓（0.01%）。

标准氯化钠溶液的制备：称取氯化钠 0.165g，置 1000mL 量瓶中，加水适量使溶解并稀释至刻度，摇匀，作为贮备液。

临用前，精密量取贮备液 10mL，置 100mL 量瓶中，加水稀释至刻度，摇匀，即得（1mL 相当于 10μg）。

稀硝酸试液的制备：取 105mL 硫酸加水稀释至 1000mL，即得。

5. 硫酸盐

取本品 2.0g，加水溶解使成约 20mL（如溶液显碱性，可滴加稀盐酸使呈中性）；溶液如不澄清，应滤过；置 50mL 纳氏比色管中，加水适量稀释成 25mL，再加稀盐酸 2mL，置 30～50℃ 水浴中保温 10min，再加 25％氯化钡溶液 3mL，摇匀，放置 10min，如发生浑浊，与标准硫酸钾溶液一定量制成的对照液（取标准硫酸钾溶液 100μg/mL）2.0mL，置 50mL 纳氏比色管中，加水适量稀释成 25mL，加稀盐酸 1mL，置 30～50℃ 水浴中保温 10min，加 25％氯化钡溶液 3mL，摇匀，放置 10min，比较，不得更浓（0.01％）。

标准硫酸钾溶液的制备：称取硫酸钾 0.181g，置 1000mL 量瓶中，加水适量使溶解并稀释至刻度，摇匀，即得（1mL 相当于 100μg 的 SO_4^{2-}）。

稀盐酸试液的制备：取 234mL 硫酸加水稀释至 1000mL，即得。

6. 干燥失重

取本品约 1.0g，置已干燥至恒重的扁形称量瓶中，加盖，精密称定，然后在 105℃ 干燥至恒重，减失重量不得过 9.5％。（质量为 7.5％～9.5％。）[《中国药典》（2020）通则 0831。]

7. 炽灼残渣

取本品 1.0～2.0g 置已炽灼至恒重的瓷坩埚中，精密称定，缓缓炽灼至完全炭化，放冷，加硫酸 0.5～1mL 润湿，低温加热至硫酸蒸气除尽，在 700～800℃ 炽灼使完全灰化，移至干燥器内，放冷，精密称定后，再在 700～800℃ 炽灼至恒重，所得炽灼残渣不得超过 0.1％。[《中国药典》（2020）通则 0841。]

8. 蛋白质

取本品 1.0g，加水 10mL 溶解后，加磺基水杨酸溶液（1→5）3mL，不得发生沉淀。

9. 铁盐

取本品 2.0g，加水 20mL 溶解后，加硝酸 3 滴，缓缓煮沸 5min，放冷，加水稀释使成 45mL，加硫氰酸铵溶液（30→100）3mL，摇匀，如显色，与标准铁溶液 2.0mL 用同一方法制成的对照液比较，不得更深（0.001％）。

标准铁溶液的制备：称取硫酸铁铵 [$FeNH_4(SO_4)_2 \cdot 12H_2O$] 0.863g，置 1000mL 容量瓶中，加水溶解后，加硫酸 2.5mL，用水稀释至刻度，摇匀，作为贮备液。

临用前，精密量取贮备液 10mL，置 100mL 容量瓶中，加水稀释至刻度，摇匀，即得（1mL 相当于 10μg 的 Fe）。

10. 重金属

取本品 4.0g 置于 25mL 纳氏比色管中，加 23mL 水溶解后，加醋酸盐缓冲液（pH＝3.5）2mL，加硫代乙酰胺试液 2mL，放置 2min 后，与标准铅溶液（10μg/mL Pb^{2+}）2mL 用同一方法制成的对照液同置白纸上自上向下比较，不得更深（含重金属不得过百万分之五）。[《中国药典》（2020）通则 0821。]

醋酸盐缓冲液（pH＝3.5）的制备：取醋酸铵 25g，加水 25mL 溶解后，加 7mol/L 盐酸溶液 38mL，用 2mol/L 盐酸溶液或 5mol/L 氨溶液准确调节 pH 至 3.5（电位法指示），用水稀释至 100mL，即得。

硫代乙酰胺试液的配制：取硫代乙酰胺 4g，加水使溶解成 100mL，置于冰箱中保存。临用前取混合液 [由氢氧化钠液（1mol/L）15mL，水 5.0mL 及甘油 20mL 组成] 5.0mL，加上述硫代乙酰胺溶液 1.0mL，置水浴上加热 20s，冷却，立即使用。

标准铅溶液的制备：称取硝酸铅 0.160g，置 1000mL 容量瓶中，加硝酸 5mL 与水 50mL 溶解后，用水稀释至刻度，摇匀，作为贮备液。

临用前，精密量取贮备液 10mL，置 100mL 容量瓶中，加水稀释至刻度，摇匀，即得

（1mL 相当于 10μg 的 Pb）。

配制与贮存的玻璃容器均不得含铅。

11. 砷盐

取本品 2.0g，置检砷瓶中，加水 5mL 溶解后，加稀硫酸 5mL 与溴化钾-溴试液 0.5mL，置水浴上加热约 20min，使保持稍过量的溴存在，必要时，再补加溴化钾溴试液适量，并随时补充蒸发的水分，放冷，加盐酸 5mL 与水适量使成 28mL，加碘化钾试液 5mL 及酸性氯化亚锡试液 5 滴，在室温放置 10min 后，加锌粒 2g，迅速将瓶塞塞紧（瓶塞上已安放好装有醋酸铅棉及溴化汞试纸的导气管），保持反应温度在 25～40℃（视反应快慢而定，但不应超过 40℃），反应 45min 后，取出溴化汞试纸，将生成的砷斑与标准砷溶液一定量制成的标准砷斑比较，颜色不得更深（砷含量不得超过百万分之一，即 0.0001%）。[《中国药典》（2020）通则 0822。]

标准砷溶液的制备：称取三氧化二砷 0.132g，置 1000mL 容量瓶中，加 20%氢氧化钠溶液 5mL 溶解后，用适量的稀硫酸中和，再加稀硫酸 10mL，用水稀释至刻度，摇匀，作为贮备液。

临用前，精密量取贮备液 10mL，置 1000mL 容量瓶中，加稀硫酸 10mL，用水稀释至刻度，摇匀，即得（1mL 相当于 1μg 的 As）。

标准砷斑的制备：精密吸取标准砷溶液 2mL 置另一检砷瓶中，加盐酸 5mL 与水 21mL，自"再加碘化钾试液 5mL 及……"起，依法操作即可。

溴化钾-溴试液的制备：取溴 30g 与溴化钾 30g，加水使溶解成 100mL。

酸性氯化亚锡试液的制备：取氯化亚锡 1.5g，加水 10mL 与少量的盐酸使溶解，即得。本液应临用新配。

五、注意事项

（1）纳氏比色管的选择与洗涤　比色或比浊操作，一般均在纳氏比色管中进行，因此在选用比色管时，必须注意使样品与标准管的体积相等，玻璃色质一致，最好不带任何颜色，管上的刻度均匀，如有差别，不得大于 2mm。纳氏比色管用后应立即冲洗，比色管洗涤时避免用毛刷或去污粉等洗刷，以免管壁划出条痕影响比色或比浊。

（2）平行操作原则　进行比色、比浊、砷盐检查时，样品液与对照液的实验条件应尽可能一致，严格按照操作步骤平行操作，按规定顺序加入试剂。比色、比浊前可利用手腕转动 360°的旋摇使比色管内试剂充分混匀。比色方法一般是将两管同置于白色背景上，从侧面观察；比浊方法是将两管同置于黑色或白色背景上，自上而下地观察。

（3）实验中应准确选用量具，杂质检查中允许的误差为 $\pm$10%，量筒的绝对误差为 1mL，刻度吸管的绝对误差为 0.01～0.1mL，在实验中，应根据样品、标准液的取用量正确选用量器。例如，取标准液 2mL 应选择刻度吸管或移液管吸取标准液。取样品 2g，允许的误差为 0.2g，可选用称量精度为 0.1g 的普通天平。

（4）进行铁盐检查时，采用硝酸将 Fe^{2+} 氧化为 Fe^{3+}，标准液应与样品液同法操作。样品液加硝酸煮沸时，应注意防止暴沸，必要时补充适量水。

（5）砷盐检查时采用湿法破坏葡萄糖，在酸性溶液中用溴进行有机破坏使砷游离。有机破坏可在检砷瓶中进行，20min 内要保持过量的溴存在，随时补充消耗的溴化钾溴试液和水分，使溶液呈黄色，20min 后必须将多余的溴除尽，使溶液无色，否则溴将氧化碘化钾生成 I_2，干扰检查。

加砷粒前安装好醋酸铅棉花和溴化汞试纸，醋酸铅棉花的填塞松紧度应适宜，溴化汞试纸应盖住检砷管孔，并盖紧盖子，勿漏气。加砷粒后必须立即塞紧检砷管，在规定温度下反应 1h。

砷盐检查中所用锌粒应无砷，并能通过 20 目筛。如所用锌粒较大时，用量可酌量增加或应适当延长反应时间。

（6）酸碱度检查用水必须是新煮沸放冷的水，应用刻度吸管量取酸碱滴定液。

（7）重金属检查中，应根据杂质限量计算公式，计算出标准铅溶液的取用量。

六、思考题

1.比色、比浊操作中应遵循的原则是什么？

2.炽灼残渣测定的成败关键是什么？

3.古蔡氏法中所加各种试剂的作用与操作注意事项是什么？

实验三　药物特殊杂质检查

一、目的要求

1.掌握本实验中药物特殊杂质检查原理。

2.熟悉薄层色谱法、高效液相色谱法用于特殊杂质检查的一般操作。

3.了解本实验中药物特殊杂质的来源和检查目的。

二、实验原理

1.阿司匹林中游离水杨酸的检查

阿司匹林是以苯酚为原料制得水杨酸，水杨酸在硫酸催化下，用醋酐乙酰化制得，产品中会有乙酰化不完全的水杨酸；并且水杨酸也是阿司匹林的水解产物，在贮藏过程中会因水解而产生。水杨酸对人体有毒性；其分子中的酚羟基易在空气被氧化，成为淡黄到红棕色甚至深棕色的一系列有色的醌类化合物使得阿司匹林变色，因而需加以控制。由于在合成的过程中还有未完全反应的苯酚和其他副产物，采取与 $FeCl_3$ 显色会影响检查。现行版《中国药典》利用了高效液相色谱色谱法测定阿司匹林及其制剂中的水杨酸，外标法计算含量。

2.维生素 C 及其制剂中"溶液的颜色"

维生素 C 的水溶液不稳定，在高于或低于 pH 5～6 时，易受空气、光线和温度的影响，分子中的内脂环经水解、脱羧、脱水生产糠醛聚合物呈色，《中国药典》采用紫外-可见分光光度法，通过测定吸光度来控制有色杂质的限量。

维生素 C 制剂的加工和贮藏过程中有色杂质增加，因此制剂的限量比原料药宽一些，并且原料、注射液和片剂所含有色杂质的吸收峰不同，所以测定时所用波长也不同。如原料药测定波长 420nm，杂质的吸光度不得过 0.03；注射液测定波长 420nm，杂质的吸光度不得过 0.06；片剂测定波长 440nm，杂质的吸光度不得过 0.07。

3.维生素 B_1 中有关物质的检查

维生素 B_1 又称硫胺素（thiamine）或抗神经炎素，是第一种被发现的维生素，由微生物和植物中合成，动物和人类只能从食物中获取。维生素 B_1 主要存在于种子的外皮和胚芽中，如米糠和麸皮中含量很丰富，在酵母菌中含量也极丰富。硫胺素由嘧啶环和噻唑环结合而成，在体内参与糖代谢。

由于维生素 B_1 的合成比较复杂，因而不可避免地存在中间产物、副产物。《中国药典》采用高效液相色谱自身对照法控制有关物质的限量。

4. 葡萄糖注射液中 5-羟甲基糠醛的检查

葡萄糖在弱酸性溶液中首先脱水形成 5-羟甲基糠醛（5-hydroxymethyl furfural，简称 5-HMF），5-HMF 可再分解为乙酰丙酸和甲酸或聚合物，其聚合物为一种有色物质，所以认为葡萄糖注射液的色泽深浅与 5-HMF 产生的量成正比。因此可以用 5-HMF 的生成速度来检查葡萄糖在溶液中的分解速度。因 5-HMF 可能对人体横纹肌及内脏有损害，故采用在 284nm 波长处测定吸光度的方法以控制葡萄糖注射液中 5-羟甲基糠醛的含量。

5. 异烟肼中游离肼的检查

异烟肼中的游离肼由合成时的原料引入，也可在贮藏过程中降解产生。肼是一种致癌物质，因此国内外药典均要求对异烟肼及其制剂中的游离肼进行检查。《中国药典》（2020）采用薄层色谱法，要求供试品中不得有游离肼的斑点出现，来控制游离肼的量。

三、仪器与试剂

仪器：高效液相色谱色谱仪、紫外-可见分光光度计、分析天平、层析缸等。

试剂：水杨酸、游离肼杂质对照品及其他试剂。

四、实验步骤

1. 阿司匹林中游离水杨酸的检查

临用新制。取本品约 0.1g，精密称定，置 10mL 容量瓶中，加 1％冰醋酸的甲醇溶液适量，振摇使溶解，并稀释至刻度，摇匀，作为供试品溶液；取水杨酸对照品约 10mg，精密称定，置 100mL 容量瓶中，加 1％冰醋酸的甲醇溶液适量使溶解并稀释至刻度，摇匀，精密量取 5mL，置 50mL 容量瓶中，用 1％冰醋酸的甲醇溶液稀释至刻度，摇匀，作为对照品溶液。按照高效液相色谱法（通则 0512）试验。用十八烷基硅烷键合硅胶为填充剂；以乙腈-四氢呋喃-冰醋酸-水（20：5：5：70）为流动相；检测波长为 303nm。理论板数按水杨酸峰计算不低于 5000，阿司匹林峰与水杨酸峰的分离度应符合要求，立即精密量取对照品溶液与供试品溶液各 10μL 分别注入液相色谱仪，记录色谱图。供试品溶液色谱图中如有与水杨酸峰保留时间一致的色谱峰，按外标法以峰面积计算，不得过 0.1％。

2. 维生素 C 片中"溶液的颜色"检查

取本品细粉适量（相当于维生素 C1.0g），加水 20mL，振摇使维生素 C 溶解，滤过，滤液依照紫外-可见分光光度法（通则 0401），在 440nm 的波长处测定吸光度，不得过 0.07。

3. 维生素 B_1 中有关物质的检查

取本品细粉适量，加流动相适量，振摇使维生素 B_1 溶解，用流动相稀释制成每 1mL 中含维生素 $B_1$1mg 的溶液，滤过，取续滤液作为供试品溶液；精密量取 1mL，置 100mL 量瓶中，用流动相稀释至刻度，摇匀，以甲醇-乙腈-0.02mol/L 庚烷磺酸钠溶液（含 1％ 三乙胺，用磷酸调节 pH 值至 5.5)(9：9：82）为流动相，检测波长为 254nm，理论板数按维生素 B_1 峰计算不低 2000，维生素 B_1 峰与相邻峰的分离度均应符合要求。精密量取供试品溶液与对照溶液各 20μL，分别注入液相色谱仪，记录色谱图至主峰保留时间的 3 倍。供试品溶液色谱图中如有杂质峰，各杂质峰面积的和不得大于对照溶液主峰面积的 1.5 倍（1.5％）。

4. 葡萄糖注射液中 5-羟甲基糠醛的检查

精密量取本品适量（约相当于葡萄糖 1.0g），置于 100mL 容量瓶中，加水稀释至刻度，摇匀，照分光光度法在 284nm 波长处测定，吸光度不得大于 0.32。

5. 异烟肼中游离肼的检查

取本品细粉适量，加丙酮-水（1∶1）使异烟肼溶解并稀释制成每 1mL 中约含异烟肼 100mg 的溶液，滤过，取续滤液作为供试品溶液；另取硫酸肼对照品，加丙酮-水（1∶1）溶解并稀释制成每 1mL 中约含 0.08mg（相当于游离肼 20μg）的溶液，作为对照品溶液；取异烟肼与硫酸肼各适量，加丙酮-水（1∶1）溶解并稀释制成每 1mL 中分别含异烟肼 100mg 及硫酸肼 0.08mg 的混合溶液，作为系统适用性溶液。依照薄层色谱法（通则 0502）试验，吸取上述三种溶液各 5μL，分别点于同一硅胶 G 薄层板上，以异丙醇-丙酮（3∶2）为展开剂，展开，晾干，喷以乙醇制对二甲氨基苯甲醛试液，15min 后检视。系统适用性溶液所显游离肼与异烟肼的斑点应完全分离，游离肼的 R_f 值约为 0.75，异烟肼的 R_f 值约为 0.56。在供试品溶液主斑点前方与对照品溶液主斑点相应的位置上，不得显黄色斑点。

五、注意事项

① 乙酰水杨酸中游离水杨酸的检查采用目视比色法，注意事项同“葡萄糖中一般杂质检查”。

② 进行 TLC 或 PC 时，应距底边 2.5cm 处点样，而且应该少量多次点于同一原点处，原点面积应尽量小；一般采用倾斜上行法展开，展开剂应浸入薄层板或色谱用滤纸底边 0.5～1cm 深度；展开后必须晾干后才能继续进行显色等操作。

③ 碱性四氮唑蓝试液应临用新配。

六、思考题

1. 如何选择设计药物中特殊杂质检查方法？
2. 薄层色谱法进行特殊杂质检查有几种方法？本实验中醋酸氢化可的松中其他甾体的检查属于哪种方法？该方法有何特点？应用该方法时应注意什么？
3. 试计算本实验中几种药物的杂质限量。

实验四　葡萄糖微生物限度检查

一、目的要求

了解微生物限度的检查方法。

二、实验步骤

微生物限度检查法系指检查非规定灭菌制剂及其原料、辅料受到微生物污染程度的方法。检查项目包括细菌数、霉菌数、酵母菌及控制菌的检查。

供试品应随机抽样，一般抽样量为检验用量（2 个以上最小包装单位）的 3 倍量。检查的全过程，均应严格遵守无菌操作，防止再污染。供试品检查时，如果使用了表面活性剂、中和剂或灭活剂，应证明其有效性及对微生物无毒性。

除另有规定外，本检查法中细菌培养温度为 30～35℃，霉菌、酵母菌培养温度为 23～28℃，控制菌培养温度为 35～37℃。

检验结果以 1g、1mL 或 10cm² 为单位报告。特殊品种可以最小包装单位报告。

1. 培养基及其制备方法

除另有规定外，培养基制备的灭菌条件为 121℃，20min。

pH＝7.0 无菌氯化钠-蛋白胨缓冲液：取磷酸二氢钾 3.56g、磷酸氢二钾 7.23g、氯化钠 4.30g、蛋白胨 1.0g，加水 1000mL，微热溶解，滤清，分装，灭菌。

（1）营养肉汤培养基

| 胨 | 10g | 氯化钠 | 5.0g |
| 牛肉浸出粉 | 3.0g | 水 | 1000mL |

取上述成分混合，微热溶解，调节 pH 为弱碱性，煮沸，滤清，调节 pH 值使灭菌后为 7.2±0.2，分装，灭菌。

（2）营养琼脂培养基　按上述营养肉汤培养基的处方及制法，加入 14.0g 琼脂，调节 pH 值使灭菌后为 7.2±0.2，分装，灭菌。

（3）玫瑰红钠琼脂培养基

胨	5g	玫瑰红钠	0.0133g
葡萄糖	10g	琼脂	15～20g
磷酸二氢钾	1g	水	1000mL
硫酸镁	0.5g		

除葡萄糖、玫瑰红钠外，取上述成分混合、微热溶解，滤过，加入葡萄糖、玫瑰红钠，分装，灭菌。

（4）酵母浸出粉胨葡萄琼脂培养基（YPD）

胨	10.0g	琼脂	14.0g
酵母浸出粉	5.0g	水	1000mL
葡萄糖	20.0g		

除葡萄糖外，取上述成分，混合，微热溶解，滤过，加入葡萄糖，分装，灭菌。

（5）胆盐乳糖培养基（BL）

胨	20.0g	磷酸二氢钾	1.3g
乳糖	5.0g	牛胆盐	2.0g
氯化钠	5.0g	（或去氧胆酸钠）(0.5g)	
磷酸氢二钾	4.0g	水	1000mL

除乳糖、牛胆盐或去氧胆酸钠外，取上述成分，混合，微热溶解，滤过，加入葡萄糖，分装，灭菌。

（6）胆盐乳糖发酵培养基　取未灭菌的胆盐乳糖培养基 100mL，加入 0.04％溴甲酚紫指示液 25mL，根据要求的用量分装于含倒管的试管中，灭菌。所用倒管的规格应保证产气结果的观察。

（7）乳糖发酵培养基

| 胨 | 20.0g | 乳糖 | 5.0g |
| 0.04％溴甲酚紫指示液 | 25mL | 水 | 1000mL |

除 0.04％溴甲酚紫指示液（取溴甲酚紫 1.6g，加 95％乙醇使溶解成 100mL）外，取上述成分，混合，微热溶解，调节 pH 值使灭菌后为 7.2±0.2，加入指示液，分装于倒管的小试管中，每管 3mL，灭菌。

2. 方法

（1）供试液的制备　根据供试品的理化特性与生物学特性，采取适宜的方法制备供试液。供试液制备若需加温时，应均匀加热，且温度不应超过 45℃。供试液从制备至加入检验用培养基，不得超过 1h。

除另有规定外，常用的供试液制备方法如下。

① 液体供试品。取供试品 10mL，加 pH＝7.0 无菌氯化钠-蛋白胨缓冲液至 100mL，混匀，作为 1∶10 的供试液。油剂可加入适量的无菌聚山梨酯 80 使供试品分散均匀。水溶性液体制剂也可用混合的供试品原液作为供试液。

② 固体、半固体或黏稠性供试品。取供试品 10g，加 pH＝7.0 的无菌氯化钠-蛋白胨缓冲液至 100mL，用匀浆仪或其他适宜的方法，混匀，作为 1∶10 的供试液。必要时加适量的无菌聚山梨酯 80，并置水浴中适当加温使供试品分散均匀。

（2）细菌、霉菌检查（采用平皿法）　取供试液 1mL，置直径 90mm 的无菌平皿中，注入 15～20mL 温度不超过 45℃的溶化的营养琼脂培养基或玫瑰红钠琼脂培养基或酵母浸出粉胨葡萄糖琼脂培养基，混匀，凝固，倒置培养。每个稀释级至少制备 2 个平板。

阴性对照试液：取试验用的稀释液 1mL，置无菌平皿中，注入培养基，凝固，倒置培养。每种计数用的培养基各制备 2 个平板，均不得有菌生长。

①培养和计数。除另有规定外，细菌培养 3 天，霉菌、酵母菌培养 5 天。逐日观察菌落生长情况；点计菌落数。必要时，可适当延长培养时间至 7 天进行菌落计数并报告。菌落蔓延生长成片的平板不宜计数。点计菌落数后，计算各稀释级供试液的平均菌落数，按菌数报告规则报告菌数。若同稀释级两个平板的菌落平均数不小于 15，则两个平板的菌落数不能相差 1 倍或以上。

一般营养琼脂培养基用于细菌计数；玫瑰红钠琼脂培养基用于霉菌及酵母菌计数；酵母浸出粉胨葡萄糖琼脂培养基用于酵母菌计数。在特殊情况下，若营养琼脂培养基上长有霉菌和酵母菌、玫瑰红钠琼脂培养基上长有细菌，则应分别点计霉菌和酵母菌、细菌菌落数。然后将营养琼脂培养基上的霉菌和酵母菌数或玫瑰红钠琼脂培养基上的细菌数，与玫瑰红钠琼脂培养基中的霉菌和酵母菌数或营养琼脂培养基中的细菌数进行比较，以菌落数高的培养基中的菌数为计数结果。

②菌数报告规则。细菌、酵母菌宜选取平均菌落数小于 300CFU、霉菌宜选取平均菌落数小于 100CFU 的稀释级，作为菌数报告（取两位有效数字）的依据。以最高的平均菌落数乘以稀释倍数的值报告 1g、1mL 或 10cm^2 供试品中所含的菌数。

如各稀释级的平板均无菌落生长，或仅最低稀释级的平板有菌落生长，但平均菌落数小于 1 时，以＜1 乘以最低稀释倍数的值报告菌数。

① 当仅有 1 个稀释级的菌落数符合上述规定，以该级的平均菌落数乘以稀释倍数的值报告菌数。

② 当同时有 2 个稀释级的菌落数符合上述规定时，视两者比值（比值为高稀释级的菌落数乘以稀释倍数的值除以低稀释级的菌落数乘以稀释倍数的值）而定。若比值不大于 2，以两稀释级的菌落数乘以稀释倍数的均值报告菌数；若比值大于 2 但不超过 5 时，以低稀释级的菌落数乘以稀释倍数的值报告菌数；当出现比值大于 5，或高稀释级的菌落数大于或等于低稀释级的菌落数等异常情况时，应查明原因在行检查，必要时，应进行方法的重新验证。

③ 当个稀释级的平均菌落数均小于 30，以最低稀释级的平均菌落数乘以稀释倍数的值报告菌数。

④ 如各稀释级的平板均无菌落生长，或仅最低稀释级的平板有菌落生长，但平均菌落数小于 1 时，以＜1 乘以最低稀释倍数的值报告菌数。

（3）大肠菌群的检查

① 阳性对照试验。进行供试品控制菌检查时，应做阳性对照试验。阳性对照试验的加菌量为 10～100CFU，方法同供试品的大肠埃希菌的检查。阳性对照试验应检出相应的控制菌。

② 阴性对照试验。取稀释液 10mL 照大肠埃希菌检查法检查，作为阴性对照。阴性对照应无菌生长。

③ 检查。取含适量（不少于 10mL）的胆盐乳糖发酵培养基管 3 支，分别加入 1∶10 的供试液 1mL（含供试品 0.1g 或 0.1mL），1∶100 的供试液 1mL（含供试品 0.01g 或 0.01mL），1∶1000 的供试液 1mL（含供试品 0.001g 或 0.001mL），另取 1 支胆盐乳糖发酵培养基管加入稀释液 1mL 作为阴性对照管。培养 18～24h，

胆盐乳糖发酵培养基管若无菌生长、或有菌生长但不产酸产气，判该管未检出大肠菌群；若产酸产气，应将发酵管重点培养物分别划线接种于曙红亚甲蓝琼脂培养基或麦康凯琼脂培养基的平板上，培养 18～24h。

若平板上无菌生长，或生长的菌落与表 1 中所列的菌落形态特征不符或为非革兰阴性无芽孢杆菌，判该管未检出大肠菌群；若平板上生长的菌落与表 1 所列的菌落形态特征相符或疑似，且为革兰阴性无芽孢杆菌，应进行确证试验。

表 1　大肠菌群菌落形态特征

培养基	菌落形态
曙红亚甲蓝琼脂	呈紫黑色、紫红色、红色或粉红色，圆形、扁平或稍凸起，边缘整齐，表面光滑，湿润
麦康凯琼脂	鲜桃红色或粉红色，圆形，扁平或稍凸起，边缘整齐，表面光滑，湿润

④ 确证试验。从上述分离平板上挑选 4～5 个疑似菌落，分别接种于乳糖发酵管中，培养 24～48h。若产酸产气，判该胆盐乳糖发酵管检出大肠菌群，否则判未检出大肠菌群。根据大肠菌群的检出管数，按表 2 报告 1g 或 1mL 供试品中大肠菌群数。

表 2　可能的大肠菌群数

个供试品的检出结果			可能的大肠菌群数 N /（个/克或个/毫升）
0.1g 或 0.1mL	0.01g 或 0.01mL	0.001g 或 0.001mL	
＋	＋	＋	$>10^3$
＋	＋	－	$10^2<N<10^3$
＋	－	－	$10<N<10^2$
－	－	－	<10

注：＋代表检出大肠菌群；－代表未检出大肠菌群。

实验五　马来酸氯苯那敏的含量测定
（非水滴定法）

一、目的要求

1. 熟悉非水滴定的方法。
2. 掌握非水滴定的测定原理。

二、实验原理

生物碱类药物通常具有弱碱性，在水溶液中用酸直接滴定由于没有明显的突跃，常不能获得满意的结果，而在非水酸性介质中，只要在水溶液中的 K_b 值大于 10^{-10}，都能被冰醋酸均化到溶剂 Ac^- 水平，碱强度显著增强。生物碱盐类的滴定过程，实际上是一个置换滴定，即强酸滴定液置换出与生物碱结合的较弱的酸。马来酸氯苯那敏因侧链烃胺基具有弱碱性，因此可采用非水溶液滴定法测定含量。

三、实验步骤

取本品约 0.15g，精密称定，加冰醋酸 10mL 溶解后，加结晶紫指示液 1 滴，用高氯酸滴定液（0.1mol/L）滴定至溶液显蓝绿色，并将滴定的结果用空白试验校正。每 1mL 高氯酸滴定液（0.1mol/L）相当于 19.54mg 的 $C_{16}H_{19}ClN_2 \cdot C_4H_6O$。

四、注意事项

① 作用仪器必须干燥无水，冰醋酸在未用之前必做空白试验。

② 滴定速度不要太快，因冰醋酸比较黏稠，滴定速度太快则黏附在滴定管内壁上部还未完全留下，到终点时读数易发生误差。

③ 冰醋酸具有腐蚀性，应小心，注意安全。

五、思考题

1. 非水滴定可用于什么类药物的测定？

2. 结晶紫是大多数生物碱类药物非水滴定时选用的指示剂，在滴定碱性强弱不同的生物碱时，终点的颜色有何不同？

实验六　对乙酰氨基酚片溶出度的测定

一、目的要求

1. 掌握片剂中溶出度检查的操作方法。

2. 掌握溶出仪、紫外-可见分光光度计的正确操作方法。

3. 熟悉片剂中溶出度质量评定的方法，熟悉容量分析操作方法。

4. 了解溶出仪的主要结构，了解溶出度检查的目的和意义。

二、实验原理

溶出度系指药物从片剂或胶囊剂等固体制剂在规定溶剂中溶出的速度和程度。凡检查溶出度的制剂，不再进行崩解时限检查。药物只有固体制剂中的活性成分溶解之后，才能为机体吸收。溶出度试验能有效地区分同一药物制生物利用度的差异，是控制固体制剂内在的重要指标之一。对乙酰氨基酚的溶解度大小、辅料的亲水性程度和制片工艺都会影响制剂的溶出度，对乙酰氨基酚溶出度测定采用篮法。《中国药典》（2020）通则 0931 中，其操作方法如下。

① 转篮分篮体与篮轴两部分，均为不锈钢金属材料制成。篮体 A 由不锈钢丝网（丝径为 0.54mm，孔径 0.425mm）焊接而成，呈圆柱形，内径为 22.2mm±1.0mm，上下两端都有金属边缘。篮轴 B 的直径为 9.4～10.1mm，轴的末端连一金属片，作为转篮的盖；盖

上有通气孔（孔径 2.0mm）；盖边系两层，上层外径与转篮外径同，下层直径与转篮内径同；盖上的三个弹簧片与中心呈 120°角。转篮旋转时摆动幅度不得超过±1.0mm。

② 操作容器为 1000mL 的圆底烧杯，内径为 98～106mm，高 160～175mm；烧杯上有一有机玻璃盖，盖上有 2 孔，中心孔为篮轴的位置，另一孔供取样或测温度用。为使操作容器保持恒温，应外套水浴；水浴的温度应能使容器内溶剂的温度保持在 37℃±0.5℃。转篮底部离烧杯底部的距离为 25mm±2mm。

③ 电动机与篮轴相连，转速可任意调节在 50～200r/min，稳速误差不超过±4%。运转时整套装置应保持平稳，不得晃动或振动。

④ 仪器应装有 6 套操作装置，可一次测定 6 份供试品。取样点位置应在转篮上端距液面中间，离烧杯壁 10mm 处。

测定法为：除另有规定外，量取经脱气处理的溶剂 900mL，注入每个操作容器内，加温使溶剂温度保持在 37℃±0.5℃，调整转速使其稳定。取供试品 6 片，分别投入 6 个转篮内，将转篮降入容器中，立即开始计时，除另有规定外，至 45min 时，在规定取样点吸取溶液适量，立即经不大于 0.8μm 微孔滤膜滤过，自取样至滤过应在 30s 内完成。取滤液，照各药品项下规定的方法测定，算出每片的溶出量。

结果判断如下。

① 6 片中，每片的溶出量按标示含量计算，均不低于规定限度（Q）。

② 6 片中，如有 1～2 片低于 Q，但不低于 Q−10%，且其平均溶出量不低于 Q。

③ 6 片中，如有 1～2 片低于 Q，其中仅有 1 片低于 Q−10%但不低于 Q−20%，且其平均溶出量不低于 Q 时，应另取 6 片复试；初试、复试的 12 片中有 1～3 片低于 Q，其中仅有 1 片低于 Q−10%但不低于 Q−20%，且其平均溶出量不低于 Q。

三、实验步骤

取本品，照《中国药典》（2020）通则 0931 第一法，以稀盐酸 24mL 加水至 1000mL 为溶剂，注入每个操作容器中，加温使溶剂温度保持在 37℃±0.5℃，调转速为 100r/min。取对乙酰氨基酚 6 片，分别投入 6 个转篮中，将转篮降入容器中，立即开始计时，经 30min 时，取溶液 10mL，滤过，精密量取续滤液，加 0.04%氢氧化钠溶液稀释至 1mL 中含对乙酰氨基酚 5～10μg 的溶液，摇匀，照紫外-可见分光光度法［《中国药典》（2020）通则 0401］，在 257nm 的波长处测定吸光度，按 $C_8H_9NO_2$ 的吸收系数（$E_{1cm}^{1\%}$）为 715 计算出每片的溶出量。限度为标示量的 80%，应符合规定。

$$溶出量(\%) = \frac{溶出质量}{标示量} \times 100\% = \frac{ADV}{E \times 100} \times \frac{1}{标示量} \times 100\%$$

四、思考题

1. 测定溶出度时必须严格控制哪些实验条件？
2. 本实验中溶出量的计算公式中为何乘以 500？

实验七　布洛芬的紫外分光光度法和红外光谱法鉴别

一、目的要求

1. 了解布洛芬的紫外分光光度法和红外光谱法鉴别的原理。

2.掌握布洛芬的紫外分光光度法和红外光谱法鉴别方法。

二、实验原理

根据布洛芬的化学结构特点及理化性质，利用光谱、色谱特征进行鉴别。

三、操作步骤

1. 紫外光谱法鉴别

（1）绘制紫外吸收光谱　精密称取 25mg 布洛芬，加 0.4% 氢氧化钠溶液溶解到 100mL 容量瓶中，振摇，使溶解，得到浓度为 0.25mg/mL 的溶液。照紫外-可见分光光度法 [《中国药典》（2020）通则 0401]，以 0.4% 氢氧化钠溶液为参比溶液，用 1cm 石英吸收池，在 200～300nm 波长范围内扫描吸收光谱。

（2）检查最大吸收和最小吸收　根据所绘制的吸收光谱，检查在 265nm 与 273nm 的波长处是否有最大吸收，在 245nm 与 271nm 的波长处是否有最小吸收，在 259nm 处是否有一肩峰。

如符合上述结果，则可判定紫外鉴别为符合规定。

2. 红外吸收光谱法鉴别

（1）溴化钾压片　称取 1mg 布洛芬供试品，置于玛瑙研钵中，加入干燥的光谱纯溴化钾 200mg，充分研磨均匀，使其粒度在 2.5μm（通过 250 目筛孔）以下。取少量上述混合样品装入压片机的模具内，尽量使样品在模具内铺布均匀，将模具装在压片机上，边抽气边加压，加压至 800～1000MPa，保持 2～5min，压成表面光洁，无裂缝的均匀透明的薄片。用同法压制空白溴化钾片。

（2）测定红外光谱　将空白溴化钾片及布洛芬压片分别置于红外分光光度计的测量光路中，从 400cm^{-1} 至 4000cm^{-1} 波数范围内对空白和样品进行红外扫描，测定并录制样品的红外吸收光谱图。

（3）与标准红外光谱比较　将所测得的布洛芬红外吸收光谱图与布洛芬标准红外光谱图逐一进行对照比较，最后定性。

本品的红外光吸收图谱应与对照的图谱（《中国药典》光谱集 943 图）一致。

四、思考题

1.本实验中为什么要用 0.4% 氢氧化钠溶液溶解布洛芬供试品？

2.计算本实验中布洛芬在 264nm 处 $E_{1cm}^{1\%}$ 和 273nm 处的 $E_{1cm}^{1\%}$ 各为多少？

3.比较布洛芬的紫外吸收光谱与红外吸收光谱有何区别？

4.溴化钾压片时应注意哪些问题？

实验八　盐酸普鲁卡因的含量测定（永停滴定法）

一、目的要求

1.掌握亚硝酸钠滴定法测定芳香第一胺类化合物含量的原理。

2.熟悉永停滴定法指示滴定终点的原理。

3.掌握永停滴定法的操作。

二、试剂

水（新沸放置至室温），亚硝酸钠滴定液（0.05mol/L）。

亚硝酸钠滴定液（0.1mol/L）的配制及标定如下。

配制：取澄清的氢氧化钠饱和溶液 5.6mL，加新沸过的冷水使成 1000mL。

标定：取在 120℃ 干燥至恒重的基准对氨基苯磺酸约 0.5g，精密称定，加水 30mL 与浓氨试液 3mL，溶解后，加盐酸（1→2）20mL，搅拌，在 30℃ 以下用本液迅速滴定，滴定时将滴定管尖端插入液面下约 2/3 处，随滴随搅拌；至近终点时，将滴定管尖端提出液面，用少量水洗涤尖端，洗液并入溶液中，继续缓缓滴定，用永停滴定法（通则 0701）指示终点。每 1mL 亚硝酸钠滴定液（0.1mol/L）相当于 17.32mg 的对氨基苯磺酸。

据本液的消耗量与对氨基苯磺酸的取用量算出本液浓度，即得。

三、实验原理

盐酸普鲁卡因分子结构中具有芳香伯胺，在酸性溶液中与亚硝酸钠定量反应，生成重氮盐，反应终点用永停滴定法指示。

永停滴定法采用铂-铂电极系统。测定时，先将电极插入供试品的盐酸溶液中，当在电极间加一低电压（约为 50mV）时，若电极在溶液中极化，则在滴定终点前，溶液中无亚硝酸，线路仅有很小或无电流通过，电流计指针不发生偏转或偏转后即回复到初始位置；当到达滴定终点时溶液中有微量亚硝酸存在，使电极去极化，发生氧化还原反应。

$$阳极　　NO+H_2O \longrightarrow HNO_2+H^+ +e$$
$$阴极　　HNO_2+H^+ +e \longrightarrow NO+H_2O$$

此时线路中即有电流通过，电流计指针突然偏转，并不再回零，即为滴定终点。本法参照《中国药典》（2020）通则 0701。

四、实验步骤

1. 操作

取本品约 0.6g，精密称定，照永停滴定法（通则 0701），在 15～25℃，用亚硝酸钠滴定液（0.1mol/L）滴定。每 1mL 亚硝酸钠滴定液相当于 27.28mg 的 $C_{13}H_{20}N_2O \cdot HCl$。

2. 计算

$$原料药含量 = \frac{TVF \times 10^{-3}}{m} \times 100\%$$

五、注意事项

① 重氮化反应为分子反应，反应速度较慢，滴定过程中应充分搅拌。近滴定终点时，盐酸普鲁卡因的浓度极小，反应速度减慢，应缓缓滴定，并不断搅拌。

② 滴定前应根据盐酸普鲁卡因注射液取样量与亚硝酸钠滴定液的浓度，大致计算出应消耗亚硝酸钠滴定液的量（mL），以便在滴定操作中掌握何时为近终点，以提出滴定管尖端，经冲洗后，再缓慢滴定至准确的终点。

③ 铂电极易钝化，每次用前应用新鲜配制的含少量三氯化铁的硝酸（加 1～2 滴氯化铁试液）或重铬酸钾-硫酸清洁浸洗活化。

④ 滴定时电磁搅拌的速度不宜过快，以不产生空气旋涡为宜。

六、思考题

1. 试述永停滴定仪的结构和确定滴定终点的方法。
2. 本实验中内指示剂和外指示剂指示滴定终点的原理是什么？

实验九 磺胺嘧啶红外光谱的识别

一、目的要求

掌握用图谱直接对照法和谱线检索表比较法识别磺胺类药物的红外光吸收图谱。

二、实验原理

分子吸收红外光后，振动能增加。不同化合物中的同种基团，振动频率一般比较接近。在红外光谱图中同种基团吸收峰的位置大致相同，可以利用基团特征吸收峰的位置、强度等对化合物进行鉴别。同种化合物的红外光吸收图谱基本相同。

三、实验步骤

1. 磺胺嘧啶红外光吸收图谱的绘制

取磺胺嘧啶供试品约 1mg，置玛瑙研钵中，加 200 目光谱纯干燥的溴化钾 200mg，充分研磨混匀后，移至直径为 13mm 的压模中。用冲头将样品铺布均匀，把模具放入油压机，压模与真空泵相连，抽气约 2min 后，加压至 1GPa，保持压力 2~5min。除去真空，缓缓减压至常压，取下模具，得厚约 1mm 的透明溴化钾片，用目视检查应均匀无明显颗粒。用镊子将溴化钾样品片置片架上，放于红外分光光度计的测定光路中。另在参比光路中置一按同法制成的空白溴化钾片作为补偿。从波数 400~4000cm^{-1} 绘制红外光吸收图谱。如图 1。

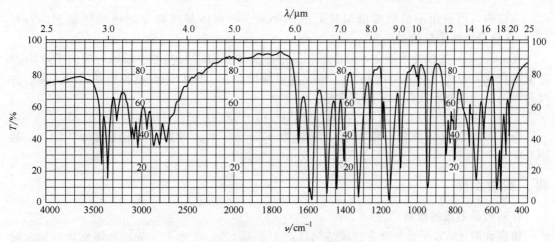

图 1　磺胺嘧啶红外光吸收图谱

2. 磺胺嘧啶红外光吸收图谱的识别

将所得图谱与对照图谱（《药品红外光谱集》570 图）比较，用箭头标明特征吸收峰的位置，按相关方法，用实验所得图谱编制"谱线检索表"，与磺胺嘧啶标准图谱的谱线检索表比较应一致。

四、说明

① 对溴化钾的质量要求是：用溴化钾制成空白片，以空气作参比，录制光谱图，基线应大于 75％透光率。除在 $3440cm^{-1}$ 及 $1630cm^{-1}$ 附近因残留或附着水而呈现一定的吸收峰外，其他区域不应出现大于基线 3％透光率的吸收谱带。

② 样品的纯度应大于 98％，且不应含有水分，否则杂质和水的吸收峰将干扰红外吸收图谱。

③ 由于溴化钾片有吸湿性，所以室内的湿度要小，操作尽可能在红外灯下进行。

④ 压片模具用过以后，要用干燥洁净的绸布或无水乙醇将各部分擦拭干净，置干燥器中保存。

⑤ 样品片的制备和图谱的绘制应按照药典委员会编订的《药品红外光谱集》的规定进行。

实验十　硫酸阿托品片含量均匀度检查

一、目的要求

1. 掌握紫外-可见分光光度法测定药物制剂含量的原理与计算方法。
2. 掌握含量均匀度检查意义、原理与计算方法。

二、仪器与试剂

紫外-可见分光光度仪，100mL、200mL 容量瓶；硫酸阿托品片，蒸馏水，溴甲酚绿溶液，三氯甲烷，邻苯二甲酸氢钾。

三、实验原理

含量均匀度系指小剂量或单剂量的固体制剂、半固体制剂和非均相液体制剂的每片（个）含量符合标示量的程度。

在 pH＝4.6 的缓冲溶液中，硫酸阿托品的阳离子（BH^+）与溴甲酚绿的阴离子（In^-）定量结合成黄色离子对（BH^+In^-）。用三氯甲烷提取后，在 420nm 波长处测定吸光度，并与对照品按同法测定比较，求得其含量。

$$BH^+ + In^- \rightleftharpoons BH^+In^-$$

在三氯甲烷中呈黄色，最大吸收波长为 420nm。本法参照《中国药典》（2020）通则 0941。

四、实验步骤

1. 对照品溶液的配制

精密称取 120℃干燥至恒重的硫酸阿托品对照品 25mg，置于 25mL 容量瓶中，加水溶解并稀释至刻度，摇匀。精密量取此溶液 5mL，置 100mL 容量瓶中，加水稀释至刻度，摇匀，即得对照品溶液。

2. 供试品溶液的制备

取标示量为 0.3mg 的本品 1 片，置具塞试管中，精密加水 6.0mL，密塞，充分振摇 30min，使硫酸阿托品溶解，离心，取上层清液作为供试品溶液。

3. 测定法

精密量取对照品溶液与供试品溶液各 2mL，分别置于预先精密加入三氯甲烷 10mL 的分液漏斗中，分别加入溴甲酚绿溶液（取溴甲酚绿 50mg 与邻苯二甲酸氢钾 1.021g，加 0.2mol/L 氢氧化钠溶液 6.0mL 使溶解，再加水稀释至 100mL，摇匀，必要时滤过）2.0mL，振摇提取 2min 后，静置使分层。分取澄清的三氯甲烷液，照紫外-可见分光光度法，在 420nm 波长处分别测定吸光度，计算，并将结果与 1.027 相乘，即得供试品中含有 $(C_{17}H_{23}NO_3)_2 \cdot H_2SO_4 \cdot H_2O$ 的质量（mg），并计算标示量含量 X，同法测定另外 9 片的含量。

4. 结果判定

求其均值 $\overline{X}$ 和标准差 S $\left[S = \sqrt{\dfrac{\sum(X - \overline{X})^2}{n-1}} \right]$ 以及标示量与均值之差的绝对值 A（$A = |100 - \overline{X}|$）；如 $A + 2.2S \leqslant 15.0$，则供试品的含量均匀度符合规定；若 $A + S > 15.0$，则不符合规定；若 $A + 2.2S > 15.0$，且 $A + S < 15.0$，则应另取 20 片复试。根据初试、复试结果，计算 30 片的均值 $\overline{X}$、标准差 S 和标示量与均值之差的绝对值 A，当 $A \leqslant 0.25L$ 时，若 $A^2 + S^2 \leqslant 0.25L^2$，则供试品的含量均匀度符合规定；若 $A^2 + S^2 > 0.25L^2$ 则不符合规定。当 $A > 0.25L$ 时，若 $A + 1.7S \leqslant L$，则供试品的含量均匀度符合规定；若 $A + 1.7S > L$，则不符合规定。上述公式中 L 为规定值。

五、说明

① 对照品、供试品与空白应平行操作，振摇与放置时间应一致。

② 分取三氯甲烷层时最初流出的三氯甲烷提取液应弃去约 1mL，用继续流出的三氯甲烷层提取液进行测定。三氯甲烷提取液必须澄清透明，不得混有水珠，所用分液漏斗必须干燥无水。三氯甲烷提取液不宜用滤纸过滤或用无水硫酸钠脱水，以免影响测定结果。

六、思考题

1. 用酸性染料比色法测定生物碱类药物的含量时，影响测定准确度的主要因素有哪些？

2. 检查硫酸阿托品片含量均匀度时，用什么方法除去辅料的干扰？

实验十一　维生素 A 软胶囊的含量测定
（三点校正-紫外分光光度法）

一、目的要求

1. 掌握三点校正-紫外分光光度法测定维生素 A 的原理及校正公式的应用。

2. 学习胶丸剂的含量测定基本操作方法。

二、实验原理

本法是在三个波长处测得吸光度，根据校正公式计算吸光度 A 校正值后，再计算含量，故本法称为"三点校正法"。该原理主要基于以下几点。

① 杂质的无关吸收在 310～340nm 的波长范围内几乎呈一条直线，且随波长的增长吸

光度下降。

② 物质对光吸收呈加和性的原理，即在某一样品的吸收曲线上，各波长处的吸光度是维生素 A 与杂质吸光度的代数和，因而吸收曲线也是二者的叠加。本法参照《中国药典》（2020）通则 0721。

三、仪器与试剂

紫外分光光度仪，100mL 容量瓶，烧杯若干个，维生素 A 胶丸（规格 2.5 万单位/粒）。

四、实验步骤

1. 胶丸装量差异的测定

取胶丸 20 粒，精密称定，用注射器将内容物抽出，再用刀片切开丸壳，用乙醚逐个洗涤丸壳三次，置 50mL 烧杯中，再用乙醚浸洗 1~2 次，置通风处，使乙醚挥散，精密称定，算出每丸内容物的平均质量。

2. 供试品溶液的制备与测定（第一法）

取上述维生素 A 内容物，精密称定，加环己烷制成 1mL 中含 9~15U 的溶液。照紫外-可见分光光度法［《中国药典》（2020）通则 0401］，测定其吸收峰的波长，并测定下列各波长处测定吸光度，见表 3。计算各波长吸光度与 328nm 处吸光度的比值和波长 328nm 处的 $E_{1cm}^{1\%}$ 值。

表 3　规定波长的吸光度比值

波长/nm	300	316	328	340	360
规定吸光度比值	0.555	0.907	1.000	0.811	0.299

计算如下。

（1）求 $E_{1cm}^{1\%}$　由 $A = E_{1cm}^{1\%} \times cL$，求得 $E_{1cm}^{1\%} = A/(cL)$。

（2）求效价（U/g）　效价系指每克供试品中所含维生素 A 的国际单位数（U/g）。

$$效价(U/g) = E_{1cm}^{1\%} \times 1900$$

（3）求维生素 A 标示量的百分数　公式如下。

$$标示量的百分数 = \frac{AD \times 1900 \times \overline{W} \times 100\%}{W \times 100 \times L \times 标示量} \times 100\%$$

式中，A 为测得的供试品的 A_{328} 或 $A_{328(校正)}$；D 为供试品稀释倍数；L 为比色皿厚度，cm；1900 为换算因数；$\overline{W}$ 为胶丸的平均内容物质量；W 为称取的内容物质量；标示量为制剂规格，单位/丸。

A 值按以下原则进行选择。

首先计算吸光度比值（即 A_i/A_{328}）。

① 如果最大吸收波长在 326~329nm，并分别计算 5 个波长下的差值，均不得超过 ±0.02 时，则不用校正公式计算吸光度，而直接用 328nm 处测得的吸光度 A_{328} 求得。

② 如果最大吸收波长在 326~329nm，并分别计算 5 个波长下的差值，如有一个或几个超过 ±0.02，这时应按以下方法判断：

若 $A_{328校正}$ 与 A_{328} 的吸光度相差不超过 ±3.0%，则不用校正吸光度，仍以未经校正的 A_{328} 求得。

若 $A_{328校正}$ 与 A_{328} 的吸光度相差在 −15%~−3%，则以 $A_{328校正}$ 求得。

若 $A_{328校正}$ 与 A_{328} 的吸光度相差小于 -15% 或大于 $+3\%$，则不能用本法测定，而应用第二法（皂化法）测定含量。

③ 如果最大吸收波长不在 326～329nm，也不能用本法测定，而应用第二法（皂化法）测定含量。

第一法校正公式：$A_{328校正}=3.52(2A_{328}-A_{316}-A_{340})$

由扫描结果得最大吸收波长为 327.7nm（326～329nm）各个差值均不超过 ±0.02，不需用校正公式。故直接用 A_{328} 进行计算。

$$E_{1cm}^{1\%}(328)=\frac{A_{328}}{100\times m_s/D}=\frac{0.746}{100\times0.0048/100}=155.42$$

$$效价=E_{1cm}^{1\%}\times1900=155.42\times1900=295298$$

$$标示量的百分数=\frac{AD\times1900\times\overline{W}}{W\times100\times L\times标示量}\times100\%$$

$$=\frac{0.746\times100\times1900\times0.08714}{0.0048\times100\times1\times25000}\times100\%$$

$$=102.9\%$$

每丸含维生素 A 应为标示量的 $90.0\%\sim120.0\%$。

五、注意事项

① 维生素 A 遇光易氧化变质，故操作应在半暗室中快速进行，测定中所用的乙醚，必须不含过氧化物。

② 选用三点校正法测定，若仪器波长不够准确时会带入较大误差，故测定前，应校正仪器波长。

③ 所用注射器及刀片必须清洁干燥，用后应以乙醚洗涤干净，不得有维生素 A 残留物。

④ 如果校正吸光度超出未校正吸光度相差在 $-15\%\sim+3\%$，或者吸收峰波长不在 326～329nm，则供试品须按皂化法第二法进行。

⑤ 每一个国际单位相当于 $0.344\mu g$ 的全反式维生素 A 乙酸酯。

六、思考题

1. 计算式中 1900 的物理意义是什么？它是如何计算出的？

2. 紫外分光光度法测定维生素 A 胶丸含量时，干扰物质有哪些？如何除去干扰？

3. 本实验中所用乙醚为何不能含有过氧化物？如何除去乙醚中的过氧化物？

4. 本实验所用环己烷为何在 300～360nm 不得有特殊吸收？

实验十二   维生素 E 软胶囊的气相色谱测定

一、目的要求

1. 掌握 GC 内标法测定药物含量的方法与计算。

2. 熟悉气相色谱仪的工作原理和操作方法。

二、仪器与试剂

气相色谱仪，色谱柱，紫外吸收检测器；维生素 E 对照品，维生素 E 胶丸，正三十二烷，正己烷。

三、实验原理

供试品和内标均制成甲醇溶液，进入气相色谱仪进行色谱分离，用紫外吸收检测器，于波长 254nm 处检测维生素 E（$C_{31}H_{52}O_3$）和内标正三十二烷的吸收值，计算出其含量。本法参照《中国药典》（2020）通则 0512。

四、实验方法

维生素 E 为（±）-2,5,7,8-四甲基-2-(4′,8′,12′-三甲基十三烷基)-6-苯并二氢吡喃醇醋酸酯。本品含维生素 E（$C_{31}H_{52}O_3$）应为标示量的 90.0%～110.0%。

含量测定照气相色谱法测定。

1. 色谱条件与系统适用性试验

色谱柱以硅酮（OV-17）为固定相液，涂布浓度为 2% 填充柱，或以 HP-1 毛细管柱（100% 二甲基聚硅氧烷）为分析柱；理论板数按维生素 E 峰计算不低于 500（填充柱）或 5000（毛细管柱），维生素 E 峰与内标物质峰的分离度应符合要求。

2. 校正因子测定

取正三十二烷适量，加正己烷溶解并稀释成 1mL 中含 1.0mg 的溶液，摇匀，作为内标溶液。另取维生素 E 对照品约 20mg，精密称定，置棕色具塞锥形瓶中，精密加入内标溶液 10mL，密塞，振摇使溶解，取 1～3μL 注入气相色谱仪，计算校正因子。

$$校正因子 \, f = \frac{A_S/m_S}{A_R/m_R}$$

式中，A_S 为内标物的峰面积；A_R 为对照品的峰面积；m_S 为加入内标物的质量；m_R 为加入对照品的质量。

$$含量 \, m_i = f \times \frac{A_i}{A_S/m_S}$$

式中，A_i 为供试品峰面积；m_i 为供试品的含量。

3. 样品测定

取本品 20 粒，精密称定，倾出内容物，混合均匀。囊壳用乙醚洗净，置通风处使溶剂自然挥尽，再精密称定囊壳质量，求得平均每粒装量。精密称取内容物适量（约相当于维生素 E 20mg），置棕色具塞锥形瓶中，精密加入内标溶液 10mL，密塞，振摇使溶解，取 1～3μL 注入气相色谱仪，计算含量。

$$标示量\% = \frac{(m_i/V_i) \times 1000 \times 10 \times 1/1000 \times 平均装量}{取样量 \times 标示量} \times 100\%$$

式中，平均装量、标示量均以 mg 为单位；m_i/V_i 为 1μL 供试品溶液中所含维生素 E 的质量，μg；10 为供试品溶液的总体积，mL；1/1000 为将 μg 换算为 mg；1000 为将 1μL 中的质量换算为 1mL 中的质量，μg。

五、思考题

1. 气相色谱定量的方法有哪几种？内标法有何优点？

2.如果色谱柱的理论板数低于要求值，应改变哪些条件才可改善柱的性能？

3.根据实验记录，计算 1mL 标准溶液或供试品溶液中含内标物、维生素 E 对照品各多少微克？

4.在本实验中用标准溶液记录的气相色谱图上标明形成各色谱峰的物质名称、保留时间、峰宽、峰高、半峰宽和峰面积。并依此计算理论板数、分离度和校正因子，判断系统适用性试验是否符合规定。

实验十三　维生素 C 片的含量测定
（氧化还原滴定法）

一、目的要求

1.掌握氧化还原滴定的原理。
2.掌握淀粉指示剂的变色原理。
3.规范掌握滴定操作的过程。

二、仪器与试剂

电子天平、滴定管、移液管；淀粉指示剂、碘滴定液、稀醋酸、维生素 C 片。

三、实验原理

维生素 C 又称抗坏血酸，分子式为 $C_6H_8O_6$，由于分子中含烯二醇基而具有还原性，可被 I_2 定量氧化，因而可用 I_2 滴定液直接滴定。其滴定反应式为：

$$C_6H_8O_6 + I_2 \Longrightarrow C_6H_6O_6 + 2HI$$

用直接碘量法可测定药片、注射液、饮料、蔬菜、水果等中的维生素 C 含量。

在中性或碱性条件下，维生素 C 易被空气中的 O_2 氧化而产生误差，尤其在碱性条件下，误差更大。故该滴定反应在酸性溶液中进行，以减慢副反应的速率。

四、实验步骤

本品 20 片，精密称定，研细，精密称取适量（约相当于维生素 C 0.2g），置 100mL 容量瓶中，加新沸过的冷水 100mL 与稀乙酸 10mL 的混合液适量，振摇使维生素 C 溶解并稀释至刻度，摇匀，迅速滤过，精密量取续滤液 50mL，加淀粉指示液 1mL，立即用碘滴定液（0.05mol/L）滴定，至溶液显蓝色并持续 30s 不褪。每 1mL 碘滴定液（0.05mol/L）相当于 8.806mg 的 $C_6H_8O_6$。

计算公式：

$$C_6H_8O_6\% = \frac{TV_{I_2}F \times 10^{-3}}{m_S} \times 100\%$$

式中　T——滴定度，8.806mg/mL；

$\quad\quad V_{I_2}$——消耗碘滴定液的体积，mL；

$\quad\quad m_S$——维生素 C 原料药的质量，g。

五、注意事项

1.碘滴定液呈深棕色，在滴定管中较难分辨凹液面，但液面最高点较清楚，所以读数时视线与液面最高点在同一水平线上。

2.维生素 C 容易被空气中的 O_2 氧化，实验要快速进行。

3.由于维生素 C 的还原性很强，在空气中极易被氧化，尤其是在碱性介质中，测定时加入 HAc 使溶液呈弱酸性，减少维生素 C 的副反应。

4.反应物容易被空气中的 O_2 氧化，所以滴定过程中用碘量瓶而不用锥形瓶，且避免剧烈振摇。

六、思考题

1.测定维生素 C 含量时，为什么要在乙酸酸性溶液中进行？

2.溶解维生素 C 试样时，为什么要用新煮沸过的冷蒸馏水？

实验十四　甲硝唑片的含量测定
（高效液相色谱法）

一、目的要求

1.掌握甲硝唑的含量测定方法。

2.熟悉高效液相色谱仪的使用方法。

二、仪器与试剂

高效液相色谱仪、色谱柱（十八烷基硅烷键合硅胶为填充剂）；甲醇、超纯水、甲硝唑片。

三、实验原理

供试品在色谱中进行色谱分离，紫外检测器于 320nm 波长检测甲硝唑的吸收峰，外标法计算含量为标示量的百分含量。

四、实验步骤

1. 色谱条件与系统适用性试验

用十八烷基硅烷键合硅胶为填充剂；以甲醇-水（20：80）为流动相；检测波长为320nm。理论板数按甲硝唑峰计算不低于 2000。

2. 测定法

取本品 20 片，精密称定，研细，精密称取细粉适量（约相当于甲硝唑 0.25g），置50mL 容量瓶中，加 50％甲醇适量，振摇使甲硝唑溶解，50％甲醇稀释至刻度，摇匀，滤过，精密量取续滤液 5mL，置 100mL 容量瓶中，用流动相稀释至刻度，摇匀，作为供试品溶液，精密量取 10μL；注入液相色谱仪，记录色谱图；另取甲硝唑对照品适量，精密称定，加流动相溶解并定量稀释制成每 1mL 中约含 0.25mg 的溶液，同法测定。按外标法以峰面积计算，即得。

五、注意事项

1.长时间不用的仪器，应该将柱子取下用堵头封好保存，注意不能用纯水保存柱子，而应该用有机相（如甲醇等），因为纯水易长霉。

2.气泡会使压力不稳，重现性差，所以在使用过程中要尽量避免产生气泡。

六、思考题

1.片剂中常见辅料的干扰是什么？应如何排除？

2.流动相在配制时有哪些需要注意的问题？

参 考 文 献

[1] 蔡美芳. 药物分析. 北京：中国医药科技出版社，2002.

[2] 刘文英. 药物分析. 6 版. 北京：人民卫生出版社，2007.

[3] 梁述忠，王炳强. 药物分析. 3 版. 北京：化学工业出版社，2017.

[4] 国家药典委员会. 中华人民共和国药典：一部. 2020 年版. 北京：中国医药科技出版社，2020.

[5] 国家药典委员会. 中华人民共和国药典：二部. 2020 年版. 北京：中国医药科技出版社，2020.

[6] 国家药典委员会. 中华人民共和国药典：三部. 2020 年版. 北京：中国医药科技出版社，2020.

[7] 国家药典委员会. 中华人民共和国药典：四部. 2020 年版. 北京：中国医药科技出版社，2020.

[8] 王少云，姜维林. 分析化学与药物分析实验. 济南：山东大学出版社，2004.

[9] 姚彤炜. 药物分析实验与药物分析习题集. 杭州：浙江大学出版社，2003.

[10] 石东方，牛彦辉. 药物分析. 北京：人民卫生出版社，2003.

[11] 杜斌，张振中. 现代色谱技术. 郑州：河南医科大学出版社，2001.

[12] 刘珍主编. 化验员读本——仪器分析. 5 版. 北京：化学工业出版社，2017.

[13] 方惠群，余晓东. 仪器分析学习指导. 北京：科学出版社，2005.

[14] 黄一石. 仪器分析. 4 版. 北京：化学工业出版社，2020.

[15] 冯芳. 药物分析. 北京：化学工业出版社，2000.